La NUTRITION du CERVEAU

Max LUGAVERE
avec le Dr Paul GREWAL

Traduit de l'anglais (États-Unis)
par Nelly Aubaud Davies

Avertissement

Les informations figurant dans le présent ouvrage sont fournies uniquement à des fins éducatives. Elles ne peuvent en aucune façon remplacer explicitement ou implicitement un avis médical professionnel. Le lecteur doit consulter un professionnel de santé pour déterminer si les informations fournies s'appliquent à sa situation ou s'il a des questions relatives à son état de santé ou à son traitement. La lecture du présent ouvrage ne constitue pas une relation médecin-patient.

Édition originale : *Genius foods – Become Smarter, Happier, and More Productive While Protecting Your Brain for Life*

L'édition française est publiée en accord avec l'auteur par l'intermédiaire de Kaplan/De Fiore Rights via l'Agence Éliane Benisti

Cet ouvrage est une réédition de *Supernutrition du cerveau*, publié en 2019 aux éditions Thierry Souccar.

Conception graphique et mise en page intérieure : Catherine Julia (Monfrin)
Couverture : © Shutterstock

Dépôt légal : 1er trimestre 2022

ISBN : 978-2-36549-534-9
ISBN ebook : 978-2-36549-535-6

www.thierrysouccar.com

Imprimé en France sur les presses de Dupliprint (Mayenne) - N° 2985712D, 4e trimestre 2023

« Le cerveau humain n'est pas accompagné d'un mode d'emploi, mais ce livre s'en rapproche, sauf qu'il est amusant à lire et qu'il est écrit d'une façon que tout le monde peut comprendre. Lugavere a fait un excellent travail en distillant les meilleures preuves disponibles pour réparer ou prévenir les dommages au cerveau. »

– DR MARK HYMAN,
Directeur du Cleveland Clinic Center for Functional Medicine

« Max Lugavere a magnifiquement accompli la tâche de présenter l'avant-garde de la science sur le cerveau. Son livre montre à juste titre que nos choix alimentaires sont des décisions déterminantes pour la santé de notre cerveau. »

– DR DAVID PERLMUTTER,
auteur de *Ces glucides qui menacent votre cerveau.*

« Le livre de Max Lugavere est le résumé le plus magistral de la science nutritionnelle en lien avec le cerveau que j'ai jamais lu. Il balaie la désinformation qui caractérise les conseils diététiques conventionnels et en arrive à des conclusions inattendues et puissantes. Si vous êtes intéressé par la prévention du déclin cognitif et de la démence, le livre de Max est à lire absolument. »

– DR WILLIAM DAVIS,
auteur de *Pourquoi le blé nuit à votre santé.*

Sommaire

Introduction 10
Comment utiliser ce livre 16

PARTIE 1

Nous sommes ce que nous mangeons

1 Le problème invisible 22
Mon enquête 24
Retrouver ses capacités cognitives innées 26
Le contrôleur génétique en chef, c'est vous ! 29
Superaliment n°1 : Huile d'olive vierge extra 35

2 Graisses fantastiques et huiles déplorables 38
Graisses polyinsaturées : une arme à double tranchant 45
Graisses mono-insaturées : les meilleures amies de votre cerveau 61
Graisses saturées : stables et saines 62
Graisses *trans* : à fuir ! 67
Les graisses, indispensables pour transporter les nutriments 69
Superaliment n°2 : Avocat 73

3 Suralimentés mais carencés 75
Calories vides 78
Le B.A.-BA du sucre et des glucides 80
Caramélisation du corps... et de l'esprit 82

Sucre : le cerveau sous influence 89
Ne vous faites pas flouer par le fructose 91
Du foie gras humain 94
Le fructose, assassin des intestins… et du cerveau 96
L'amère vérité sur les fruits sucrés 98
N'attendez pas pour changer vos habitudes 100
Superaliment n°3 : Myrtilles 103

4 *Winter is coming* (pour votre cerveau) 105
Les origines d'un mythe 107
Le problème avec l'omniprésence des glucides dans l'alimentation 108
Les effets pervers de l'insuline 110
Vous vieillissez au rythme de votre production d'insuline 112
Enrayez la mécanique 114
Diabète du cerveau 117
L'imposture de la glycémie 120
Comment changer durablement ses habitudes 125
Le mot de la fin 129
Superaliment n°4 : Chocolat 131

PARTIE 2

Tout est lié !

5 Cœur sain, cerveau sain 134
Phobie du gras et manipulation de la science 135
Le cholestérol indispensable au cerveau 139
Le lien entre le cholestérol et les maladies 142
Les intestins peuvent-ils être le foyer des maladies cardiaques ? 150
Les statines ou la fuite des cerveaux 154
Superaliment n°5 : Œufs 161

6 Le meilleur carburant du cerveau 164
Taxé à la pompe 165
Amorçage de la pompe à cétones 166
La solution à la pollution ? 169
Jeûne intermittent 170
Le Superprogramme 176
Remise des compteurs à zéro 178
Les cétones : Canot de sauvetage du cerveau vieillissant ? 181
Et si je mangeais directement des cétones ? 185
Superaliment n°6 : Bœuf nourri a l'herbe 192

7 Fiez-vous à votre deuxième cerveau 197
Visite des locaux 201
Une fontaine de Jouvence 204
Le modulateur de l'immunité 206
Perméabilité intestinale 212
Merveilleuse muqueuse 218
Un effet sur le cerveau 220
Le règne de la diversité 224
Un avenir radieux 226
Superaliment n°7 : Légumes feuilles vert foncé 229

8 Les commandes chimiques du cerveau 232
Glutamate/GABA : les neurotransmetteurs yin et yang 235
Acétylcholine : le neurotransmetteur de l'apprentissage et de la mémoire 238
Sérotonine : le neurotransmetteur de l'humeur 242
Dopamine : le neurotransmetteur de la récompense et du renforcement positif 248
Noradrénaline : le neurotransmetteur de la concentration 253
Comment améliorer les niveaux de vos neurotransmetteurs 257
Superaliment n°8 : Brocoli 264

PARTIE 3

Prendre les choses en main

9 Les bienfaits du sommeil (et ses effets hormonaux) 268

Le système glymphatique : l'équipe de nettoyage nocturne de votre cerveau 270

Hormones et sommeil 274

Superaliment n°9 : Saumon sauvage 289

10 Les vertus des stress (ou comment renforcer son organisme) 292

Bouger 294

Le stress par la chaleur 307

Jeûne intermittent 312

Aliments « stressants » 315

Superaliment n°10 : Amandes 321

11 Le Superprogramme 323

Aliments à supprimer : ouvrez grand la poubelle ! 325

Aliments à privilégier : faites des stocks 327

Aliments occasionnels : à consommer avec modération 328

Planification des repas 330

L'armoire à pharmacie 338

Jours 1 à 14 : videz le cache 340

Jour 15 et suivants : réintroduction stratégique des glucides 342

Touche finale 346

12 Recettes et compléments alimentaires 348

Superbol pour le cerveau 348

Œufs brouillés crémeux 349

Chaussons jamaïcains revisités 350

Picadillo au bœuf nourri à l'herbe 351
Sauté de foies de volaille aux épices 352
Ailes de poulet façon Buffalo 353
Saumon sauvage d'Alaska 355
Chicken Fingers 356
Légumes verts sautés 358
Salade de chou kale « mousseuse » 359
Chocolat brut 360
Compléments alimentaires 361

Remerciements 369
Max 369
Paul 371

Notes 372

Introduction

Avant de jouer deux notes, apprenez à en jouer une et ne jouez cette dernière que si vous avez une bonne raison de le faire.

– MARK HOLLIS

Si on m'avait dit il y a quelques années qu'un jour j'écrirais un livre sur l'optimisation du cerveau, j'aurais pensé à une méprise, qu'on me prenait pour un autre. Après avoir changé de filière à l'université et opté pour le cinéma et la psychologie au détriment de mes études médicales, une carrière liée à la santé semblait peu probable. D'autant plus que peu après l'obtention de mon diplôme, je me retrouvais à occuper un poste de rêve : journaliste et présentateur pour la télévision et sur le Web. Je m'intéressais essentiellement aux événements dont la couverture médiatique me semblait insuffisante et qui pouvaient avoir un impact positif sur le monde. J'habitais à Los Angeles, la ville idéalisée de mon adolescence new-yorkaise de téléspectateur de MTV, la fameuse chaîne de vidéo-clips, et je venais juste de terminer une mission de cinq ans comme présentateur et producteur de contenus pour le réseau de télévision citoyen Current. La vie me souriait. Mais tout allait basculer.

J'aimais vivre à Hollywood, mais cela ne m'empêchait pas de faire de fréquentes visites à ma mère et à mes deux jeunes frères restés sur la côte Est. En 2010, lors de l'une de ces visites, mes frères et moi avons remarqué un changement subtil dans la démarche de ma mère, Kathy. Elle avait alors 58 ans et avait toujours été pleine d'entrain. Mais voilà que tout à coup, on avait l'impression qu'elle se déplaçait sous l'eau affublée d'une combinaison d'astronaute : chaque pas et chaque geste semblait le résultat d'une décision

CARTE BANCAIRE
SANS CONTACT
CREDIT AGRICOLE
A0000000421010
CB
le 03/02/24 a 12:35:40
FNAC AOUSTE SYE
AOUSTE-SUR-SYE
26400
1728833
13906
53272701300015
************8991
671D53D272DEF912
603 001 197052
C @
No AUTO : 933413
MONTANT
30,50 EUR
DEBIT
TICKET CLIENT
A CONSERVER
MERCI AU REVOIR

CARTE BANCAIRE
SANS CONTACT
CREDIT AGRICOLE
A0000000421010
CB
le 03/02/24 a 12:35:40
FNAC AOUSTE SYE
AOUSTE-SUR-SYE
26400
1728833
13906
53272701300015
************8991
671D53D272DEF912
603 001 197052
C @
No AUTO : 933413
MONTANT
30,50 EUR
DEBIT
TICKET CLIENT
A CONSERVER
MERCI AU REVOIR

consciente et délibérée. Je comprends mieux maintenant, mais à l'époque je ne pouvais même pas établir un lien entre sa façon de se déplacer et sa santé cérébrale.

Elle commençait en outre à se plaindre de manière désinvolte de « confusion » mentale. Cela ne m'a pas alerté non plus. Il n'y avait pas d'antécédents familiaux de troubles de la mémoire. En fait, ma grand-mère maternelle a vécu jusqu'à l'âge de 96 ans sans perdre sa vivacité d'esprit. Dans le cas de ma mère, toutefois, il semblait que la vitesse à laquelle elle traitait les informations avait diminué, un peu comme quand on ouvre trop d'onglets en même temps sur internet. Nous voyions bien qu'à table, lorsqu'on lui demandait de passer le sel, elle ne réagissait pas immédiatement. Je mettais ces observations sur le compte du « vieillissement normal », mais je nourrissais au fond de moi de terribles soupçons que quelque chose n'allait pas.

Ce n'est que lors d'un séjour familial à Miami, au cours de l'été 2011, que ces soupçons furent confirmés. Mes parents avaient divorcé quand j'avais 18 ans. Mais, en raison d'une chaleur particulièrement intense cet été-là, ma mère, mes frères et moi nous étions réfugiés chez mon père, et ce fut l'une des rares occasions au cours desquelles l'ensemble de la famille fut réuni sous le même toit. Le matin, au petit déjeuner, ma mère annonça après quelques hésitations devant toute la famille qu'elle avait des problèmes de mémoire et qu'elle avait récemment demandé l'aide d'un neurologue.

Incrédule, mon père lui demanda d'un ton enjoué : « Vraiment ? Dis-nous donc en quelle année nous sommes ? »

Impuissante, elle nous regarda un moment qui sembla durer une éternité.

Mes frères et moi avons commencé à rire pour mettre fin au malaise. « Allez, tu dois bien savoir en quelle année on est ! »

Ce à quoi elle répondit « Je ne sais pas », avant de fondre en larmes.

Ce souvenir reste gravé dans ma mémoire. Ma mère était dans un état de grande vulnérabilité mais elle essayait courageusement de nous faire part de sa douleur intérieure ; elle était défaillante mais consciente, frustrée et effrayée, et nous ne nous étions rendu compte de rien. C'est à ce moment-là que j'ai appris l'une des leçons les plus dures de la vie : plus rien n'a de sens lorsqu'un être cher sombre dans la maladie.

S'en suivit une multitude de visites médicales, de consultations d'experts et de diagnostics provisoires qui se terminèrent à la toute fin par une visite à la clinique de Cleveland. Ma mère et moi sortions du cabinet d'un neurologue réputé et je tentais de déchiffrer les étiquettes des flacons de comprimés que j'avais en main. On aurait dit des hiéroglyphes. Je regardais les étiquettes fixement et j'essayais de formuler silencieusement les noms des médicaments sur le parking de l'hôpital. *Ar-i-cept. Sin-e-met.* Qu'étaient-ils censés soigner ?

Flacons de comprimés dans une main, portable équipé de la 4G dans l'autre, je m'en remettais au couteau suisse de l'ère numérique : Google. Il fallut 0,42 seconde au moteur de recherche pour me donner les résultats qui allaient bouleverser mon existence :

Informations sur l'Aricept pour le traitement de la maladie d'Alzheimer.

La maladie d'Alzheimer ? Jamais personne n'avait évoqué la maladie d'Alzheimer. J'ai senti l'angoisse monter. Pourquoi le neurologue n'en avait-il pas parlé ? Pendant un instant, tout cessa d'exister autour de moi hormis une petite voix intérieure.

> Ma mère est-elle atteinte de la maladie d'Alzheimer ? Ce n'est pas une maladie qui affecte uniquement les *personnes âgées* ?
>
> Comment pourrait-elle être atteinte à son âge ?
>
> À 94 ans, Grand-mère n'a aucun problème.
>
> Pourquoi Maman reste-t-elle aussi calme ? Comprend-elle ce qui lui arrive ?
>
> Est-ce que je le comprends moi-même ?
>
> Combien de temps lui reste-t-il avant... ce qui peut bien suivre ?
>
> De quoi *sera faite* la suite ?

Le neurologue avait mentionné le terme « Parkinson plus » [aussi connu sous le nom de « syndromes parkinsoniens atypiques » – NDT]. *Plus* quoi ? Ce « plus » m'était apparu comme un bonus. Des piles « Power

Plus » durent plus longtemps, et c'est généralement une bonne chose. Les céréales « Fibres Plus » sont plus riches en fibres, ce qui est aussi censé être une bonne chose. Mais non, on avait prescrit à ma mère les médicaments contre la maladie de Parkinson *plus* la maladie d'Alzheimer : les symptômes d'une maladie supplémentaire, voilà quel était son bonus.

Je lisais des informations sur les comprimés que j'avais toujours en main et me répétais les phrases qui me frappaient.

« Ne modifie pas le cours de la maladie. »

« Efficacité limitée. »

« Agit comme un pansement. »

Le médecin lui-même avait semblé résigné. (J'ai par la suite eu vent d'une plaisanterie qui circule chez les étudiants en médecine à propos de la neurologie : « Les neurologues ne traitent pas la maladie, ils l'admirent. »)

Cette nuit-là, je me retrouvais seul dans notre suite de l'hôtel Holiday Inn situé à proximité de l'hôpital. Ma mère était dans l'autre chambre, et moi, assis devant mon ordinateur, je lisais tout ce que je pouvais trouver sur la maladie de Parkinson et la maladie d'Alzheimer, même si ses symptômes ne correspondaient parfaitement ni à l'une ni à l'autre. Confus, mal informé et pris d'un sentiment d'impuissance, j'éprouvais une sensation jusqu'alors inconnue. Ma vision se rétrécit et s'obscurcit et ma conscience laissa place à la peur. La compréhension limitée que j'avais alors me suffisait pour appréhender ce qui se passait. Le cœur battant la chamade, la sensation d'étouffer, le sentiment d'un désastre imminent : j'étais en pleine crise de panique. Je ne saurais dire si elle dura des minutes ou des heures, mais si les manifestations physiques finirent par s'atténuer, ce ne fut pas le cas de ma sidération.

Je restais dans cet état pendant les jours qui suivirent. À mon retour à Los Angeles, après être sorti de la tourmente initiale, j'avais l'impression de me retrouver dans un monde dévasté, traçant mon chemin sans carte ni boussole. Ma mère commença à prendre son remède de fortune, mais mon malaise persistait. L'absence d'antécédents familiaux de démence signifiait certainement que des facteurs environnementaux avaient déclenché sa maladie. Quels avaient été les changements d'alimentation et de mode de vie entre la génération de ma grand-mère et celle de ma mère ? *Ma mère avait-elle été contaminée d'une façon ou d'une autre par son environnement ?*

Obsédé par ces interrogations, je n'arrivais plus à penser à autre chose, pas même à mon travail. J'avais l'impression d'être comme Neo dans le film *Matrix*, enrôlé contre mon gré par le lapin blanc pour sauver ma mère. Mais comment ? Je n'avais pas de Morpheus pour me guider.

Ma première décision fut de clore le chapitre de ma vie sur la côte Ouest et de rentrer à New York pour me rapprocher de ma mère, ce que je fis avant de passer l'année suivante à lire tout ce que j'ai pu sur la maladie d'Alzheimer et la maladie de Parkinson. Au cours de ces premiers mois déjà, quand j'étais assis sur son sofa après le dîner, occupé à mes recherches, je me souviens avoir observé ma mère débarrasser la table. Assiettes sales en main, elle faisait quelques pas en direction de sa chambre au lieu de se rendre dans la cuisine. Je la regardais sans broncher, comptant les secondes qui s'égrenaient avant qu'elle ne se reprenne, sentant le nœud se resserrer dans mon estomac. Je retrouvais à chacune de ces occasions la force morale pour continuer de chercher des réponses à mes questions.

Une année passa, puis une seconde et une troisième, et je restais obsédé par l'idée de comprendre ce qui arrivait à ma mère. Un jour, il m'est soudain apparu que je disposais d'un atout rare : j'avais une carte de presse. Je commençais à en faire usage pour contacter les plus grands scientifiques et cliniciens de la planète, chacun me livrant de nouveaux indices qui éclairaient un peu plus ma quête de vérité. À ce jour, j'ai lu des centaines (voire des milliers) d'articles scientifiques pluridisciplinaires et j'ai interrogé des dizaines d'éminents chercheurs, ainsi qu'un grand nombre de cliniciens parmi les plus respectés au monde. J'ai également pu visiter des laboratoires de recherche au sein de nos institutions les plus respectées, comme Harvard, Brown et le Karolinska Institutet en Suède, pour ne citer qu'eux.

Quel type d'environnement extérieur favorise le bon fonctionnement de notre corps et de notre cerveau au lieu de causer leur dysfonctionnement ?

Cette question est devenue le fondement de mon enquête. Ce que j'ai découvert a changé ma perception de cet organe si délicat et défie le fatalisme de la majorité des neurologues et des experts du domaine. Vous serez surpris, peut-être même choqué, d'apprendre que si vous faites partie des millions de personnes dans le monde qui ont une prédisposition génétique à souffrir un jour de la maladie d'Alzheimer (statistiquement, vous avez une chance sur quatre que ce soit le cas), vous êtes susceptible d'*encore mieux* réagir aux principes de vie que propose cet ouvrage. L'adoption de ces principes vous permettra également *dès maintenant* d'améliorer votre niveau d'énergie, votre sommeil, votre humeur, et d'avoir le cerveau moins embrouillé.

Ce long voyage m'a permis de découvrir que la médecine est un vaste champ où se côtoient de nombreux silos. Pour connaître la meilleure façon de prendre soin d'une chose aussi complexe que le corps humain, sans parler du cerveau, il faut décloisonner ces silos. Tout est lié dans notre corps et tracer ces liens nécessite un certain degré d'imagination. Cet ouvrage vous permettra de découvrir bon nombre de ces relations. Par exemple, je vous dévoilerai une méthode si puissante pour brûler des graisses que certains chercheurs la qualifient de *liposuccion biochimique*, et je vous expliquerai pourquoi elle constitue pour votre cerveau la meilleure arme contre le déclin cognitif. Nous verrons aussi comment certains aliments et exercices physiques améliorent le fonctionnement des neurones.

Même si mon objectif premier est de faire comprendre la complexité de la nutrition aux non-spécialistes, je tiens également à m'adresser directement aux médecins, car assez peu d'entre eux ont une formation adéquate en la matière. J'ai été invité à enseigner à des étudiants en médecine et à des stagiaires en neurologie (qui m'ont aussi appris beaucoup !) dans des institutions académiques renommées comme l'hôpital Weill Cornell Medicine, et j'ai eu l'occasion de donner des conférences à l'Académie des sciences de New York auprès d'un grand nombre des chercheurs cités dans ce livre. J'ai participé à l'élaboration d'outils aujourd'hui utilisés dans le monde entier pour apprendre aux médecins et autres professionnels de la santé, la pratique clinique liée à la prévention de la maladie d'Alzheimer sur laquelle j'ai par ailleurs coécrit un chapitre d'un manuel destiné aux neuropsychologues. J'ai également collaboré à des travaux menés par des chercheurs de l'Alzheimer's Prevention Clinic, rattachée au Weill Cornell Medical College et à l'hôpital presbytérien de New York.

Ce qui suit est le résultat d'un effort gigantesque et permanent pour comprendre non seulement ce qui est arrivé à ma mère, mais aussi comment empêcher que d'autres et moi-même ne soyons les prochaines victimes. J'espère qu'en apprenant comment améliorer le fonctionnement de votre cerveau ici et maintenant, vous pourrez prévenir votre propre déclin et pousser votre santé cognitive jusqu'à ses limites naturelles.

COMMENT UTILISER CE LIVRE

Ce guide va aider votre cerveau à fonctionner de manière optimale avec une agréable contrepartie : vous allez, grâce aux résultats les plus en pointe de la recherche scientifique, réduire fortement votre risque de démence.

Que vous cherchiez à retrouver l'agilité mentale de vos 30 ans, que vous souhaitiez accroître votre productivité et avoir une longueur d'avance sur la concurrence, que vous fassiez partie des millions de personnes sur cette planète qui luttent contre le brouillard mental, la dépression ou le stress, ou que l'un de vos proches souffre de démence ou de déclin cognitif – ce qui vous fait craindre pour son devenir ou le vôtre –, vous ne vous êtes pas trompé de livre.

Cet ouvrage tente d'élucider les faits et propose de nouveaux principes fédérateurs pour contrer notre malaise moderne collectif. Vous découvrirez comment les aliments sont devenus des victimes collatérales du monde contemporain : comment les matières premières destinées à bâtir votre cerveau ont été progressivement remplacées par l'équivalent nutritionnel d'une planche d'agglo bon marché. Chaque chapitre s'intéresse à un aspect précis du mode de vie ou de la physiologie humaine en rapport avec un fonctionnement cérébral optimal (des précieuses membranes cellulaires au système vasculaire en passant par la santé des intestins). Après chaque chapitre, une section présente un aliment bénéfique pour votre cerveau et en détaille les bienfaits. Ces superaliments seront autant d'armes contre le déclin cognitif : n'hésitez pas à en consommer aussi souvent que possible. Je donnerai ensuite des précisions sur le mode de vie le plus protecteur du cerveau ainsi qu'un programme détaillé – le Superprogramme – pour le mettre en pratique.

Ce livre en trois parties a été conçu pour être lu de la première à la dernière page, mais n'hésitez pas à l'utiliser comme ouvrage de référence et à puiser dans les différents chapitres. Faites des annotations dans les marges ou surlignez des passages clés si vous le souhaitez (je le fais moi-même fréquemment !).

Au fil des pages, vous trouverez également des observations et les « Remarques du Dr Paul » exposant les expériences personnelles et cliniques de mon ami et collègue, le Dr Paul Grewal, sur bon nombre des sujets abordés. Le Dr Paul a dû faire face à ses propres défis, ayant fait des études de médecine alors qu'il souffrait d'obésité, une réalité désormais familière pour beaucoup d'Occidentaux. Cherchant désespérément une solution à ses problèmes de poids, il a entrepris d'apprendre tout ce qu'il pouvait sur la nutrition et l'exercice physique, des domaines de connaissance malheureusement absents des programmes des études de médecine.

Ses découvertes lui ont permis de perdre près de 50 kilos en moins d'un an, sans jamais les reprendre. Dans ce livre, il présente ces enseignements sur l'exercice physique et la nutrition.

La science est un processus en perpétuel devenir ; elle permet de faire des découvertes, mais ne constitue pas un reflet infaillible de la vérité. Ce livre repose sur notre compréhension des meilleures données scientifiques disponibles, sans jamais occulter le fait qu'une expérience scientifique ne permet pas de tout mesurer. Parfois l'observation et la pratique clinique sont les éléments les plus solides dont nous disposons et, en fin de compte, c'est *votre* réaction personnelle à un changement donné qui détermine votre santé. Nous avons une approche basée sur l'évolution : nous considérons que plus un produit alimentaire, un médicament ou un supplément est récent, plus nous devons être suspicieux à son égard et plus il est préférable de ne pas l'inclure dans ce que nous qualifions de « mode de vie sain ». Nous les jugeons « coupables jusqu'à preuve du contraire » (voir la section du chapitre 2 sur les huiles polyinsaturées, par exemple).

En ce qui me concerne, j'ai entrepris cette démarche en partant de zéro et en suivant les éléments de preuve partout où ils me menaient. Mon absence d'idées préconçues m'a permis de garder une distance objective et de m'assurer que l'arbre ne cachait jamais la forêt. J'établis ainsi des liens entre différentes disciplines qui ne sont pas forcément associées dans d'autres ouvrages du genre, par exemple, le métabolisme et la santé cardio-vasculaire, la santé cardio-vasculaire et la santé cérébrale, la santé cérébrale et la façon dont vous vous *sentez* vraiment. Nous pensons qu'en jetant ainsi des ponts, nous pourrons accéder au royaume cognitif.

Enfin, nous sommes conscients qu'il existe des différences génétiques entre les individus, de même que des différences au niveau de la santé et de la forme physique qui déterminent, entre autres, la tolérance aux glucides et la réaction à l'exercice physique. Nous avons recherché des dénominateurs globalement communs à même de bénéficier à tous. Des encadrés expliquent en outre comment adapter nos recommandations à votre propre physiologie.

J'espère que lorsque vous aurez terminé la lecture de cet ouvrage, vous appréhenderez votre cerveau de manière différente et le percevrez comme quelque chose d'ajustable, de réglable, tel un vélo. Vous verrez la nourriture sous un nouveau jour, un peu comme des logiciels destinés à reconnecter votre cerveau et à faire en sorte que les immenses capacités de votre esprit soient exploitées au maximum. Vous saurez où chercher les nutriments qui peuvent vous aider à renforcer votre mémoire et optimiser votre énergie. Vous réaliserez qu'un véritable ralentissement du processus de vieillissement (notamment le vieillissement cognitif) dépend autant des aliments que vous choisissez de consommer (ou d'ignorer) que du *moment* de leur ingestion et de la *manière* dont vous les préparez. Je vous ferai également découvrir ceux qui sont capables de faire reculer de 10 ans l'âge biologique de votre cerveau.

Sincèrement, je suis très heureux de vous accompagner dans ce voyage. Non seulement vous allez, en deux semaines, vous sentir au meilleur de votre forme, mais vous réaliserez mon véritable objectif : mettre à profit les données scientifiques les plus en pointe pour ne pas subir ce que ma mère et moi avons vécu. Nous méritons des cerveaux au top de leur forme et le secret, c'est l'alimentation.

Plus précisément, la nutrition du cerveau.

PARTIE 1

Nous sommes ce que nous mangeons

CHAPITRE 1

Le problème invisible

Il faut savoir que, d'une part, les plaisirs, les joies, les rires et les jeux, d'autre part, les chagrins, les peines, les mécontentements et les plaintes ne nous proviennent que de là (le cerveau). C'est par là surtout que nous pensons, comprenons, voyons, entendons, que nous connaissons le laid et le beau, le mal et le bien, l'agréable et le désagréable [...]. C'est encore par là que nous sommes fous, que nous délirons, que des craintes et des terreurs nous assiègent, soit la nuit, soit après la venue du jour [...]. Pour ces raisons je regarde le cerveau comme l'organe ayant le plus de puissance dans l'homme [...].

– HIPPOCRATE (traduction de E. Littré, 1839-1861, Œuvres complètes d'Hippocrate, tome VI (1849), pages 385-397)

Prêt pour la bonne nouvelle ? À quelques centimètres à peine de vos yeux, votre crâne n'abrite pas moins de 86 milliards de transistors d'une efficacité nulle part égalée dans tout l'univers connu. Ce réseau neuronal, c'est *vous*. Il pilote le système d'exploitation que nous appelons la vie. Aucun ordinateur conçu à ce jour n'est capable d'égaler ses prouesses. Il aura fallu des millions d'années de vie sur Terre pour façonner ce cerveau capable de stocker un volume d'informations équivalent pratiquement à la capacité de *8 000 iPhones*. Ce que vous êtes et tout ce que vous faites, aimez, ressentez, chérissez, désirez et ambitionnez reposent sur une symphonie de processus neurologiques invisibles d'une incroyable complexité. Élégant, harmonieux et d'une vitesse foudroyante : lorsque des chercheurs ont essayé de reproduire une seule seconde d'activité cérébrale humaine avec leurs superordinateurs, il a fallu 45 minutes à ces derniers pour y parvenir.

La mauvaise nouvelle maintenant : le monde moderne n'est pas sans rappeler la série *Hunger Games* [roman de science-fiction de Suzanne Collins porté au cinéma – NDT], où notre cerveau est contraint de se battre, chassé impitoyablement et inexorablement de toutes parts. Notre mode de vie actuel compromet notre extraordinaire patrimoine, contrecarre la pleine expression de nos performances cognitives et nous expose à des maladies graves.

Notre régime alimentaire ultra-industriel est riche en ingrédients bas de gamme et en additifs toxiques, mais pauvre en nutriments. Nos emplois nous contraignent à d'interminables tâches répétitives alors que notre cerveau aspire au changement et à la stimulation. Nous sommes accablés par le stress, nous avons perdu nos liens avec la nature, nos habitudes de sommeil sont contre-nature, nous sommes surexposés à l'information et aux tragédies, les contacts avec nos amis et nos familles ont été supplantés par les réseaux sociaux : tout cela conduit au vieillissement prématuré et au déclin. Nous avons créé un monde si éloigné de celui qui a accompagné l'évolution de notre cerveau que ce dernier lutte désormais pour sa survie.

Ce mode de vie artificiel nous fait adopter un comportement qui ne fait qu'aggraver les dommages. Nous nous persuadons que 6 heures par nuit suffisent à un sommeil réparateur. Nous avalons des cochonneries que nous arrosons de boissons énergisantes pour rester éveillés, nous prenons des pilules pour dormir et lorsqu'arrive le week-end, nous cherchons à oublier pour un instant ce combat quotidien à travers une frénésie d'activités. Notre système de contrôle inhibiteur (la voix de la raison de notre cerveau) finit par disjoncter, nous réduisant en de véritables rats de laboratoire cherchant frénétiquement notre prochaine dose de dopamine. Le cycle s'autoperpétue, nos habitudes se renforcent au fil du temps et des altérations s'opèrent qui peuvent provoquer en nous un profond malaise et engendrer un déclin cognitif.

Que nous en soyons conscients ou non, nous sommes pris dans le feu croisé de factions belligérantes. Sous l'invisible mainmise du marché, les entreprises du secteur agroalimentaire sont poussées par les actionnaires à générer des bénéfices toujours plus grands pour rester dans le coup. Elles nous offrent ainsi une alimentation conçue à seule fin de créer une insatiable dépendance. En face, notre système de santé et nos centres de recherche scientifique sous-financés sont à la traîne et proposent des politiques et des conseils qui, aussi bien intentionnés soient-ils, sont sujets à d'innombrables préjugés (allant des erreurs de jugement sans gravité à la corruption pure et simple avec des études financées par l'industrie et des carrières scientifiques fondées sur des financements privés).

Il n'est pas étonnant que même les gens bien éduqués soient désorientés face à la nutrition. On nous recommande un jour d'éviter le beurre et on nous assure le lendemain qu'il est sans risque. On nous affirme que l'activité physique est le meilleur moyen de perdre du poids et l'on apprend peu après qu'elle n'a que peu d'impact sur notre tour de taille par rapport à un régime. On nous rabâche que les céréales complètes sont essentielles à la santé cardiaque, mais, sérieusement, qui croirait que les maladies cardiaques sont le résultat d'une carence en flocons d'avoine ? Les blogs et les médias traditionnels essaient de nous informer sur les avancées de la science, mais les articles (et les titres à sensation) semblent plus soucieux de générer du trafic sur leurs sites Internet que d'éclairer le public.

Médecins, nutritionnistes et même le gouvernement y vont de leur avis et, pourtant, consciemment ou non, ils sont sous l'influence de pouvoirs de prime abord imperceptibles. Comment savoir en quoi et en qui avoir confiance devant un tel enjeu ?

MON ENQUÊTE

Les premiers mois qui ont suivi le diagnostic de ma mère, j'ai fait ce que tout bon fils aurait fait : je l'ai accompagnée à ses rendez-vous chez les médecins, mon journal de bord rempli de questions, cherchant désespérément quelques lumières pour apaiser nos inquiétudes. Quand nous n'avions pas trouvé de réponses dans une ville, nous prenions un vol et poursuivions nos pérégrinations, allant de New York à Cleveland, puis à Baltimore. Nous avons eu la chance d'être reçus dans les meilleurs services de neurologie des États-Unis, mais nous avons partout été confrontés à ce que j'ai fini par baptiser « diagnostiquer et expédier » : après une batterie de tests physiques et cognitifs, on nous invitait à rentrer chez nous avec, le plus souvent, une simple ordonnance pour un nouveau remède de fortune. Après chaque rendez-vous, mon obsession pour trouver une meilleure approche ne cessait de croître. J'ai sacrifié mon sommeil à mes recherches, désireux de tout savoir sur les mécanismes qui sous-tendent cette maladie nébuleuse qui dépossédait ma mère de ses capacités cérébrales.

Comme elle était dans la cinquantaine lorsque les premiers symptômes se sont manifestés, je ne pouvais pas les mettre sur le compte du vieillissement. Tonique, toujours bien habillée, charismatique, ma mère ne renvoyait – et ne renvoie toujours pas – l'image d'une personne affligée par les ravages du temps. Nous n'avions pas d'antécédents familiaux de maladie neurodégénérative, ce qui semblait dédouaner ses gènes. Il devait y avoir un déclencheur externe, et j'avais l'intuition que son alimentation n'était pas étrangère au phénomène.

Guidé par mon intuition, j'ai passé la majeure partie de la dernière décennie à explorer le rôle de la nourriture (et les facteurs liés au mode de vie comme l'exercice, le sommeil et le stress) sur les fonctions cérébrales. J'ai découvert qu'un certain nombre de cliniciens avant-gardistes se sont intéressés au lien entre la santé du cerveau et le métabolisme (la manière dont le corps fabrique son énergie à partir d'ingrédients essentiels tels que la nourriture et l'oxygène). Bien que ma mère n'ait jamais été diabétique, je me suis plongé dans les recherches sur le diabète de type 2 et les hormones telles que l'insuline et la leptine, le signal peu connu qui contrôle l'interrupteur général du métabolisme de notre corps. Je me suis intéressé aux dernières recherches sur la nutrition et la santé cardio-vasculaire, espérant y trouver des informations sur l'entretien du réseau des minuscules vaisseaux sanguins qui alimentent le cerveau en oxygène et en nutriments. J'ai découvert que les bactéries présentes dans nos intestins veillent en silence sur notre cerveau et que notre régime alimentaire moderne les condamne littéralement à l'inanition.

Au fur et à mesure que j'explorais le lien entre la nourriture et les risques de contracter des maladies telles qu'Alzheimer, je ne pouvais m'empêcher d'intégrer mes découvertes dans mon mode de vie. J'ai constaté une amélioration pratiquement immédiate de *mon* niveau d'énergie qui ne faiblissait plus de la journée. Mes pensées semblaient plus fluides et mon humeur était généralement meilleure. J'ai également noté que j'avais moins de mal à me concentrer et à canaliser mon attention sans me laisser distraire. De plus, même si ce n'était pas mon objectif initial, j'ai réussi à me délester d'une graisse tenace pour me retrouver au meilleur de ma forme – un bonus non négligeable ! Même si mes recherches étaient initialement motivées par l'état de ma mère, je me suis *moi-même* laissé prendre par ce nouveau régime favorable à la santé cérébrale.

Sans le vouloir, j'ai fini par comprendre que certains aliments qui protègent notre cerveau de la démence et du vieillissement lui permettent également de *mieux* fonctionner ici et maintenant [1]. Les efforts que nous consentons pour notre futur peuvent également améliorer nos vies dès à présent.

RETROUVER SES CAPACITÉS COGNITIVES INNÉES

La médecine moderne a toujours tenu pour vrai que l'anatomie du cerveau cessait d'évoluer à partir de la maturité. Elle a toujours considéré tout potentiel de changement comme impossible, aussi bien chez ceux qui souffrent de troubles de l'apprentissage, d'une lésion cérébrale ou de démence, que chez ceux qui cherchent simplement à améliorer le fonctionnement de leur cerveau. La science décrivait ainsi notre parcours cognitif : le cerveau, l'organe de la conscience, connaissait une période de forte croissance et d'organisation jusqu'à l'âge de 25 ans, censé correspondre à l'apogée de nos capacités mentales, avant de commencer un long déclin graduel jusqu'à la mort. Tout ceci, en supposant que l'on n'ait rien fait qui accélère le processus (quelques excès quand on était jeune, par exemple...).

Puis une découverte du milieu des années 1990 a changé à jamais la vision des chercheurs et des médecins : on s'est aperçu que l'homme pouvait générer de nouvelles cellules cérébrales tout au long de sa vie. C'était incontestablement une bonne nouvelle pour l'espèce qui avait hérité du produit phare de l'évolution darwinienne : le cerveau humain. On avait jusqu'alors toujours pensé que la création de nouvelles cellules cérébrales (la *neurogenèse*) n'était possible que pendant la phase de développement [2]. Cela sonna instantanément le glas du « nihilisme neurologique », selon l'expression de Norman Doidge, spécialiste des neurosciences. Le concept de neuroplasticité tout au long de la vie (la capacité du cerveau à se modifier jusqu'à la mort) était né, et avec lui l'occasion unique d'exploiter cette découverte révolutionnaire en faveur de la santé et des performances.

Deux décennies plus tard, les progrès réalisés dans la compréhension du cerveau sont saisissants, tant sur sa protection que sur son développement. Considérons les avancées dans le domaine de la recherche sur la maladie d'Alzheimer. Cette affection neurodégénérative dévastatrice affecte plus de 5 millions de personnes aux États-Unis (on s'attend à voir tripler ce chiffre dans les années à venir), mais ce n'est que récemment qu'un lien a été établi entre la maladie et l'alimentation. En fait, bien que la première description de la maladie par le médecin allemand Aloïs Alzheimer remonte à 1906, 90 % de ce que nous en savons a été découvert au cours des 15 dernières années.

Ce nouvel éclairage sur notre compréhension du cerveau a conduit à la création d'institutions, telles que le *Center for Nutrition, Learning, and Memory* de l'université d'Illinois à Urbana-Champaign, qui tentent de combler nos lacunes en neurologie. D'autres spécialités émergentes lui ont emboîté le pas, et explorent les liens entre l'environnement (régime alimentaire compris) et les différents aspects du fonctionnement cérébral. C'est le cas du *Food and Mood Centre* de l'université Deakin (Australie), dont le seul sujet d'étude est le lien entre l'alimentation et les troubles de l'humeur. En 2017, ce centre a révélé que même une *dépression sévère* pouvait être traitée par l'alimentation. Dans les prochains chapitres, je reviendrai sur ces résultats et donnerai des précisions sur les aliments qui peuvent améliorer votre humeur.

• AU DIABLE LA DÉMENCE ! •

J'ai eu le privilège de rencontrer Miia Kivipelto, neurobiologiste au Karolinska Institutet de Stockholm et figure éminente parmi les chercheurs qui explorent les effets de l'alimentation et du mode de vie sur le cerveau. Elle coordonne l'essai révolutionnaire FINGER (*Finnish Geriatric Intervention Study to Prevent Cognitive Impairment and Disability*, ou étude finlandaise d'intervention gériatrique pour la prévention des troubles cognitifs et les handicaps), la première étude contrôlée randomisée de grande échelle et de longue durée jamais réalisée destinée à évaluer l'impact de nos habitudes alimentaires et de notre mode de vie sur notre santé cognitive.
Cette étude porte sur plus de 1 200 adultes âgés à risque : la moitié bénéficie de conseils nutritionnels et suit un programme d'exercices physiques tout en recevant un soutien pour réduire les facteurs de risque psychosociaux de déclin cognitif (solitude, dépression et stress) et l'autre moitié, le groupe de contrôle, reçoit des soins classiques.
Après 2 ans, la publication des premières conclusions a révélé des résultats saisissants. Les fonctions cognitives générales des personnes du groupe d'intervention (qui avaient bénéficié de conseils nutritionnels et d'un soutien social) avaient augmenté de 25 % par rapport au groupe de contrôle, et leurs *fonctions exécutives* s'étaient améliorées de 83 %. Ces dernières sont fondamentales à plus d'un titre pour garantir une vie saine et sont essentielles à la planification, la prise de décision et même l'interaction sociale. Des fonctions exécutives dégradées entraînent une incapacité à penser clairement ou à venir à bout de ce que l'on entreprend. De plus, la *vitesse de traitement de l'information* des volontaires montrait une amélioration spectaculaire de 150 %. La vitesse de traitement mesure la rapidité avec laquelle on réagit à de nouvelles informations et décline généralement avec l'âge.
Le succès de cette étude met en évidence la puissance des modifications du mode de vie pour améliorer le fonctionnement de votre cerveau, même à un âge avancé, et offre la meilleure preuve à ce jour que le déclin cognitif n'est pas un corollaire inévitable du vieillissement.

Il reste toutefois de nombreuses zones d'ombre dans ce vaste et croissant corpus de recherches. Une étude menée par l'AARP [organisation américaine à but non lucratif qui s'adresse aux personnes de plus de 50 ans et qui cherche à améliorer la qualité de vie de tous, à tous les âges – NDT] a révélé que bien que 90 % des Américains pensent que la santé cérébrale est très importante, peu d'entre eux savent comment l'entretenir et l'améliorer. Les médecins pleins de bonnes intentions vers lesquels nous nous tournons quand nous sommes inquiets et confus ne sont eux-mêmes manifestement pas à la page. Le *Journal of the American Medical Association* révèle qu'il faut en moyenne 17 ans pour que les découvertes scientifiques soient prises en compte dans les pratiques cliniques courantes [3]. C'est ainsi que malgré les avancées, les anciens discours persistent : ce n'est pourtant pas une fatalité.

LE CONTRÔLEUR GÉNÉTIQUE EN CHEF, C'EST VOUS !

> Sans imperfection, vous et moi n'existerions pas.
>
> – STEPHEN HAWKING

> Erreurs, voilà un mot bien gênant que vous n'osez pas formuler. Il n'y a aucune raison à cela. Vous êtes le produit d'un billion d'entre elles. L'évolution a forgé la totalité de la vie sensible sur cette planète à l'aide d'un seul outil : l'erreur.
>
> – ROBERT FORD (joué par Anthony Hopkins), Westworld, HBO

Nos gènes étaient autrefois considérés comme notre feuille de route génétique ; c'était le code qui dirigeait nos vies et notamment la façon dont fonctionnait notre cerveau. Le projet de décodage du génome humain, achevé en 2002, avait pour objectif de déchiffrer ce code dans l'espoir de découvrir les secrets de la guérison des troubles qui affectent les humains (notamment le cancer et les maladies génétiques). Bien qu'il s'agisse d'une prouesse scientifique, les résultats ont causé un certain désenchantement.

Il s'avère que la différence entre deux individus est insignifiante d'un point de vue génétique et compte pour moins de 1 % de la variation génétique totale. Comment expliquer alors que certaines personnes vivent bien au-delà de 90 ans, voire plus, sans perdre leurs facultés physiques et mentales, et d'autres pas ? Dans le sillage du projet de décodage, ce type de questionnement a continué de nourrir la perplexité des scientifiques et a suscité l'idée qu'il devait y avoir un ou plusieurs autres facteurs pour expliquer les nombreuses différences observées dans la population humaine mondiale en matière de santé et du vieillissement.

C'est alors qu'intervient l'*épigénétique*, un phénix tout droit sorti des cendres du projet. Si l'on compare nos gènes aux touches d'un piano d'une étendue de 23 000 notes, on comprend mieux que nos choix influencent la musique qui en sort. En effet, si les choix alimentaires et de mode de vie que nous faisons ne peuvent pas changer notre programmation génétique, ils peuvent entraîner des modifications chimiques à la surface de l'ADN et lui dicter son comportement. Toutes ces modifications chimiques, ces marques, portent le nom d'*épigénome*, du grec *epi*, qui signifie « au-dessus de ». Notre épigénome affecte non seulement les probabilités que nous développions une maladie à laquelle nous sommes prédisposés, mais aussi l'expression de nos gènes à l'instant t qui réagissent de façon dynamique aux innombrables stimulations auxquelles nous les soumettons. Le mystère s'épaissit peut-être encore davantage si l'on considère la partition, l'ordre, la séquence et la fréquence d'activation de chaque gène dans le développement d'un organisme donné… mais laissons cela pour un autre ouvrage !

L'écriture d'un traité sur l'épigénétique remplirait plusieurs volumes, mais nous allons ici nous concentrer sur l'un des maestros de notre clavier génétique : l'alimentation. Reste à savoir si nous aurons affaire à un Leonard Bernstein ou aux balbutiements d'un débutant… Cela dépend grandement de nos choix alimentaires. Ce que nous mangeons détermine notre capacité à moduler l'inflammation, à optimiser notre système immunitaire et à produire de puissants stimulants pour le cerveau, tout cela à l'aide de quelques nutriments (et techniques d'hygiène de vie) sous-estimés et oubliés du monde moderne.

En poursuivant votre lecture, gardez à l'esprit que nul n'est parfait, pas même moi ou le Dr Paul (mais il serait peut-être d'un autre avis). Nos gènes nous prédisposent tous à différents niveaux de risques liés au mode de vie moderne, comme les maladies cardio-vasculaires, le cancer, mais également la démence. Autrefois, ces différences ont peut-être contribué à l'évolution de notre espèce et présenté des avantages dans le monde mystérieux de nos ancêtres. Aujourd'hui, elles expliquent que tout individu arrivé à l'âge de 40 ans a 80 % de chances de mourir de l'une de ces maladies. Mais le tableau n'est pas entièrement noir : si ces dernières années nous ont appris quelque chose, c'est bien que les gènes ne dictent pas notre destinée, mais se contentent de prédire les conséquences qu'aurait sur nous une alimentation occidentale moderne standard. Cet ouvrage, qui explique comment préserver la santé de votre cerveau et de votre système vasculaire (et donne quelques clés pour prévenir le cancer et perdre du poids), vous permettra de faire partie des 20 % qui sont les plus chanceux.

Dans les chapitres qui suivent, je vais décrire et étayer par des preuves un antidote au mode de vie et au régime occidentaux standards responsables de la dégénérescence du cerveau. Je vais par ailleurs vous proposer de nombreux nutriments à même de rassasier votre cerveau affamé, ainsi que des méthodes d'entraînement physique qui vous permettront de créer les conditions d'un fonctionnement optimal de vos gènes et de votre organisme. L'inflammation, la suralimentation, les déficits en nutriments, l'exposition à des substances toxiques, le stress chronique, la sédentarité et le manque de sommeil constituent vos principaux ennemis dans la bataille pour préserver vos capacités cognitives. Ne soyez pas effrayé par la longueur de cette liste, car ces facteurs se recoupent et s'attaquer à l'un d'eux contribue à l'amélioration des autres.

Voici un bref aperçu de chacun de ces « mauvais éléments ».

Inflammation

Dans un monde parfait, l'inflammation est une simple réaction de notre système immunitaire pour nettoyer les coupures, les blessures et les ecchymoses et éviter ainsi qu'une éventuelle bactérie de passage ne devienne une infection généralisée. De nos jours, notre système immunitaire est sans cesse sollicité pour répondre aux méfaits de notre alimentation et de notre mode de vie. Il a été démontré au cours des dernières années que cela joue un rôle central dans le déclenchement d'un grand nombre des maladies dégénératives chroniques qui accablent la société moderne. Une inflammation généralisée peut finir par endommager l'ADN, favoriser la résistance à l'insuline (le mécanisme sous-jacent qui favorise le diabète de type 2) et provoquer une prise de poids. Cela explique peut-être qu'il existe souvent une corrélation entre une inflammation systémique et un tour de taille excessif[4]. Dans les chapitres qui suivent, nous établirons un lien entre ces facteurs et les maladies cérébrales, le brouillard mental et la dépression.

Suralimentation

Nous n'avons pas toujours été en mesure de nous faire livrer notre nourriture en faisant glisser nos doigts sur un smartphone. Si la révolution agraire a permis de résoudre le problème lié à la pénurie alimentaire pour notre espèce, elle en a créé un nouveau : la suralimentation. Pour la première fois de notre histoire, la planète compte plus d'humains en *surcharge* qu'en *insuffisance* pondérale[5]. Nourri en permanence, notre corps a perdu cet ancien équilibre qui nous permettait de fonctionner avec un niveau d'énergie cérébrale faible, ce qui se traduit par une accélération du vieillissement et du déclin. Cela s'explique en partie par le fait que de nombreux aliments sont aujourd'hui spécialement conçus pour procurer artificiellement à notre cerveau un plaisir (*bliss point*) tel que toute notion de contrôle de soi devient vaine (nous y reviendrons au chapitre 3).

Déficit en nutriments

Dans *Vanilla Sky* (un de mes films préférés), le réalisateur et scénariste Cameron Crowe écrit : « Chaque minute qui passe est une occasion de changer le cours de sa vie ». Rien n'est plus vrai en ce qui concerne la capacité de notre corps à réparer les dommages causés par le vieillissement, mais *seulement* si nous lui offrons les bons ingrédients. Avec 90 % des Américains qui présentent un déficit pour au moins une vitamine ou un minéral, nous avons ouvert la voie au vieillissement accéléré et au déclin [6].

Exposition à des substances toxiques

Notre alimentation est inondée de pseudo-nourriture. Ces faux aliments contribuent directement aux trois facteurs mentionnés ci-dessus : leur mode de production les vide de leurs nutriments, ils incitent à une surconsommation et favorisent l'inflammation. Mais ils viennent avec un « bonus » encore plus insidieux sous la forme d'additifs toxiques : sirop de sucre, huiles raffinées et émulsifiants qui contribuent directement et indirectement à l'activation anormale du système immunitaire, entraîne anxiété, dépression, altère les performances cognitives et augmente le risque de maladie à long terme.

Stress chronique

Le stress psychologique chronique est un problème majeur des sociétés occidentales. Tout comme l'inflammation, la réponse physiologique du corps au stress est le fruit de l'évolution et vise à nous protéger, mais elle a été détournée par le monde moderne. L'état de stress chronique ne se contente pas d'être directement toxique pour le fonctionnement du cerveau (voir chapitre 9), il nous pousse également à chercher des aliments de mauvaise qualité qui aggravent les dommages.

Sédentarité

Notre corps est conçu pour bouger. L'ignorer nuit à notre cerveau. Les preuves du bienfait de l'exercice physique se multiplient de manière impressionnante et le valident non seulement comme une méthode favorisant la santé cérébrale à long terme (en nous permettant de prévenir les maladies jadis jugées inévitables), mais aussi améliorant notre façon de penser et d'apprendre.

Nous nous sommes par ailleurs intéressés à cet autre type de sollicitation physique que constituent les variations thermiques. Nous excellons dans l'art d'adapter notre environnement à nos niveaux de confort, mais une absence relative de variations de température au quotidien peut diminuer notre acuité intellectuelle et notre résistance aux maladies.

Manque de sommeil

Dernier facteur : un sommeil de bonne qualité est indispensable pour avoir un cerveau en bonne santé fonctionnant de manière optimale. Ceci est primordial si on veut parvenir à faire les indispensables changements alimentaires et de mode de vie, dans la mesure où cela va permettre à vos hormones de travailler pour vous et non contre vous. Un sommeil de qualité permet en outre de purifier le cerveau et de consolider la mémoire.

Comme je l'ai mentionné, chacun de ces facteurs peut individuellement détruire nos facultés cognitives et ils se sont ligués pour y parvenir. Faites de cet ouvrage votre arc et vos flèches, pour vous donner une chance.

Dans les chapitres qui suivent, nous allons établir une feuille de route qui nous permettra de conjurer les failles de nos modes de vie déréglés et hyperstressants en mêlant principes évolutionnistes et recherches cliniques en pointe. Nous nous appuierons sur l'alimentation pour « réinitialiser » votre cerveau afin que vous retrouviez tous vos moyens et donniez le meilleur de vous-même. Nous allons même nous aventurer dans un nouveau domaine scientifique passionnant autour du microbiote, ces milliards de bactéries qui vivent dans notre organisme et actionnent de manière étonnante les leviers de notre santé, notre humeur et nos performances. Elles offrent de nouvelles perspectives pouvant peser sur nos choix.

Par la suite, lorsque vous commencerez à retrouver votre héritage cognitif, nous découvrirons le nutriment dont votre cerveau a tellement besoin. Puisse le sort vous être favorable !

SUPERALIMENT N°1

Huile d'olive vierge extra

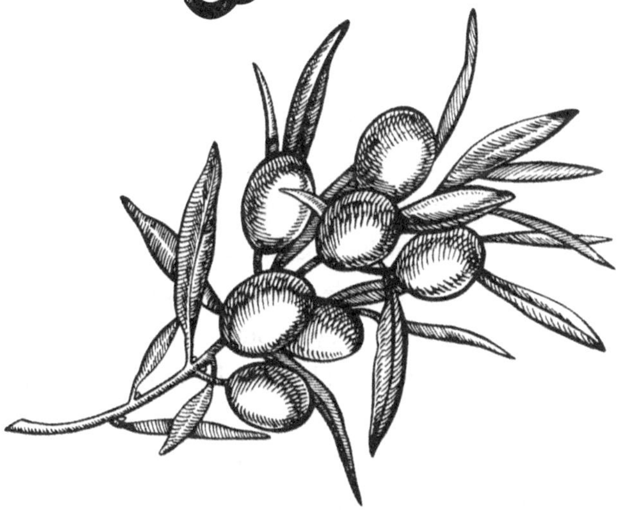

Versez un peu d'huile d'olive vierge extra dans une cuillère et buvez-la bruyamment, comme si c'était de la soupe. Oui, c'est bien ça, je vous demande de boire de l'huile, mais vous allez vite comprendre pourquoi. Vous devriez très vite ressentir un picotement au fond de la gorge : il est provoqué par un composant appelé *oléocanthal*. L'oléocanthal fait partie de la famille des phénols. Ces derniers sont des composés végétaux dont la consommation stimule fortement les mécanismes d'autoréparation du corps (les phénols sont généralement liés entre eux pour former des polyphénols). Les propriétés anti-inflammatoires de l'oléocanthal sont si puissantes qu'elles équivalent à la prise d'une faible dose d'ibuprofène, un anti-inflammatoire non stéroïdien, mais sans les effets secondaires potentiels [1]. Comme vous allez le découvrir, l'inflammation peut nuire considérablement à la neuroplasticité (la capacité du cerveau à se modifier tout au long de la vie), voire provoquer la dépression, comme commence à le montrer la recherche.

L'huile d'olive vierge extra est un aliment de base du régime méditerranéen dont les adeptes souffrent moins que les autres de la maladie d'Alzheimer. L'oléocanthal y est peut-être pour quelque chose, puisqu'il a été démontré qu'il peut potentiellement aider le cerveau à se débarrasser des plaques *amyloïdes.* La protéine bêta-amyloïde qui les constitue est une molécule collante qui s'accumule jusqu'à des niveaux toxiques dans le cas de la maladie d'Alzheimer [2]. L'oléocanthal agirait en augmentant l'activité des enzymes qui éliminent cette plaque. Des études à long terme de grande envergure ont démontré qu'il protège le cerveau du déclin (et peut même améliorer les fonctions cognitives) lors d'une consommation importante pouvant atteindre 1 litre par semaine [3]. Comme il a été démontré, l'huile d'olive vierge extra ne se contente pas de protéger votre cerveau, mais bloque également l'*acide gras synthase*, une enzyme présente dans les tissus adipeux (graisseux) du corps et qui transforment les glucides alimentaires en excès en graisse [4].

L'huile d'olive vierge extra est par ailleurs une importante source de lipides mono-insaturés, de bonnes graisses qui favorisent la santé vasculaire et hépatique, et qui peut même aider à perdre du poids.

Une cuillère à soupe d'huile contient par ailleurs 10 % de l'apport journalier recommandé en vitamine E. La vitamine E est un antioxydant qui protège les structures adipeuses du corps (comme le cerveau) des vicissitudes de l'âge.

Nicholas Coleman, l'un des rares *oléologues* de la planète spécialisés dans la culture et la production d'huile d'olive vierge extra « ultra premium », m'a confié quelques astuces pour identifier une bonne huile d'olive. Avant tout, il n'existe aucune corrélation entre la couleur et la qualité de l'huile. Goûter une huile est la meilleure façon de juger de sa qualité. Une bonne huile d'olive vierge extra doit avoir un goût herbacé, jamais gras. L'oléocanthal donnant à l'huile son petit goût poivré, cette caractéristique peut servir à déterminer sa concentration dans l'huile. Les huiles les plus fortes peuvent être tellement épicées qu'elles peuvent vous faire tousser : c'est un indice ! La prochaine fois qu'une huile vous fera tousser, vous saurez que vous avez trouvé un gardien et votre cerveau vous en saura gré.

Conseil de pro : *l'huile d'olive vierge extra doit occuper la première place parmi les huiles présentes dans votre alimentation et vous pouvez l'utiliser généreusement dans vos salades, avec les œufs ou comme assaisonnement. Veillez à la conserver dans un emballage qui occulte la lumière (verre de couleur sombre ou métal), dans un endroit frais et sec.*

• CHAPITRE 2 •

Graisses fantastiques et huiles déplorables

Mes souvenirs d'enfance de la fin des années 1980 et des années 1990 sont ponctués de quelques jalons importants : la période où je chantais en boucle la chanson du thème des Tortues Ninja (*Turtle Power* !), mon premier déguisement SOS Fantômes pour Halloween et mes réveils à l'aube le samedi pour regarder l'une des meilleures séries télévisées d'alors : *X-Men: The Animated Series.*

Mes souvenirs sur les habitudes alimentaires familiales sont un peu plus flous. Nos repas étaient souvent préparés par ma mère, aussi soucieuse de notre santé que peut l'être une femme active en charge de trois petits garçons (quatre avec mon père). Elle regardait le journal du soir de la NBC, lisait le *New York Times* et divers magazines et suivait globalement les conseils de santé en vogue à l'époque. Les réseaux sociaux n'existaient pas, mais la télévision et les magazines relayaient plutôt bien les dernières découvertes et les recommandations officielles. C'est ainsi que ma mère, comme de nombreuses autres personnes, se forgeait ses convictions sur la nutrition.

Chez nous, on cuisinait principalement à l'huile de colza raffinée et à l'huile de maïs, car elles étaient dépourvues de cholestérol et de graisses saturées. Le dîner consistait souvent en un plat de nouilles ou de spaghettis revenus dans de la margarine, vantée comme une alternative saine au beurre accusé d'obstruer les artères. Aucun diététicien du début des années 1990 n'y aurait trouvé à redire.

Malheureusement, tous les concepts de l'époque en matière de diététique auxquels croyait ma mère (et probablement votre famille) résultaient d'une science de la nutrition dévoyée, d'une politique gouvernementale partisane et de ce que les entreprises font le mieux : la réduction des coûts, le lobbying et le marketing. C'était de la pure foutaise.

Tout a commencé dans les années 1950, quand les Américains réclamaient une solution à un problème de santé publique de plus en plus pressant : les maladies cardiaques. Ma mère, née en 1952, a grandi dans un contexte s'apparentant à une terrible épidémie nationale. On pensait alors que les maladies cardio-vasculaires étaient un corollaire inévitable du vieillissement et que les médecins ne pouvaient pas y faire grand-chose [1]. Dans le livre *The Big Fat Surprise*, la journaliste gastronomique Nina Teicholz relate ainsi la situation : « Une soudaine sensation de serrement de la poitrine que les médecins ne parvenaient pas à expliquer frappait les hommes dans la fleur de l'âge sur un terrain de golf ou au bureau. Ce mal semblait venir de nulle part et avait rapidement pris de l'ampleur, au point de devenir la première cause de mortalité du pays. » Il en fut ainsi jusqu'à ce qu'un scientifique sans complaisance veuille bien éclairer de ses lumières les sombres dédales académiques.

Il s'agissait d'Ancel Keys, un pathologiste de l'université du Minnesota. Ancel Keys n'était pas médecin, mais il avait acquis une certaine réputation pendant la Seconde Guerre mondiale avec la création de la ration K, un système de boîtes-repas fournies aux soldats sur le champ de bataille. Après la guerre, il avait été recruté par le ministère de la Santé du Minnesota pour se pencher sur ce soudain problème cardio-vasculaire qui accablait le pays. Ancel Keys avança l'hypothèse que les matières grasses étaient responsables de l'épidémie et, pour en faire la démonstration, il traça un graphique à partir de données nationales qui montrait une parfaite corrélation entre le nombre total de calories consommées issues des matières grasses et le taux de mortalité imputable aux maladies cardiaques. L'étude portait sur 6 pays.

Ancel Keys est souvent désigné comme le déclencheur de l'effet domino qui a marqué la politique nutritionnelle des 60 années qui ont suivi : pourtant, son argumentation reposait sur des données biaisées et mal interprétées. Son graphique mettait en évidence une corrélation entre deux variables qui avaient été choisies parmi une multitude de variables envisageables pour étudier la nutrition à l'échelle d'une population. Les corrélations ne constituent en aucun cas des relations de cause à effet : elles ne font que mettre en évidence des associations sur lesquelles on peut s'appuyer pour approfondir les recherches. Dans ce cas, toutefois, on passa outre et Ancel Keys devint un héros national qui se retrouva en couverture du *Time Magazine* en 1961.

Alors que le sujet commençait à s'imposer dans le débat national, de plus en plus de voix dissonantes émanant de la communauté scientifique s'élevaient contre les travaux d'Ancel Keys. Beaucoup pensaient que la validité de la corrélation qu'il avait établie était douteuse : il avait écarté les données concernant 16 autres pays car elles n'auraient pas permis de faire cette corrélation. Par exemple, la France semblait épargnée par l'épidémie de maladie cardiaque malgré l'addiction au fromage et au beurre de ses habitants : le fameux paradoxe français (*french paradox*). D'autres émettaient un sérieux doute sur le lien entre la consommation de matières grasses et les maladies cardiaques.

Le professeur John Yudkin, fondateur du département de la nutrition au Queen Elizabeth College de Londres, était l'un des opposants les plus farouches aux théories d'Ancel Keys. Au début de l'année 1964, John Yudkin faisait porter toute la responsabilité au sucre, et non aux matières grasses. Il écrivait : « Dans les pays les plus riches, il apparaît que le sucre et les aliments contenant du sucre contribuent à plusieurs maladies, dont l'obésité, les caries, le diabète sucré [de type 2] et l'infarctus du myocarde. » Des années plus tard, une nouvelle analyse des données d'Ancel Keys a permis de confirmer que la consommation de sucre a toujours montré une plus forte corrélation avec le risque de maladie cardiaque que tout autre nutriment. Il faut reconnaître que jusque dans les années 1850, le sucre raffiné restait un plaisir rare pour la grande majorité (un produit de luxe, souvent offert en cadeau) alors que notre consommation de beurre remonte à des millénaires.

Un autre chercheur, Pete Ahrens, a également démontré cette incohérence. Ses recherches suggéraient que les glucides présents dans les céréales, la farine et le sucre pouvaient contribuer directement à l'obésité et aux maladies cardiaques. (Des dizaines d'années plus tard, la recherche allait également établir un lien entre ces mêmes facteurs et les maladies du cerveau.) Mais John Yudkin, Pete Ahrens et leurs collègues ne sont pas parvenus à se faire entendre face au charismatique et combatif Ancel Keys, qui se révéla avoir un puissant allié secret [2].

En 1967, une étude sur les origines diététiques des maladies cardiaques a été publiée dans le prestigieux *New England Journal of Medicine* (*NEJM*). Cette analyse féroce épinglait les matières grasses (et le cholestérol) comme cause principale des maladies cardiaques. Cet article largement diffusé minimisait le rôle du sucre, coupant l'herbe sous le pied des opposants potentiels d'Ancel Keys. Les études de ce type (et la recherche scientifique en général) sont censées être objectives et ne pas être influencées par l'argent. Les chercheurs dépendent souvent de financements extérieurs, mais dans de tels cas, la provenance des fonds doit être déclarée pour informer leurs pairs de biais potentiels. Malheureusement, ce ne fut pas le cas de l'article du *NEJM* cité plus haut. Les scientifiques qui l'ont écrit ont reçu l'équivalent de 50 000 dollars de la Sugar Research Foundation (appelée aujourd'hui la Sugar Association), une organisation financée par l'industrie du sucre, un fait qui *a été tu* dans l'article d'origine. Pire encore, cette organisation est allée jusqu'à influencer la sélection des études évaluées par les scientifiques. « Ils sont parvenus à compromettre les débats autour du sucre pendant des décennies », déclarait Stanton Glantz, professeur de médecine à l'université de Californie à San Francisco, dans une interview accordée au *New York Times*. Le Dr Glantz a publié ses conclusions dans le *Journal of the American Medical Association* en 2016 [3]. N'allez pas vous imaginer que ces tactiques peu ragoûtantes ont été reléguées dans les oubliettes du passé. L'industrie sucrière continue de semer la confusion en finançant des recherches qui concluent comme par enchantement que les attaques à l'encontre du sucre sont exagérées [4].

• LES ALIMENTS FRANKENSTEIN •

Jusqu'où peut-on manipuler la nourriture avant qu'elle n'en soit plus une ? pendant de nombreuses années, si un produit ressemblait à un aliment de base comme le pain ou le lait par exemple mais sans répondre à la définition stricte de cet aliment, il devait porter l'étiquette « contrefaçon ». Un tel étiquetage était un véritable arrêt de mort marketing pour les produits, si bien que l'industrie agroalimentaire a fait pression pour que soit abolie cette obligation. Elle est parvenue à ses fins en 1973. Dans son livre *Manifeste pour réhabiliter les vrais aliments*, le journaliste Michael Pollan écrit :

> *Cette nouvelle réglementation a ouvert en grand la porte législative à tous les produits à teneur réduite en matières grasses. On pouvait désormais remplacer les matières grasses de la crème fraîche et du yaourt par des huiles hydrogénées, de la gomme de guar ou des carraghénanes (des épaississants d'origine naturelle), le bacon en morceaux utilisé comme exhausteur de goût par des protéines de soja, et la crème de la « crème fouettée » et du succédané de crème pour café par de la fécule de maïs. Pour le jaune d'œuf, les possibilités de remplacement étaient quasiment illimitées. Elles ne dépendaient que de l'imagination des scientifiques de l'agroalimentaire. Tant qu'un produit artificiel n'était pas « nutritionnellement inférieur » à l'aliment naturel qu'il visait à remplacer, donc tant qu'il renfermait les mêmes quantités de nutriments reconnus, il pouvait être commercialisé sans utiliser le mot « contrefaçon » si redouté.*

Les vannes se sont alors ouvertes et l'alimentation s'est retrouvée submergée de faux aliments et d'aliments Frankestein. Ce n'était pas sans rappeler la scène de l'ouverture de la porte vers l'enfer dans le film *The Gate* de 1987, sauf qu'à la place de l'assaut de créatures macabres, on avait des sosies de vrais produits marqués du sceau « pauvre en graisses » ou « allégé ».

À la fin des années 1990 est apparu le produit le plus aberrant du lot : des chips élaborées avec la molécule Olestra.

C'était un rêve devenu réalité : un substitut de graisse créé en laboratoire qui transite miraculeusement dans le système digestif sans être absorbé. Son seul inconvénient ? Les crampes, ballonnements et diarrhées avec un peu partout des conséquences équivalentes à la marée noire de l'Exxon Valdez dans d'innocents fonds de culotte.

Comment éviter les aliments Frankenstein lorsque, encore aujourd'hui, une excursion au supermarché s'apparente à la traversée d'un champ de mines ? Faites vos achats dans la zone périphérique du supermarché où sont entreposées les denrées fraîches périssables ; les aliments Frankenstein vous guettent dans les allées centrales. Contentez-vous des aliments santé et de la liste d'achats complète fournie au chapitre 11. [Pour savoir comment sélectionner vos produits alimentaires en grande surface, vous pouvez lire l'ouvrage *Le bon choix au supermarché* publié chez Thierry Souccar Éditions – NDE.]

Ancel Keys a finalement publié son « Étude des 7 pays », une avancée décisive de la recherche, bien qu'entachée des mêmes travers que ses précédents travaux. Dans cette étude, il ne se concentre plus sur la consommation totale de matières grasses, mais sur les graisses saturées. Ces dernières existent à l'état solide à température ambiante et on les trouve dans des aliments tels que le bœuf, le porc et les produits laitiers. Comme chacun sait, déverser de la graisse dans l'évier peut boucher le tuyau d'évacuation. À l'époque des balbutiements de la science des aliments, il allait de soi pour n'importe quel Américain qu'il se produisait la même chose dans notre corps (au risque de nuire au suspens, sachez qu'il n'en est rien). Avec son nouvel angle d'approche centré sur les matières grasses entraînant l'obstruction des artères, Ancel Keys est parvenu à influencer l'American Heart Association, un organisme alors peu connu. Il n'a toutefois pas tardé à devenir un acteur majeur au niveau national grâce à l'investissement d'un gigantesque conglomérat de fabricants, Procter & Gamble, qui commercialisait, entre autres, des huiles végétales *polyinsaturées* (produites grâce à des techniques d'extraction et de raffinage qui en font des produits hautement transformés mais qui restent liquides à température ambiante, contrairement aux graisses saturées). Il a alors pu s'offrir des publicités à la télévision et dans les magazines pour alerter les Américains sur le croquemitaine camouflé dans leur beurre. Lorsque le gouvernement des États-Unis s'est rangé à cet argument en 1977, le mythe du tout « allégé » est devenu parole d'évangile.

En un instant, les Américains sont devenus la cible des fabricants qui ont saisi cette opportunité pour concocter des produits sains, pauvres en matières grasses et à forte teneur en sucre, et des pâtes à tartiner à base de graisses polyinsaturées (mais sans cholestérol !). Les huiles extraites à chaud et à l'aide de substances chimiques, comme les huiles raffinées de colza et de maïs, ont tout à coup été élevées au rang d'aliments sains, alors que les graisses présentes naturellement dans de vrais aliments comme l'avocat par exemple... étaient désormais méprisées. Du jour au lendemain, la margarine (source de graisses *trans*, des graisses néfastes pour la santé qui se forment lors de la fabrication de la margarine) est devenue une « pâte à tartiner bonne pour le cœur ».

Entre les raccourcis empruntés par l'industrie, l'orgueil scientifique et l'incompétence gouvernementale, les vrais aliments ont été remplacés par un véritable champ de mines chimique de « nutriments ». Savez-vous quelle a été la première victime de ce fiasco autour des matières grasses ? Notre cerveau, qui est principalement constitué de graisse. Le cerveau humain, délicat et vulnérable, se compose à 60 % d'acides gras (graisse) et, comme nous le verrons un peu plus loin, le type de matières grasses que l'on consomme détermine la qualité de la fonction cérébrale de chaque instant et la prédisposition du cerveau aux maladies.

Les matières grasses occupent un rôle central dans tous les aspects de votre vie : des processus de prise de décision à la faculté de perdre du poids, au risque de contracter des maladies telles que le cancer et même le rythme auquel on vieillit. À la fin de ce chapitre, vous saurez choisir les aliments riches en matières grasses à même d'améliorer vos performances cognitives, vos fonctions exécutives, votre humeur et votre santé cérébrale à long terme, mais également votre état de santé générale. S'il y a une chose à retenir de cette section, c'est que ce n'est pas la quantité, mais le type de matières grasses que l'on consomme qui importe.

POLYINSATURÉES : UNE ARME À DOUBLE TRANCHANT

Les graisses polyinsaturées sont omniprésentes dans notre cerveau et dans notre organisme. Les plus connues sont les acides gras oméga-3 et oméga-6, considérés comme essentiels, car nécessaires à notre organisme qui ne peut pas les produire par lui-même. Nous devons donc extraire ces matières grasses de notre nourriture.

Deux des acides gras oméga-3 les plus importants sont l'acide eicosapentaénoïque (EPA) et l'acide docosahexaénoïque (DHA). Ce sont les « bonnes » graisses que l'on trouve dans les poissons tels que le saumon sauvage, le maquereau et les sardines, dans le krill et dans certaines algues. Ils sont également présents en plus faible quantité dans le bœuf nourri à l'herbe et dans les œufs de poules élevées en plein air. Alors que l'EPA est un agent anti-inflammatoire pour l'ensemble de l'organisme, le DHA est l'agent structurel le plus important et le plus abondant des cellules saines du cerveau. Une autre forme d'oméga-3 provenant des plantes porte le nom d'acide alpha-linolénique (ALA). Ce dernier doit être converti en EPA et en DHA pour pouvoir être utilisé par les cellules, mais les capacités de l'organisme pour y parvenir sont limitées et plus ou moins efficaces selon les individus (nous y reviendrons).

Les acides gras oméga-6 constituent l'autre facette des graisses polyinsaturées. Ils sont également essentiels à la bonne santé du cerveau, mais le régime alimentaire occidental en comporte désormais beaucoup trop sous forme d'acide linoléique. Ces acides gras oméga-6 ont fait leur apparition dans notre alimentation en quantités infimes via des aliments bruts, avant de devenir en à peine quelques décennies l'un des principaux contributeurs à l'apport calorique dans l'alimentation moderne. Ce type d'acide gras prédomine dans les huiles à base de céréales et de graines que nous consommons désormais en quantité excessive, comme les huiles de tournesol, de pépins de raisin, de maïs et de soja.

Lipides toxiques

Convoitées par le cerveau, les graisses polyinsaturées sont délicates et extrêmement vulnérables à l'*oxydation*. Cette dernière se produit lorsque l'oxygène (vous devez connaître) réagit chimiquement avec certaines molécules pour produire une nouvelle molécule « zombie » endommagée qui dispose d'un électron supplémentaire très réactif et que l'on appelle *radical libre*. Quel est son degré de réactivité ? Disons qu'en comparaison, les Marcheurs blancs de *Game of Thrones* ressemblent à un groupe de hippies pacifistes.

L'électron surnuméraire peut réagir avec une molécule proche et la transformer en deuxième radical libre, déclenchant une réaction en chaîne sans fin et provoquant des dégâts considérables. C'est un peu l'équivalent biochimique de *Zombie apocalypse* : une molécule attaque et infecte sa voisine, engendrant une horde de morts-vivants. Gerhard Spiteller, un pionnier autrichien de la chimie organique et auteur de nombreuses recherches édifiantes sur les dangers des graisses polyinsaturées nous explique :

> « *Les radicaux libres sont généralement 10 000 fois plus réactifs que les molécules non radicalaires. Leur action n'est soumise à aucun contrôle génétique, ils s'attaquent à pratiquement toutes les molécules biologiques et détruisent les lipides, les protéines, les acides nucléiques [ADN], les hormones et les enzymes jusqu'à ce que les molécules « éboueurs » (scavenger) les éliminent.*

Il s'agit d'une forme de dommage chimique auquel nulle matière organique n'échappe, un peu comme l'oxydation d'un quartier de pomme ou la rouille sur le fer (ce dernier est en fait un catalyseur du même processus dans le corps humain et peut en partie expliquer pourquoi les hommes sont davantage sujets aux maladies cardiaques que les femmes, et ce à un plus jeune âge : ils ont plus de globules rouges et donc plus de fer en circulation). Il suffit de couper une pomme et d'attendre quelques minutes pour réaliser la rapidité à laquelle se produisent ces réactions chimiques.

Dans le corps, une oxydation excessive entraîne une inflammation et endommage les structures cellulaires et l'ADN. On pense en outre qu'il s'agit de l'un des principaux mécanismes du vieillissement.

La lutte contre l'oxydation est un bras de fer permanent de tout être vivant. Lorsqu'il est en bonne santé, notre propre corps dispose de capacités de défense antioxydantes intégrées et nous produisons normalement des antioxydants (les fameuses molécules « éboueurs » évoquées plus haut) aussi rapidement, voire plus rapidement, que les radicaux libres. (De nombreux aliments santé sont en partie bénéfiques en raison de leur incidence sur la production de molécules « éboueurs » par le corps.) Une inflammation chronique ou des maladies telles que le diabète de type 2 nuisent à notre capacité à combattre l'accumulation de stress oxydatif, d'autant plus lorsque nous consommons des quantités excessives de nourriture pro-oxydante. L'équilibre est délicat et il suffit de très peu de stress oxydatif pour déclencher une réaction en chaîne et l'endommagement des structures cellulaires, notamment neuronales.

Le cerveau se retrouve donc dans une situation unique bien précaire. Représentant de 20 à 25 % du métabolisme de l'oxygène du corps, en grande partie constitué de graisses polyinsaturées fragiles et logé dans un habitacle de la taille d'un pamplemousse, le cerveau est une cible rêvée pour l'oxydation. Lorsque le stress oxydatif submerge notre système antioxydant naturel, il faut s'attendre à des troubles comme le brouillard mental, la perte de mémoire, les dommages de l'ADN et le début ou l'aggravation des symptômes de la maladie d'Alzheimer, de Parkinson, de la sclérose en plaques, de la démence à corps de Lewy et d'autisme.

Les graisses polyinsaturées intactes (disons *fraîches*) sont vulnérables à l'oxydation, mais lorsqu'elles sont naturellement présentes dans un aliment, elles sont accompagnées d'antioxydants qui les protègent, comme la vitamine E.

Ce n'est pas le cas lorsque les graisses polyinsaturées proviennent d'huiles ayant subi un traitement thermique et chimique et qu'elles sont raffinées. Lorsqu'elles sont utilisées dans les aliments industriels, ces huiles constituent l'une des principales substances toxiques de notre alimentation [5].

Ces huiles se trouvent parfois là où on les attend, comme dans les sauces pour salade du commerce et dans la margarine. Mais souvent, leur présence dans les produits est plus sournoise. Les biscuits et les gâteaux, les barres de céréales, les chips, les pizzas, les pâtes, le pain et même la glace sont les principales sources d'huile oxydée dans notre alimentation [6]. Elles enrobent les céréales du petit déjeuner ou sont intégrées à leur enrobage. Les fruits à coque grillés en sont recouverts (sauf lorsqu'il est précisé qu'ils sont grillés à sec). Ce type d'huile très sensible nous est régulièrement servi dans les restaurants où le traitement, les méthodes de stockage inadaptées (elles peuvent être laissées pendant des mois dans une cuisine surchauffée, par exemple) et le fait de les chauffer et de les réchauffer les font se détériorer. La plupart des restaurants les utilisent et les réutilisent désormais à l'infini pour faire frire ou rissoler la nourriture, les détériorant encore davantage… et détériorant votre organisme par la même occasion. Frites ? Tempura de crevettes ? Délicieux nuggets enrobés de panure croustillante ? Tous ces plats contiennent ces huiles « mutantes » et d'énormes quantités de composants dangereux appelés *aldéhydes*.

Les aldéhydes sont des sous-produits de l'oxydation des graisses que l'on retrouve en importantes quantités dans le cerveau des personnes souffrant de la maladie d'Alzheimer. Ils peuvent favoriser la capacité de certaines protéines du cerveau à se réticuler et à s'agglutiner, formant des plaques caractéristiques de la maladie qui encrassent le cerveau [7]. Par ailleurs, ces substances chimiques sont de puissantes toxines pour les mitochondries génératrices d'énergie du cerveau et de la moelle épinière [8]. Une exposition aux aldéhydes (due à la consommation d'huiles rances) affecte directement la capacité des cellules à produire de l'énergie. Ce n'est pas une bonne nouvelle pour le cerveau, le plus grand consommateur d'énergie de notre organisme.

Après un seul repas riche en graisses polyinsaturées, les marqueurs identifiant la présence de graisses oxydées (huiles rances) montent en flèche d'environ 50 % chez les individus jeunes et sont multipliés par 15 chez les personnes plus âgées [9]. Une autre étude a montré qu'à la suite d'un tel repas, les artères deviennent instantanément plus rigides et moins sensibles aux exigences de l'exercice physique. Très éloignées de leur forme naturelle, ces matières grasses favorisent les mécanismes sous-jacents des maladies chroniques, endommagent votre ADN, provoquent l'inflammation des vaisseaux sanguins et augmentent le risque de plusieurs types de cancer.

Voici les huiles dont il faut se méfier :

- Huile de tournesol
- Huile de colza ou de canola raffinée (lire page 50)
- Huile de pépins de raisin
- Huile de maïs
- Huile de soja
- Huile d'arachide
- Huile de carthame
- Huile de son de riz

Un produit contenant dans sa liste d'ingrédients l'indication « huile végétale » sans autre précision est également à bannir.

En cherchant une huile peu chère pour le marché américain, l'industrie agroalimentaire a fait émerger au passage une véritable bande de voyous. Certes, nous avons fini par nous apercevoir que les graisses *trans* étaient pires pour notre santé que ne pourrait jamais l'être le vrai beurre, mais le « voile de l'ignorance » n'a pas fini d'être exploité, comme avec ces barquettes qui arborent les mentions du style « sans huile hydrogénée », « sans OGM » et bien sûr « bio ». En réalité, ces qualificatifs à la mode « sauce bien-être », ne servent qu'à enjoliver les matières grasses ultratransformées, rances et endommagées par la chaleur dont on a rempli une barquette qui sera vendue 4,99 euros au rayon des aliments diététiques haut de gamme du supermarché.

Les huiles raffinées de tournesol et de colza, que les fabricants parviennent à cacher un peu partout, sont néfastes. En tout, l'utilisation de ces huiles et de celles de soja, de coton et de carthame [très répandues aux États-Unis - NDE] a été multipliée par 200 (voire par 1 000 dans le cas de l'huile de soja) ces 100 dernières années, et ce malgré une baisse globale de 11 % de la consommation de matières grasses par les adultes aux États-Unis entre 1965 et 2011 [10]. Ces huiles représentent désormais 8 à 10 % de l'apport calorique total des Américains, alors qu'elles avoisinaient zéro au tournant du siècle. Si une poignée de graines de tournesol, de cacahuète ou de céréale sur une miche de pain ne présente aucun danger, ce n'est pas le cas, même à petite dose, des huiles qui en sont extraites par des procédés industriels à hautes températures.

QUESTION FRÉQUENTE :

« Je pensais qu'avec ses oméga-3, l'huile de colza était bonne pour la santé. Ce n'est pas le cas ? »

L'huile de colza raffinée est une huile hautement transformée. Elle contient un taux relativement élevé d'oméga-3 par rapport à d'autres huiles, mais ces acides gras sont encore plus sensibles à l'oxydation que les oméga-6. Le raffinage de l'huile de colza génère des composés oxydés et surtout des graisses *trans*, qui endommagent les vaisseaux sanguins et les cellules du cerveau [11]. Nous y reviendrons plus loin*.

Brain on fire

Nous avons tendance à croire que notre cerveau n'est pas affecté par ce qui se passe dans le reste de notre corps, mais les problèmes liés à l'inflammation ne s'arrêtent pas au niveau du cou. Le fait qu'elle soit invisible explique peut-être pourquoi nous éludons l'inflammation au niveau du cerveau : contrairement à la douleur d'un genou touché par l'arthrose ou aux maux d'estomac, on ne la ressent pas de manière certaine. La dure réalité, c'est

* NDE : Aux États-Unis, l'huile de colza (appelée aussi canola) est la plupart du temps extraite à chaud et raffinée. En France, on peut se procurer facilement de l'huile de colza vierge pressée à froid bio. Celle-ci n'a pas les inconvénients de l'huile raffinée et est bonne pour la santé en raison de sa richesse en oméga-3.

que notre cerveau reçoit les effluves d'un système immunitaire suractivé. La maladie d'Alzheimer, la maladie de Parkinson, la démence vasculaire, la sclérose en plaques et le syndrome de fatigue chronique sont des pathologies qui s'apparentent toutes d'une certaine façon à un incendie de forêt au niveau du cerveau, le plus souvent déclenché par une étincelle dans une autre partie du corps. L'inflammation peut toutefois entamer notre potentiel cognitif avant même que la maladie ne s'installe. Si l'on compare la lucidité à un trajet sur une autoroute fluide dont toutes les voies sont ouvertes à la circulation, on pourrait dire que l'inflammation provoque des fermetures de voies… et des embouteillages.

Fruit d'une évolution sur plusieurs millénaires, notre système immunitaire – cette machinerie hypercompétente et éminemment adaptable – est essentiel à notre survie : sans lui, la moindre petite infection pourrait s'avérer mortelle. Il combat ces infections et provoque un afflux sanguin au niveau des parties blessées du corps afin de les aider à guérir (comme lors d'une entorse à la cheville). Dans ces conditions, la chaleur et la rougeur qui s'ensuivent (dans *inflammation*, il y a *flamme*) sont parfaitement naturelles, voire souhaitables. Malheureusement, de nos jours notre système immunitaire est activé en permanence, non en raison de menaces infectieuses, mais à cause de ce que nous mangeons.

Les acides gras oméga-3, comme le DHA et l'EPA, sont anti-inflammatoires, mais les oméga-6 sont quant à eux à l'origine de la cascade métabolique de l'inflammation dans notre organisme (cette même cascade qui est activée en cas d'infection). Alors que l'on suppose que le régime alimentaire de nos ancêtres intégrait ces acides gras essentiels dans des proportions égales, nous consommons aujourd'hui 25 fois plus d'oméga-6 que d'oméga-3 [12]. Cela signifie que chaque gramme d'oméga-3 consommé est accompagné d'une gigantesque dose de 25 g (ou plus) d'oméga-6. Il n'en faut pas plus pour faire passer le processus de vieillissement en mode turbo et accélérer les phénomènes de dégénérescence qui accompagnent bon nombre des maladies chroniques qui accablent notre société et nous en font voir de toutes les couleurs.

Comment pourriez-vous tirer profit des matières grasses ? Éliminez les graisses polyinsaturées de votre régime alimentaire (comme l'huile de pépins de raisin qui se dissimule souvent dans les sauces pour salade et dont le rapport oméga-6/oméga-3 est de 700 pour 1) et augmentez votre consommation d'aliments naturellement riches en oméga-3. Vous pouvez pour cela consommer du poisson gras, des œufs de poules élevées en plein air [ou issus de la filière Bleu-Blanc-Cœur, c'est-à-dire de poules nourries aux graines de lin riches en oméga-3] et de la viande d'animaux de pâturage ou nourris à l'herbe dont la teneur en oméga-3 est supérieure à celle en oméga-6. Si vous n'aimez pas le poisson ou si vous ne pouvez pas en consommer deux à trois fois par semaine, vous pouvez envisager de le remplacer par un supplément d'huile de poisson de bonne qualité (vous trouverez des conseils pour le choisir au chapitre 12, et je vous conseille de ne pas chercher à faire des économies sur ce poste). Une étude de l'université d'État de l'Ohio a révélé qu'en prenant chaque jour un complément d'huile de poisson contenant 2 085 mg d'EPA anti-inflammatoire, les étudiants montraient une baisse de 14 % d'un marqueur d'inflammation spécifique. Ils montraient dans le même temps une baisse d'anxiété de 20 % [13].

• *ARIGATO*... POUR LA MALADIE D'ALZHEIMER ? •

Les habitudes alimentaires japonaises font la part belle aux légumes et au poisson, ce dernier constituant une importante source d'oméga-3 DHA et EPA. Le pays enregistre par ailleurs un nombre assez faible de malades d'Alzheimer. Toutefois, cette protection semble disparaître chez les Japonais qui s'établissent aux États-Unis et qui adoptent une alimentation occidentale inflammatoire riche en graisses polyinsaturées, en viande d'élevage industriel et en glucides raffinés. La maladie d'Alzheimer affecte les Japonais qui vivent aux États-Unis dans des proportions plus proches de celles des Américains que de celles de leur famille restée au pays [14].

Des oméga-3 pour une bonne communication neuronale

Lorsque vous travaillez à une présentation, que vous déclarez vos impôts ou que vous décidez de ce que vous allez regarder sur Netflix, vos pensées sont le résultat d'innombrables réactions chimiques (et électriques) qui se produisent au niveau du quadrillion de connexions entre les neurones de votre cerveau. La réussite de ces processus peut dépendre d'une héroïne méconnue, mais essentielle de nos fonctions cognitives : la membrane cellulaire.

Les membranes ne se contentent pas de former des barrières protégeant le contenu cellulaire, elles sont également le support des récepteurs de différents neurotransmetteurs donc, en quelque sorte les « oreilles » des neurones. Les neurotransmetteurs sont des messagers chimiques qui se comptent par douzaines dans notre cerveau (vous avez peut-être entendu parler des neurotransmetteurs « stars », la sérotonine et la dopamine, associés à la bonne humeur et à la récompense). Le plus souvent, les récepteurs de ses messagers se situent sous la surface de la membrane où ils attendent le signal adéquat avant de remonter comme des bouées à la surface de l'eau.

Un neurone en bon état de marche doit pouvoir accroître ou diminuer sa sensibilité aux signaux extérieurs. Il y parvient en augmentant ou en réduisant le nombre de bouées autorisées à remonter à la surface. Pour y parvenir, la membrane de la cellule doit présenter une certaine *fluidité*. Il en va ainsi de la plupart des cellules du corps, mais cette propriété est particulièrement importante pour les neurones. Si la membrane de la cellule nerveuse est trop rigide, les récepteurs sont moins disponibles, ce qui peut engendrer le dysfonctionnement de la signalisation et influencer notre humeur, notre comportement et notre mémoire.

La bonne nouvelle, c'est que comme pour l'inflammation, le régime alimentaire affecte directement la fluidité membranaire des neurones. Les membranes sont constituées de substances appelées *phospholipides*, qui sont pour l'essentiel des structures chimiques qui intègrent des éléments tels que le DHA dans la membrane cellulaire. Lorsque ces structures contiennent beaucoup de DHA (issu du poisson gras, par exemple), les membranes présentent une plus grande fluidité et permettent aux différents récepteurs de mieux remonter à la surface de la membrane cellulaire pour « entendre » efficacement les différents messages des neurotransmetteurs. Malheureusement, les acides gras oméga-6 et oméga-3 se comportent comme des concurrents acharnés qui luttent pour le même trophée : dans ce cas précis, l'espace limité des membranes cellulaires.

Un régime alimentaire offrant une même quantité d'oméga-3 et d'oméga-6 permettrait d'offrir au cerveau un équilibre idéal. Mais de nos jours, notre surconsommation d'acides gras oméga-6 a pour effet d'évincer les oméga-3 qui sont alors remplacés par les oméga-6 dans les structures de phospholipides de la membrane. Cette dernière devient alors plus rigide et il est plus difficile pour les récepteurs de remonter à la surface [15]. Un tel scénario peut nuire à notre santé mentale (et par certains côtés à notre intelligence).

• BDNF : LE BÂTISSEUR ULTIME DU CERVEAU •

Les acides gras oméga-3, et en particulier le DHA, soutiennent directement le cerveau en augmentant l'apport d'une protéine appelée *facteur neurotrophique issu du cerveau* ou BDNF (de l'anglais *brain-derived neurotrophic factor*). Surnommé l'« engrais miracle du cerveau », le BDNF est connu non seulement pour sa capacité à favoriser la création de nouveaux neurones dans les zones du cerveau impliquées dans la mémoire, mais également pour sa fonction de *garde du corps* des cellules cérébrales dont il aide à assurer la survie. L'étonnante puissance du BDNF apparaît lorsqu'il est libéré sur des neurones dans une boîte de Petri : cette protéine provoque la croissance de dendrites, des sortes de fins prolongements du neurone permettant de multiplier les connexions – et donc la communication – avec les cellules adjacentes, et qui jouent un rôle fondamental dans l'apprentissage. Un niveau élevé de BDNF améliore la mémoire, l'humeur et la fonction exécutive à court terme, et favorise considérablement la plasticité du cerveau à long terme [16]. La *plasticité* est le terme utilisé par les neuroscientifiques pour décrire la capacité du cerveau à se modifier. Lorsque cette capacité s'amenuise, comme dans le cas des maladies d'Alzheimer et de Parkinson, le niveau de BDNF baisse également. Le taux de BDNF dans le cerveau d'une personne atteinte de la maladie d'Alzheimer est deux fois plus faible que dans un cerveau sain et son augmentation peut ralentir la progression de la maladie [17]. Un faible taux de BDNF peut également être responsable de la dépression et son augmentation peut améliorer les symptômes [18].

L'exercice physique reste globalement l'un des meilleurs moyens d'augmenter cette puissante hormone de croissance protectrice, mais la consommation d'acides gras oméga-3, et plus particulièrement de DHA, est l'une des plus sûres façons d'y parvenir au travers de l'alimentation. L'importance du DHA pour la santé du cerveau est telle que les chercheurs pensent que l'accès à cet acide gras unique a permis au cerveau des premiers hominidés d'atteindre sa taille actuelle. Cela pourrait expliquer la corrélation qui existe entre la consommation de poisson (qui se traduit par des niveaux d'acides gras oméga-3 plus élevés dans le sang, DHA compris) et l'augmentation du volume total du cerveau au fil du temps [19]. Mais il ne faudrait pas oublier l'EPA, le complice habituel du DHA : l'inflammation est connue pour provoquer une chute de BDNF et l'EPA est un agent anti-inflammatoire puissant.

Désencrasser le cerveau... avec des matières grasses

Mon enfance a été jalonnée de difficultés qui semblent être devenues monnaie courante : j'étais facilement distrait et j'avais du mal à rester tranquillement assis et à me concentrer sur mon travail scolaire. Il m'était donc difficile d'obtenir de bonnes notes. Le conseiller d'orientation de mon école en est même arrivé à suggérer à mes parents de m'envoyer voir un psychologue. (Regardez le chemin que j'ai parcouru, Madame Capello !)

Mon problème relevait du domaine des fonctions exécutives, un large ensemble de compétences cognitives comprenant la planification, la prise de décision, l'attention et la maîtrise de soi. La portée des fonctions exécutives sur la vie quotidienne est telle que certains experts pensent qu'elles contribuent davantage à la réussite que le QI, voire même qu'un don inné pour les études [20]. Heureusement, la recherche est arrivée à la conclusion qu'il est possible de les renforcer grâce aux matières grasses.

Comme pour toutes les fonctions cognitives, les fonctions exécutives reposent sur le bon fonctionnement des neurotransmetteurs. Un déséquilibre entre les oméga-6 et les oméga-3 peut donc leur nuire considérablement. Les chercheurs ont observé que les capacités exécutives des enfants qui consomment moins d'acides gras oméga-6 sont nettement meilleures [21]. Certaines études montrent une amélioration de l'attention après la prise de suppléments d'oméga-3 chez les enfants souffrant de trouble du déficit de l'attention avec ou sans hyperactivité (TDAH), souvent décrit comme un problème des fonctions exécutives*, comme chez les enfants sans problème de développement [22]. (Peut-on imputer mes problèmes directement à la margarine et aux huiles de céréales que j'ai consommées enfant ? Je ne le saurai jamais avec certitude, mais je n'aurais aucune difficulté à le croire.)

Si l'on en croit des essais menés à l'hôpital de la Charité de Berlin, il n'est jamais trop tard pour modifier sa consommation de matières grasses afin d'améliorer sa santé, ne serait-ce qu'en se contentant de prendre un supplément d'huile de poisson [23]. Dans cette étude, des adultes ont pris chaque jour des suppléments d'oméga-3 contenant 1 320 mg d'EPA et 880 mg de DHA. Après 26 semaines, les chercheurs ont découvert que les volontaires qui prenaient les suppléments d'oméga-3 montraient une amélioration de 26 % de leurs fonctions exécutives, alors que le groupe témoin présentait un léger déclin cognitif. Ils ont en outre observé chez les premiers une augmentation du volume de la matière grise et une « intégrité structurelle supérieure de la matière blanche ». La matière blanche, c'est un peu comme le réseau d'autoroutes du cerveau ; elle permet le transport à grande vitesse entre différentes régions. Dans cette étude, la supplémentation en oméga-3 semblait agir comme une équipe chargée de renforcer l'infrastructure en remblayant les nids de poule de l'autoroute, voire en ajoutant de nouvelles voies.

* Le « problème » moderne du TDAH peut résulter d'un conflit entre une programmation du cerveau axé sur la nouveauté et l'exploration, et les travaux routiniers d'une éducation qui ne tient pas compte des spécificités de chacun. Je reviendrai sur cette théorie au chapitre 8.

C'est une chose d'améliorer vos performances, mais l'augmentation des oméga-3 dans votre alimentation aurait-elle une incidence si vous faisiez partie des 450 millions de personnes dans le monde qui souffrent d'une maladie mentale ? C'est la question que se sont posé les chercheurs de l'université de Melbourne qui ont administré une dose quotidienne d'huile de poisson à des adolescents et à de jeunes adultes ayant des antécédents de symptômes psychotiques. (Le recours à l'huile de poisson à des fins préventives ou thérapeutiques est par ailleurs intéressant, car l'huile n'est pas stigmatisante comme peuvent l'être les antipsychotiques.)

700 mg d'EPA et 480 mg de DHA ont été administrés quotidiennement aux volontaires de l'étude. Après 3 mois, les chercheurs ont constaté que le groupe traité à l'huile de poisson manifestait nettement moins d'épisodes psychotiques que le groupe témoin [24]. Plus impressionnant encore, l'amélioration des symptômes semblait se confirmer lorsque les médecins ont évalué la santé mentale des volontaires malades 7 ans plus tard : seulement 10 % d'entre eux souffraient de troubles psychotiques majeurs, contre 40 % dans le groupe témoin (une division du risque par quatre). Les patients se portaient en outre nettement mieux et avaient besoin de moins de médicaments pour gérer leurs symptômes*.

L'huile de poisson serait-elle la panacée de la santé mentale ? Malheureusement, non. Cette étude fournit toutefois une nouvelle preuve que notre régime alimentaire actuel n'est pas en adéquation avec les besoins de notre cerveau et que nous pourrions tirer des bénéfices significatifs d'un rétablissement de l'équilibre oméga-6/oméga-3.

* La prise d'oméga-3 par des adultes souffrant de troubles psychotiques avait jusque-là donné des résultats mitigés et cette étude démontre qu'il est peut-être plus efficace de commencer le traitement à un plus jeune âge.

• ACIDE GRAS FURANIQUE : L'AGENT DORMANT DU CERVEAU ? •

Le regretté chimiste autrichien Gerhard Spiteller, le premier scientifique à tirer la sonnette d'alarme sur les dangers des graisses polyinsaturées industrielles, a fait une observation fascinante alors qu'il étudiait les huiles de poisson. Il avait observé la présence, dans les graisses riches en oméga-3, d'un type de lipides appelés *acides gras furaniques*. Ces derniers sont élaborés par les algues et les plantes et sont incorporés aux graisses des poissons lorsqu'ils ingèrent des algues. (Le beurre bio à base de lait provenant d'élevages en pâturage est aussi une source connue d'acides gras furanique [25]). Lorsque nous en consommons, ils se retrouvent associés aux oméga-3 et 6 et à d'autres matières grasses dans les membranes cellulaires où ils piègent et neutralisent les radicaux libres environnants générés par les graisses polyinsaturées ou tout autre stress oxydatif.

Des chercheurs japonais ont mis en évidence les pouvoirs de ces mystérieux acides gras alors qu'ils étudiaient les puissants effets anti-inflammatoires de la moule verte de Nouvelle-Zélande. Au sein de la population maorie, la prévalence de l'arthrose est beaucoup plus faible chez ceux qui vivent sur la côte et mangent des moules que chez leurs congénères vivant dans les terres. Cette particularité a suscité la curiosité des scientifiques qui ont comparé les effets d'un extrait de moule contenant des acides gras furaniques à ceux de l'huile de poisson riche en EPA. Leurs résultats montrent que l'extrait de moule est pratiquement *100 fois* plus puissant que l'EPA pour réduire l'inflammation !

Comment agissent les acides gras furaniques ? Ils contiennent ce qu'on appelle une *structure de résonance*. Cela pourrait faire penser aux cristaux qui propulsent un sabre laser ou la combinaison d'Iron Man, mais en mieux : ces pompiers chimiques éliminent les radicaux libres et se stabilisent eux-mêmes pour arrêter la réaction en chaîne destructrice. Ils sont tellement performants dans ce rôle qu'ils pourraient bien être les silencieuses molécules gardiennes du cerveau, éliminant les radicaux libres avec une dextérité remarquable et laissant les oméga-3 s'attribuer tout le mérite.

Donnons-nous toutefois le temps de la réflexion avant que les acides gras furaniques ne deviennent la nouvelle star des compléments alimentaires. L'histoire de la découverte de ces combattants bienveillants des radicaux libres nous montre qu'en cherchant à isoler et extraire un nutriment d'un aliment, nous nous fourvoyons. Nous avons évolué en même temps que notre nourriture et toute tentative pour améliorer notre organisme infiniment complexe en sélectionnant des nutriments pourrait bien être notre ultime péché d'orgueil. Les acides gras furaniques en sont un bon exemple : les entreprises pharmaceutiques essaient de distiller et d'extraire des concentrations de plus en plus pures d'oméga-3 EPA du poisson pour confectionner une huile de poisson superpuissante qui ne procure toutefois pas toujours l'action anti-inflammatoire attendue. La destruction des acides gras furaniques puissants, mais extrêmement fragiles, pendant le processus de fabrication pourrait-elle l'expliquer ? C'est possible. Voilà pourquoi nous préférons toujours les aliments bruts, complets, aux suppléments (même ceux que nous recommandons dans ce livre).

ALA : l'oméga-3 des plantes

J'ai précédemment fait allusion à une autre forme courante d'oméga-3 : l'acide alpha-linolénique, ou ALA, que l'on trouve dans les graines et les fruits à coque comme les graines de lin, les graines de chia et les noix. Dans notre organisme, l'ALA doit être converti en DHA et en EPA pour être métabolisé. Le problème c'est que ce processus est non seulement peu efficace, mais qu'il devient moins performant quand on vieillit[26].

On estime que les jeunes hommes en bonne santé convertissent 8 % de l'ALA des aliments en EPA et de 0 à 4 % en DHA. En fait, la conversion de l'ALA en DHA est si limitée chez les hommes qu'une consommation accrue (sous forme d'huile de lin, par exemple) n'augmente pas forcément le taux de DHA dans le cerveau. Les femmes, en revanche, convertissent l'ALA avec une efficacité environ 2,5 fois supérieure, une capacité sans doute facilitée par les œstrogènes pour répondre aux besoins liés aux grossesses. Malheureusement, la capacité à produire du DHA à partir de l'ALA peut en partie diminuer après la ménopause, ce qui joue peut-être un rôle dans le risque accru pour les femmes de souffrir de la maladie d'Alzheimer et de dépression [27].

Le sexe n'est pas le seul facteur qui entre en ligne de compte dans la conversion de l'ALA des plantes en DHA et en EPA. Les personnes d'origine européenne dont les gènes sont plus « récents » (c'était mieux avant) peuvent avoir des capacités de conversion inférieures aux personnes d'origine africaine : il est possible que la capacité à convertir l'ALA des plantes soit passée au second plan avec la disponibilité croissante de sources d'oméga-3 plus fiables, comme la viande, le poisson et les œufs [28].

Paradoxalement, les enzymes qui convertissent l'ALA en EPA et en DHA convertissent également l'acide linoléique (les acides gras oméga-6 prépondérants dans notre alimentation) en un dérivé pro-inflammatoire (*acide arachidonique*), ce qui vient s'ajouter aux conséquences néfastes de la consommation de graisses polyinsaturées. Ces enzymes travailleuses bienveillantes sont totalement indifférentes à nos besoins : elles se contentent de convertir ce que nous leur donnons en pâture et, de nos jours, ce sont surtout des oméga-6. Cela peut entraîner une carence en oméga-3 chez les personnes dont l'alimentation est pauvre en EPA et en DHA et riche en oméga-6 (comme les véganes qui consomment de grandes quantités d'aliments industriels, par exemple).

Pour ne pas vous perdre en conjectures sur la façon de fournir de l'EPA et du DHA à votre cerveau, je vous suggère de mettre au point une tactique pour ne plus avoir à y penser : évitez soigneusement les graisses polyinsaturées (huiles raffinées de tournesol, maïs, pépins de raisin, arachide, colza et toutes les huiles à base de céréales et de graines) et assurez-vous un apport satisfaisant d'EPA et de DHA au travers d'aliments complets comme le poisson (le saumon sauvage et les sardines constituent un excellent choix à faible teneur en mercure), les œufs de poules élevées en plein air ou issus de la filière Bleu-Blanc-Cœur et le bœuf nourri à l'herbe. Les jours où vous ne parvenez pas à obtenir votre dose d'EPA et de DHA, rabattez-vous sur un supplément d'huile de poisson, de krill ou d'huile végétale à base d'algue. Vous pouvez avantageusement compléter ces besoins de base avec l'ALA présent dans les aliments bruts tels que les noix et les graines de lin ou de chia.

GRAISSES MONO-INSATURÉES : LES MEILLEURES AMIES DE VOTRE CERVEAU

Le cerveau contient une quantité importante de graisses polyinsaturées, mais également de graisses mono-insaturées qui forment la gaine de myéline. Cette enveloppe protectrice isole les neurones et assure une neurotransmission rapide. Toutefois, contrairement aux graisses polyinsaturées, les graisses mono-insaturées sont chimiquement stables. Les huiles contenant majoritairement des graisses mono-insaturées peuvent non seulement être consommées en toute sécurité, mais semblent en outre avoir un certain nombre d'effets positifs sur l'organisme. Les avocats, l'huile d'avocat et les noix de macadamia sont des sources classiques de graisses mono-insaturées, et le gras du saumon sauvage et du bœuf en compte pour pratiquement 50 %. Mais la source la plus célèbre reste sans conteste l'huile d'olive vierge extra.

Dans les pays méditerranéens comme la Grèce, l'Italie du Sud et l'Espagne, où la prévalence des maladies neurodégénératives comme les maladies de Parkinson et d'Alzheimer reste faible, l'huile d'olive vierge extra se consomme à toutes les sauces et on en arrose généreusement les steaks, les haricots, les légumes, le pain, la pizza, les pâtes, les fruits de mer, la soupe et même les desserts. Mon ami Nicholas Coleman, chef oléologue chez Eataly à New York, m'a brossé ce tableau : « Ils ne se contentent pas de verser un filet d'huile d'olive, ils y vont franchement. » Les Méditerranéens l'utilisent même pour cuisiner : contrairement à certaines idées reçues, l'huile d'olive vierge extra conserve la majeure partie de sa valeur nutritive, même dans des conditions thermiques extrêmes [29]. (Cela dit, il est préférable d'utiliser des graisses saturées pour cuisiner à température élevée, car elles sont les plus stables du point de vue chimique, comme nous le verrons par la suite.)

Les épidémiologistes (scientifiques qui étudient la santé et les maladies dans les populations et qui établissent des liens à partir des données collectées) citent souvent le régime méditerranéen comme étant le régime alimentaire le plus protecteur à grande échelle contre les maladies cardio-vasculaires et neurodégénératives. Il a par ailleurs été démontré que ce type d'alimentation non seulement améliore la santé à long terme (avec notamment une forte réduction des risques de démence), mais accroît également le volume du cerveau[30]. Toutefois, comme je l'ai indiqué, les principales limites des études épidémiologiques tiennent à ce qu'elles sont fondées sur l'observation et ne permettent pas d'isoler les aspects du régime qui sont à l'origine de ces bienfaits. Pour combler cette lacune et observer de manière spécifique les effets des aliments graisses mono-insaturées sur les performances cognitives, des chercheurs de Barcelone ont lancé une étude comparant un régime hypolipidique – pauvre en graisses – (toujours largement recommandé) à deux versions du régime méditerranéen plus riche en matières grasses [31].

L'un de ces régimes méditerranéens était complété par des fruits à coque comme les amandes, les noisettes et les noix (sources importantes de graisses mono-insaturées). L'autre était complété par une dose *encore plus importante* d'huile d'olive vierge extra. Les participants soumis au régime méditerranéen enrichi en huile d'olive devaient en consommer 1 litre par semaine. Pour mettre les choses en perspective, rappelons que 1 litre d'huile d'olive contient plus de 8 000 calories, soit un apport calorique supérieur à celui de la moitié d'une semaine pour un homme adulte ! Après 6 ans de suivi, les deux groupes soumis au régime méditerranéen ont non seulement conservé, mais *amélioré* leurs fonctions cognitives, avec un léger avantage pour celui prenant un surplus d'huile d'olive. Le groupe de contrôle qui suivait un régime pauvre en graisses affichait un déclin continu.

Pour découvrir le goût herbacé et poivré d'une bonne huile d'olive vierge extra (de préférence biologique), aspirez-la au fond de la gorge : renouvelez l'expérience aussi souvent que le vous voudrez ! Faites des stocks d'huile d'olive vierge extra et utilisez-la pour cuisiner (sauf pour les cuissons à feu vif et les fritures), ajoutez un filet d'huile sur les œufs, les légumes et le poisson, et dans vos salades.

GRAISSES SATURÉES : STABLES ET SAINES

Les graisses saturées sont essentielles à la vie : elles soutiennent les membranes cellulaires et sont les précurseurs de différentes hormones et substances apparentées. C'est le type de graisse prépondérant dans le lait maternel humain, soit l'aliment idéal concocté par la nature pour le nouveau-né [32].

Généralement solides à température ambiante, les graisses saturées se retrouvent le plus souvent dans les produits laitiers entiers comme le fromage, le beurre, le ghee (beurre chauffé et filtré), dans la viande (bœuf, porc, poulet…), ainsi que dans certains fruits comme la noix de coco et les olives. (L'huile d'olive vierge extra contient pratiquement 15 % de graisses saturées.)

Les graisses saturées ont plutôt eu mauvaise presse ces dernières années et ont été accusées de boucher les artères. Ce sont littéralement les matières grasses contre lesquelles nos mères nous ont mis en garde. Toutefois, contrairement aux graisses toxiques au rang desquelles nous les avons placées (les huiles raffinées de tournesol, de pépins de raisin, de maïs, de colza, de soja…), les graisses saturées sont chimiquement les plus stables et les plus adaptées aux cuissons à haute température. Remettez à l'honneur dans votre cuisine les graisses saturées comme l'huile de coco, le beurre à base de lait provenant d'élevages en pâturage et le ghee. En renouant avec ces graisses, vous faites un choix pertinent qui peut avoir un impact bénéfique majeur sur votre santé.

Une matière grasse victime d'un coup monté ?

En tant que nutriment, les graisses saturées ne sont intrinsèquement ni saines ni malsaines. Leur impact sur votre santé dépend d'un certain nombre de facteurs. Si vous consommez beaucoup de sucre, si les produits industriels sont prépondérants dans votre alimentation, si vous considérez le ketchup comme une portion de légumes, elles pourraient être néfastes. Les graisses saturées peuvent en effet accentuer les effets délétères d'une alimentation riche en glucides et pauvre en nutriments. (La génétique intervient également, comme nous le verrons au chapitre 5.)

Malheureusement, les plats préparés ultratransformés ont tendance à contenir beaucoup de sucre et de glucides raffinés et s'accompagnent souvent d'une quantité équivalente de graisses saturées. Imaginez des hamburgers au pain blanc, des pizzas au fromage, des assiettes de pâtes à la crème, des nachos, des burritos, de la glace, voire le bagel apparemment inoffensif copieusement beurré. Ces aliments constituent désormais 60 % des calories consommées aux États-Unis et sont très nocifs pour la santé[33].

Des études suggèrent que l'association de glucides et de graisses dans un repas peut induire un état passager de résistance à l'insuline, une forme de dysfonctionnement métabolique qui favorise l'inflammation et le stockage des graisses. (J'évoquerai l'incidence de ce phénomène sur le cerveau dans les prochains chapitres.) Nous ne devrions pas être surpris de la confusion engendrée dans notre organisme par la consommation simultanée d'une grande quantité de graisses saturées et de glucides. Même en cherchant bien, on aurait du mal à trouver dans la nature des aliments contenant *simultanément* les deux. Les fruits sont principalement constitués de glucides et de fibres et les fruits peu sucrés comme l'avocat et la noix de coco renferment beaucoup de graisses mais peu de glucides. Les produits d'origine animale ne contiennent généralement que des matières grasses et des protéines. Quant aux légumes, qu'ils soient riches en amidon ou en fibres, ils ne contiennent généralement pas de matières grasses. Les laitages constituent l'unique exception où les sucres et les graisses saturées se côtoient, ce qui leur permet de remplir leur rôle du point de vue de l'évolution et d'aider un jeune animal à prendre du poids. Hormis cet exemple, seuls les aliments modernes associent fréquemment les graisses saturées et les glucides, généralement dans le but de favoriser la surconsommation.

• GRAISSES SATURÉES DANS LE SANG •

Un taux élevé de graisses saturées dans le sang a été corrélé à un risque accru de démence. Mais comment ces lipides arrivent-ils dans la circulation [34] ? « Il est généralement admis que les acides gras qui circulent dans notre sang reflètent notre alimentation, mais ces associations sont peu fondées, en particulier en ce qui concerne les acides gras saturés » expliquent des chercheurs de l'université d'État de l'Ohio dans la revue scientifique

PLOS One alors qu'ils cherchaient à répondre à cette même question [35]. Ils ont découvert que le taux de deux des graisses saturées liées à la démence, les acides stéariques et palmitiques, n'augmentait pas dans le sang, même lorsque les volontaires enrôlés dans leurs études en consommaient dans des quantités pouvant atteindre 84 g par jour, soit l'équivalent d'environ 11 cuillères à soupe de beurre ! En revanche, un taux élevé de graisses saturées dans le sang a été mesuré chez les volontaires qui avaient un régime riche en glucides, et que ce taux baissait lorsque la portion de glucides était réduite. En fait, la majeure partie des graisses saturées présentes dans l'organisme sont produites par le foie à partir des glucides selon un ensemble de processus appelé lipogenèse. D'autres études sont arrivées aux mêmes conclusions, ce qui tend à prouver que notre organisme s'apparente à un laboratoire chimique qui n'obéit pas purement et simplement à la logique : un argument qui a pourtant souvent été utilisé pour vendre des aliments industriels et des médicaments et, de manière générale, pour véhiculer des informations trompeuses [36].

Graisses saturées et cerveau : amis ou ennemis ?

Quand on s'intéresse à l'impact des graisses saturées sur le cerveau, il n'est jamais facile de trouver des informations fiables. L'examen attentif de nombreuses études portant sur les animaux montre que ce qui est présenté comme un « régime riche en matières grasses » destiné aux animaux consiste pratiquement systématiquement en une pâtée toxique à base de sucre, de saindoux et d'huile de soja*. Et cela passe souvent inaperçu. En effet, les fournisseurs de rations alimentaires pour rongeurs censées imiter le régime standard américain n'affichent pas la composition détaillée de leurs produits, seule la mention « riche en matières grasses » figure sur l'emballage.

Qu'on ne s'y méprenne pas : les études sur les animaux comme celles-ci sont extrêmement utiles. Grâce à elles, nous avons quelques clés pour

* Il arrive parfois qu'un régime expérimental riche en matières grasses contienne même des graisses *trans*. Cette omission n'a guère de sens si l'on considère que les graisses *trans* industrielles sont éminemment toxiques et ont des effets délétères indéniables sur la santé cognitive.

comprendre pourquoi les personnes qui suivent au plus près le régime alimentaire standard américain riche en sucres et en matières grasses ont de plus petits hippocampes (la structure du cerveau qui intervient dans la mémoire) [37]. Ces études nous apprennent également que l'association sucre-graisses saturées (fréquente en restauration rapide) peut provoquer une inflammation et une chute du BDNF dans le cerveau [38].

Le problème, c'est que les médias éludent souvent cette nuance lorsqu'ils rapportent ces résultats, donnant lieu à des gros titres trompeurs comme « *How a High-Fat Diet Could Damage Your Brain* » (Comment un régime riche en matières grasses peut endommager votre cerveau), un titre largement diffusé publié sur le site d'un éditeur réputé [39]. (La nourriture utilisée dans l'étude portant sur des rongeurs à laquelle fait référence l'article comportait 55 % de graisses saturées, 5 % d'huile de soja et 20 % de sucre.) À moins de faire l'effort de rechercher l'étude d'origine et en supposant qu'ils n'aient pas été rebutés par le jargon, les lecteurs pouvaient facilement interpréter ce titre comme une attaque du régime cétogène (pauvre en glucides raffinés et huiles végétales polyinsaturées raffinées, riche en oméga-3 et en légumes bourrés de nutriments, et comportant des graisses saturées mais en quantité relativement faible et issues de filières respectueuses du bien-être animal) dont les bénéfices pour la santé sont scientifiquement prouvés.

La question qui subsiste concerne la quantité de graisses saturées que devrait contenir le régime idéal pour le cerveau. Les messages qui nous conseillent d'éviter les graisses saturées reposent sur un nombre limité de preuves et il y a tout aussi peu de preuves pour suggérer qu'en évitant les graisses saturées, on améliore la santé du cerveau (ce qui n'est pas le cas des graisses mono-insaturées que l'on trouve en grande quantité dans l'huile d'olive). Même si tous les détails n'ont pas encore été élucidés, une chose est sûre : ce qui est bon pour votre corps l'est également très probablement pour votre cerveau. Nous commençons à réaliser qu'un régime alimentaire occidentalisé pauvre en nutriments essentiels, riche en graisses polyinsaturées raffinées et en glucides à index glycémique élevé (lire page 85) est le vrai responsable de la prolifération des maladies cardio-vasculaires, mais également de l'obésité et du diabète de type 2, sans compter, comme la recherche le montre désormais clairement, des maladies du cerveau.

Je ne m'oppose par conséquent aucunement à la consommation de graisses saturées *lorsqu'elles se trouvent dans des aliments complets* ou lorsqu'on les utilise occasionnellement pour cuisiner à haute température. (L'*huile* n°1 de votre alimentation devrait toujours être le superaliment n° 1 : l'huile d'olive vierge extra.)

GRAISSES *TRANS* : À FUIR !

Les graisses *trans* sont des graisses insaturées qui, par certains côtés, se comportent comme des graisses saturées. Il existe une graisse *trans* saine : l'acide linoléique conjugué (ALC). D'origine naturelle, on trouve ce dernier dans le lait et la viande d'animaux nourris à l'herbe. On lui attribue des vertus telles que l'amélioration du métabolisme et de la santé vasculaire, et la réduction des risques de cancer. Les graisses *trans* naturelles sont toutefois relativement rares dans le régime alimentaire de l'homme moderne.

La plupart des graisses *trans* que nous consommons sont issues d'un processus industriel. Ces graisses de synthèse ne sont pas seulement mauvaises, elles sont un peu comme la rencontre entre Dark Vador et Voldemort. Ce sont à l'origine des graisses polyinsaturées que l'on va bombarder d'hydrogène. Sur les emballages des aliments industriels, elles apparaissent sous l'appellation matière grasse hydrogénée ou partiellement hydrogénée. Ce processus leur donne un comportement proche de celui des graisses saturées, c'est-à-dire qu'elles deviennent solides à température ambiante. Les industriels de l'agroalimentaire les apprécient pour deux raisons : elles leur permettent de donner aux aliments une texture riche et onctueuse et elles rallongent leur durée de conservation. On les retrouve couramment dans les aliments industriels, les gâteaux, la margarine, les beurres d'oléagineux industriels (pour éviter la séparation de l'huile) et même dans certains « fromages » à tartiner véganes qui ont l'image d'aliments sains. [En France, les industriels les utilisent de moins en moins - NDE].

Les graisses *trans* industrielles sont très inflammatoires et favorisent l'insulinorésistance et les maladies cardiaques (elles peuvent faire monter le taux de cholestérol total et baisser celui du cholestérol HDL protecteur). Une récente méta-analyse (une « étude d'études », c'est-à-dire combinant les résultats de plusieurs études) a révélé que la consommation de graisses *trans* était associée à une augmentation de 34 % du risque de mortalité toutes causes confondues, c'est-à-dire du risque de mourir prématurément quelle que soit l'origine du décès.

En ce qui concerne le cerveau, les graisses *trans* peuvent s'avérer particulièrement préjudiciables. Vous vous rappelez l'importance de la fluidité membranaire évoquée précédemment ? Les graisses *trans* peuvent s'infiltrer dans les membranes neuronales et provoquer un raidissement comparable à celui de la rigidité cadavérique d'un corps. Cela complique considérablement la tâche des neurotransmetteurs et le transport des nutriments et de l'énergie dans les cellules. Des études ont également établi un lien entre la consommation de graisses *trans*, le rétrécissement du cerveau et un risque considérablement accru de maladie d'Alzheimer, deux choses que vous voulez certainement éviter[40]. Même chez les personnes en bonne santé, la consommation de graisses *trans* a été associée à une réduction significative des performances de la mémoire. Une étude de 2015 menée auprès de volontaires à qui on demandait de mémoriser le plus grand nombre de mots possible a révélé que, pour chaque gramme de graisse *trans* ingéré, le nombre de mots mémorisés baissait en moyenne de 0,76 mot [41]. Ceux qui consommaient le plus de graisses *trans* se souvenaient de 12 mots de moins que ceux qui n'en consommaient pas du tout.

Vous pensez être à l'abri en évitant les huiles hydrogénées ? Le simple fait de raffiner des graisses polyinsaturées produit des graisses *trans* : des chercheurs en ont trouvé de faibles quantités dans de nombreuses huiles de cuisson de consommation courante. Nous, les Américains, consommons en moyenne environ 20 g d'huile végétale raffinée par personne et par jour. Rien que cela représente déjà 1 g de graisses *trans*. En évitant les huiles raffinées de tournesol, de maïs, de soja et de colza, les produits qui en contiennent et toute huile « hydrogénée » ou « partiellement hydrogénée », vous couvrez vos arrières en vous assurant qu'aucune trace de gras *trans* de synthèse ne pénètre dans votre organisme.

LES GRAISSES, INDISPENSABLES POUR TRANSPORTER LES NUTRIMENTS

L'ultime avantage, néanmoins fondamental, que présente l'augmentation des bonnes graisses dans votre régime alimentaire (sous forme d'aliments riches en matières grasses comme les œufs, l'avocat, le poisson gras et l'huile d'olive vierge extra) tient à la capacité des matières grasses à faciliter l'absorption de nutriments essentiels comme les vitamines A, E, D et K, et d'importants caroténoïdes comme le bêta-carotène. Ces nutriments ont des effets très divers sur l'organisme : ils préviennent les dommages causés à l'ADN et empêchent les graisses présentes dans le corps et le cerveau de se détériorer.

Les caroténoïdes (les pigments jaunes, orange et rouges abondamment présents dans les carottes, les patates douces, la rhubarbe et en particulier dans les légumes feuilles vert foncé comme le chou kale et les épinards) ont été identifiés comme de puissants stimulants du cerveau (dans les légumes feuilles sombres, ils sont masqués par le pigment vert de la chlorophylle, mais n'y sont pas moins présents). La lutéine et la zéaxanthine, en particulier, ont été associées à une plus grande performance des neurones et à l'« intelligence cristallisée », c'est-à-dire la faculté d'utiliser les compétences et les connaissances acquises tout au long de la vie [42].

Ces nutriments *ont besoin* de matières grasses pour pouvoir passer dans l'organisme, de sorte que lorsque vous mangez une salade, l'absorption des caroténoïdes est négligeable si elle n'est pas accompagnée d'une source de lipides [43]. Une généreuse dose d'huile d'olive vierge extra fera très bien l'affaire, mais vous pouvez également ajouter quelques œufs entiers à la salade. Dans une étude de l'université Purdue (Indiana, États-Unis), les participants qui ont ajouté trois œufs entiers à leur salade ont bénéficié d'une absorption des caroténoïdes trois à huit fois supérieure par rapport à une salade sans œuf[44]. Si les œufs ne vous tentent pas, ajoutez de l'avocat et confortez-vous à l'idée que vous récoltez ainsi les étonnants bienfaits de nutriments liposolubles qui stimulent le cerveau, comme les caroténoïdes.

• SHOOTEZ VOTRE CERVEAU AUX CAROTÉNOÏDES •

Nous savons depuis un certain temps que les caroténoïdes jouent un rôle important dans la protection des yeux et du cerveau contre le vieillissement, mais ils pourraient également *accélérer* les fonctions cérébrales. Des chercheurs de l'université de Géorgie ont effectué un essai clinique qui consistait à donner pendant 4 mois à 69 jeunes étudiants, hommes et femmes, des suppléments contenant de la lutéine et de la zéaxanthine (deux caroténoïdes abondants dans le chou kale, les épinards et l'avocat) ou un placebo. Les volontaires qui prenaient la lutéine et la zéaxanthine ont vu une accélération de 20 % de leur vitesse de traitement visuel mesurée par la réaction automatique de la rétine à un stimulus. La vitesse de traitement est importante, car elle détermine la vitesse à laquelle vous assimilez l'information, donnez un sens à ce que vous percevez et commencez à réagir. Un traitement visuel plus rapide a tendance à être corrélé avec de meilleures performances sportives, vitesse de lecture et fonctions exécutives alors que la réduction de la vitesse de traitement des informations est une caractéristique majeure et précoce du déclin cognitif. Les chercheurs ont décrit cette impressionnante accélération en ces termes : « [C'est] important, car les jeunes sujets en bonne santé sont généralement considérés comme étant à leur niveau d'efficacité maximale et on peut s'attendre à ce qu'il soit difficile d'aller au-delà. » Et de poursuivre : « On peut observer de manière générale que l'amélioration de l'alimentation ne vise pas uniquement à prévenir les maladies, mais aussi à optimiser le fonctionnement du corps tout au long de la vie. » Je partage totalement cet avis !

Voilà, vous savez tout et vous pouvez maintenant parfaitement comprendre le rôle des matières grasses dans votre organisme. Des générations entières ont été trompées sur notre nutriment le plus important, mais désormais, nous connaissons l'importance des bonnes graisses pour le cerveau. Personnellement, lorsque j'ai fait cette découverte, mon régime alimentaire a complètement changé et des aliments riches, nourrissants et sains que je jugeais jadis inacceptables sont devenus des aliments de base irremplaçables de mon alimentation.

Nous ne sommes pourtant pas encore tirés d'affaire. Les matières grasses ne sont que *le début* de l'histoire.

À RETENIR

- Sensibles à l'oxydation, les graisses polyinsaturées peuvent être vos meilleures amies ou vos pires ennemies. Évitez d'utiliser des huiles raffinées à base de céréales et de graines comme l'huile de tournesol, de pépins de raisin ou de colza et de consommer des aliments frits dans des huiles végétales recyclées.
- Confectionnez vous-même votre sauce pour salade. Vous n'allez quand même pas ajouter 200 calories de graisses polyinsaturées douteuses à votre repas le plus sain de la journée. Les sauces pour salade du commerce, voire confectionnées dans les restaurants peuvent être les pires. Les restaurants remplacent ou diluent souvent l'huile d'olive vierge extra avec une huile « végétale » raffinée !
- La nourriture des restaurants relève toujours de la loterie, alors regardez les propriétaires droit dans les yeux et demandez-leur ce qu'ils utilisent comme huile de cuisson.
- Si vous ne pouvez pas avoir au moins 3 portions de poisson gras par semaine (le saumon sauvage et les sardines constituent des sources ultraconcentrées d'oméga-3), vous pouvez envisager de prendre un supplément d'huile de poisson (ou d'huile d'algue si vous êtes végane).

- L'huile d'olive vierge extra devrait constituer votre principale huile alimentaire.
- Les graisses saturées présentes naturellement dans les aliments bruts sont bonnes pour la santé dans le cadre d'une alimentation dépourvue de sucre, à faible teneur en glucides et riche en fibres, en oméga-3 et en nutriments essentiels d'origine végétale.
- Les graisses *trans* sont de mauvais génies diététiques. Fuyez tout ce qui contient de l'huile hydrogénée ou partiellement hydrogénée ou des huiles polyinsaturées industrielles, car elles contiennent au moins 5 % de graisses *trans*, même sans hydrogénation.
- Certains nutriments présents dans les légumes ne sont absorbés qu'en présence de matières grasses : les salades et les légumes devraient donc toujours être accompagnés d'une matière grasse de qualité.

SUPERALIMENT N°2

Avocat

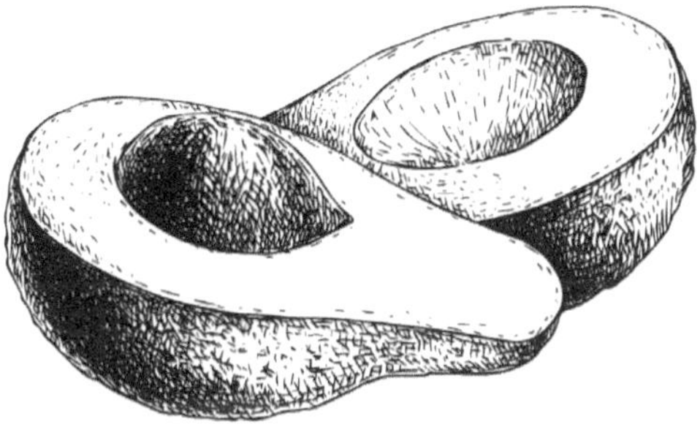

Les avocats constituent un superaliment complet : ils sont parfaits pour protéger et améliorer votre cerveau. Premier point en leur faveur : parmi tous les fruits et légumes, ce sont ceux qui protègent le mieux les graisses. C'est une bonne nouvelle pour votre cerveau qui est non seulement l'organe le plus gras de votre corps, mais aussi le plus vulnérable au stress oxydatif (un facteur important du vieillissement) due au fait que le cerveau reçoit 25 % de l'oxygène que vous respirez pour y générer de l'énergie ! Les avocats sont en outre bien pourvus en différents types de vitamines E (contrairement à de nombreux suppléments) et forment un important gisement de caroténoïdes de type lutéine et zéaxanthine. Ce qu'il faut retenir du chapitre 2, c'est que ces pigments renforcent la vitesse de traitement du cerveau, mais qu'ils ont besoin de matières grasses pour être correctement assimilés. Les avocats sont justement une source abondante de bonnes graisses.

On observe actuellement une véritable épidémie de maladies cardio-vasculaires, pas seulement sous forme de maladie cardiaque, mais aussi de démence vasculaire qui constitue la forme de démence la plus courante après la maladie d'Alzheimer. Le potassium, qui agit avec le sodium pour réguler la tension artérielle, est essentiel à la santé vasculaire ; mais aujourd'hui nous avons tendance à ne pas en consommer suffisamment. Les scientifiques pensent même que nos ancêtres chasseurs-cueilleurs consommaient quatre fois plus de potassium qu'aujourd'hui, ce qui pourrait expliquer la prévalence actuelle de l'hypertension, des accidents vasculaires cérébraux et de la démence vasculaire. Avec son apport en potassium deux fois supérieur à celui de la banane, un avocat entier constitue l'aliment parfait pour nourrir les 664 kilomètres de microvaisseaux du cerveau.

Enfin, pourquoi se tourner vers des suppléments en fibres (ou des céréales industrielles pour petit déjeuner bon marché) quand on peut manger un avocat ? Un avocat entier de taille moyenne contient l'impressionnante masse de 12 g de fibres : de quoi nourrir les bactéries affamées qui peuplent vos intestins et qui paient leur loyer en composés essentiels à l'organisme (et au cerveau) ; des composés qui réduisent l'inflammation, améliorent la sensibilité à l'insuline et renforcent les facteurs de croissance du cerveau.

Comment le preparer : *j'essaie de consommer un avocat entier ou une moitié par jour. Il est parfait avec un peu de sel de mer et un filet d'huile d'olive vierge extra. Vous pouvez également le couper en tranches et l'incorporer aux salades, aux œufs, aux smoothies ou à ma recette Superbol pour le cerveau (voir page 348).*

Conseil de pro : *Il faut du temps aux avocats pour mûrir, et ils se gâtent en un à deux jours seulement. Pour éviter que cela ne se produise, mettez-les au réfrigérateur lorsqu'ils sont mûrs et sortez-les au moment de les manger. 1 point pour vous, 0 pour les avocats !*

• CHAPITRE 3 •

Suralimentés mais carencés

Un être humain devrait savoir changer une couche, planifier une invasion, tuer un cochon, conduire un bateau, concevoir un bâtiment, écrire un sonnet, équilibrer des comptes, construire un mur, réduire une fracture, réconforter les mourants, prendre une commande, donner des ordres, coopérer, agir seul, résoudre des équations, analyser un nouveau problème, épandre du fumier, programmer un ordinateur, préparer un bon repas, lutter efficacement, mourir vaillamment. La spécialisation, c'est bon pour les insectes.

– ROBERT A. HEINLEIN

Revenons sur l'époque d'avant les Deliveroo, Foodora et autres applis de livraison de repas, d'avant les gourous de la nutrition, quand il fallait faire des kilomètres pour se procurer un seul ingrédient et que la « biotechnologie » consistait à débiter son gibier avec un silex. Les recommandations nutritionnelles officielles ne feraient leur apparition qu'un bon millier d'années plus tard, donc il fallait se débrouiller, comme le faisaient vos ancêtres, en faisant appel à l'intuition et aux ressources disponibles. Votre alimentation de chasseur-cueilleur se serait composée d'oiseaux, de mammifères, d'insectes, de poissons, de légumes et de fruits sauvages. Les matières grasses et les protéines auraient été vos principales sources de calories [1]. Vous auriez consommé une quantité limitée de féculents sous forme de tubercules riches en fibres, des fruits à coque et des graines, les sources concentrées de glucides assimilables étant extrêmement limitées, voire inaccessibles.

Les fruits sauvages, le seul aliment sucré dont disposaient nos ancêtres auraient eu une apparence et un goût très différents des fruits cultivés qui allaient remplir les étals de supermarchés une éternité plus tard. Il vous aurait été bien difficile de les reconnaître tant la différence avec leurs descendants actuels aurait été grande, un peu comme entre un bichon maltais et son ancêtre le loup gris. Ces fruits primitifs auraient été de petite taille, beaucoup moins sucrés et disponibles uniquement en saison.

L'évolution de l'humanité a connu un véritable tournant il y a environ 10 000 ans. En une fraction de seconde, nous sommes passés de l'état de chasseur-cueilleur nomade – à la merci des aléas des saisons – à celui de cultivateur et d'éleveur sédentaire. L'invention de l'agriculture a révélé à votre famille (comme au reste de l'humanité) une notion jusque-là inconcevable : la capacité à produire plus de nourriture qu'il n'en faut pour satisfaire les besoins quotidiens. C'est l'une des principales « singularités » qui caractérisent l'existence humaine : ce changement de paradigme marque un point de non-retour vers une nouvelle réalité. Elle avait ces caractéristiques : tandis que nous produisions une nourriture abondante, capable de permettre à la population de croître et s'alimenter à moindre coût, la santé des individus a commencé à décliner.

Pendant les centaines de milliers d'années qui ont précédé, l'alimentation des hommes présentait un large éventail de nutriments provenant de contrées variées. Malheureusement, ces micronutriments et cette diversité géographique ont disparu lorsque chaque repas s'est réduit à la poignée d'espèces végétales et animales que nous savions cultiver et élever. Certes la menace de la famine s'était éloignée, mais nous étions devenus esclaves de la monoculture, et celle-ci favorisait les déficits en nutriments. L'augmentation spectaculaire de la part des féculents et des glucides (le blé et le maïs, par exemple) a entraîné caries et obésité, une taille moyenne moins importante et une perte de masse osseuse. En voulant domestiquer les animaux et les cultures, nous nous sommes par mégarde domestiqués nous-mêmes.

L'avènement de l'agriculture a alimenté un cercle vicieux d'exigences comportementales qui ont modifié la nature même de notre cerveau. Un chasseur-cueilleur devait se suffire à lui-même, mais le monde post-agricole favorisait la spécialisation. Une personne se chargeait de planter le blé, une autre de le récolter, une troisième de le moudre, une autre de le cuisiner et une autre encore de le vendre. Ce processus d'hyperspécialisation a finalement conduit à la révolution industrielle et à ses commodités comme les iPhones, les supermarchés et Internet. Mais ce confort moderne n'est pas sans contrepartie. Intégrer un cerveau ancien dans un environnement moderne, c'est un peu comme tenter de résoudre la quadrature du cercle. Une personne souffrant de trouble du déficit de l'attention avec ou sans hyperactivité (TDAH) dont le cerveau se nourrit de nouveautés et d'exploration aurait pu être un formidable chasseur-cueilleur, mais aujourd'hui elle est aux prises avec un travail répétitif et routinier (les auteurs en savent quelque chose).

La convergence de ce changement de régime alimentaire et de la relégation de nos fonctions cognitives a fait perdre à notre cerveau l'équivalent du volume d'une balle de tennis en seulement 10 000 ans. Nos ancêtres qui vivaient 500 générations plus tôt n'apprécieraient pas nos existences étriquées, avant de s'excuser d'avoir contribué à notre déclin cognitif. Nos enfants vont hériter d'un niveau de vie inférieur au nôtre, de dettes étudiantes ou d'un environnement dégradé ? C'est du pipi de chat en comparaison du tour de force de nos propres ancêtres qui ont réussi à nous transmettre un cerveau *plus petit*.

Nous l'ignorions à l'époque, mais nous avons d'un seul coup tourné le dos au régime alimentaire et au mode de vie qui a façonné le cerveau humain pour en adopter un qui l'a fait rapetisser.

CALORIES VIDES

Devant l'épidémie d'obésité et la quantité de nourriture jetée régulièrement dans tous les pays développés (même les légumes frais légèrement déformés sont mis à la poubelle pour rendre votre expérience au supermarché aussi esthétique que possible), vous ne pourrez qu'être surpris d'apprendre que nos organismes sont toujours tenaillés par la... famine.

Vous êtes-vous déjà demandé pourquoi tant de produits doivent maintenant être « enrichis » en vitamines ? On compte plus de 50 000 espèces de plantes comestibles dans le monde : des plantes qui fournissent une foule de nutriments uniques et bénéfiques que nous consommions à l'époque des chasseurs-cueilleurs. Aujourd'hui, notre alimentation est dominée par trois cultures : le blé, le riz et le maïs, qui représentent à elles trois 60 % de l'apport calorique mondial. Ces céréales fournissent une source d'énergie bon marché, mais sont relativement peu nutritives. Les enrichir de quelques microgrammes de vitamines (généralement synthétiques), c'est vraiment nous faire prendre des vessies pour des lanternes.

Micronutriments portés disparus

POTASSIUM	contribue au fonctionnement normal du système nerveux et au maintien d'une pression sanguine normale
VITAMINE E	contribue à protéger les cellules contre le stress oxydatif
VITAMINE K	contribue au maintien d'une ossature normale et à une coagulation sanguine normale
MAGNÉSIUM	contribue au fonctionnement normal du système nerveux et joue un rôle dans le processus de division cellulaire
VITAMINE D	contribue au fonctionnement normal du système immunitaire
SÉLÉNIUM	contribue à une fonction thyroïdienne normale

La liste ci-dessus ne couvre qu'une partie des nutriments essentiels qui ont disparu de l'alimentation moderne. On trouve dans les aliments complets que nous avons éliminés de notre alimentation environ 40 minéraux, vitamines et autres substances chimiques identifiés comme essentiels à notre physiologie [2]. Il en résulte un déficit en au moins une vitamine ou un minéral chez 90 % des Américains [3].

Pour compliquer encore les choses, les recommandations en matière d'apport nutritionnel ne sont établies que pour éviter les déficits au sein de la population. Cela signifie que même en suivant toutes les recommandations édictées par les autorités sanitaires, il est possible que nous nuisions malgré tout sérieusement à nos organismes. Les apports nutritionnels conseillés (ANC) en vitamine D, par exemple, visent uniquement à éviter le rachitisme. Pourtant, la vitamine D (générée par exposition de la peau aux rayons UVB du soleil) est une hormone stéroïdienne qui intervient dans le fonctionnement de près d'un millier de gènes dans l'organisme, dont beaucoup sont impliqués dans l'inflammation, le vieillissement et les fonctions cognitives. En fait, une étude récente de l'université d'Édimbourg a démontré qu'une carence en vitamine D était le principal facteur d'incidence de démence parmi les facteurs de risque environnementaux [4]. Certains chercheurs affirment que les ANC en vitamine D devraient être 10 fois supérieurs aux valeurs actuelles pour garantir une bonne santé [5].

Lorsque l'organisme sent que la quantité de nutriments est faible, ceux dont il dispose sont généralement dévolus aux processus qui assurent notre survie à court terme, la santé à long terme étant reléguée au second plan. Bruce Ames, l'éminent chercheur sur le vieillissement, est l'initiateur de cette théorie du vieillissement, aussi appelée théorie du triage. Elle s'apparente au rationnement de la nourriture et du carburant qu'imposerait un gouvernement en période de guerre. Les besoins les plus pressants, comme la nourriture et le logement, sont traités en priorité et l'éducation publique devient une victime collatérale. Dans le cas de notre organisme, les nobles projets de remise en état peuvent passer au second plan face à la survie de base, laissant les processus favorisant l'inflammation devenir incontrôlables.

Les conséquences d'une carence en magnésium constituent l'exemple parfait d'une telle redéfinition des priorités. Le magnésium est en effet un minéral nécessaire à plus de 300 réactions enzymatiques dans notre corps, allant de la production d'énergie à la réparation de l'ADN. S'il est constamment utilisé pour les besoins à court terme, la réparation de l'ADN passe au second plan. Ce mécanisme est probablement amplifié dans le cas du magnésium que près de la moitié de la population ne consomme pas en quantité suffisante. Il s'agit du déficit nutritionnel le plus répandu après la vitamine D. On trouve du magnésium pourtant facilement dans la chlorophylle qui donne leur couleur aux légumes feuille [6].

La recherche a montré que l'inflammation provoquée par le manque de nutriments était associée à un vieillissement accéléré du cerveau et à une détérioration des fonctions cognitives [7]. Robert Sapolsky, auteur de l'ouvrage *Why Zebras Don't Get Ulcers* (*Pourquoi les zèbres ne souffrent pas d'ulcère,* non traduit en français), l'a parfaitement exprimé dans sa description de la redistribution des priorités en période de stress : l'organisme retarde les projets à long terme jusqu'à ce qu'il soit certain *qu'il y aura* un long terme. En effet, les conséquences d'un ADN endommagé (tumeur ou démence, par exemple) ne se manifesteront pas avant des années, voire des décennies... elles ne sont pas la priorité, en cas de stress, ce dont vous avez surtout besoin, c'est d'énergie.

LE B.A.-BA DU SUCRE ET DES GLUCIDES

Le principal changement qui a marqué la transition de la préhistoire à la modernité est le fait d'avoir mis les aliments riches en glucides sur le devant de la scène alimentaire. La source de glucides la plus concentrée, c'est le sucre raffiné et on en trouve désormais partout : des jus, biscuits apéritifs, sauces vinaigrette aux aliments-voyous que sont les sodas. Mais éviter les aliments qui contiennent du sucre ne suffit pas toujours pour réduire ses apports en glucides. Le chercheur et militant contre l'obésité Robert Lustig a identifié 56 termes différents utilisés par l'industrie agroalimentaire pour dissimuler le sucre, rendant difficile, voire impossible, sa détection dans les listes d'ingrédients pour qui n'est pas un spécialiste de la question. Voici une liste non exhaustive des nombreux noms derrière lesquels se cache le sucre : saccharose, glucose, fructose, sirop de glucose, sirop de fructose, sirop de glucose-fructose, sucre inverti, extrait de malt d'orge, dextrose, sirop de blé, sirop de maïs à haute teneur en fructose, miel, malt, sirop d'érable, mélasse, sucre de coco, sirop de riz brun, jus de fruit, lactose, sucre de datte, sirop d'agave, maltodextrine, etc.

Mais l'importance des glucides dans l'alimentation moderne ne se limite pas au sucre. Les céréales comme le blé, le maïs et le riz, les tubercules comme les pommes de terre, ainsi que les fruits sucrés sont cultivés aujourd'hui de façon à fournir le maximum d'amidon et de sucre. Bien que cet amidon n'ait ni l'aspect ni le goût du sucre, il est constitué de chaînes de glucose et représente la réserve énergétique des plantes. (Là, vous commencez à vous demander si ce livre va vous amener à bannir à jamais de votre vie ce type d'aliment, et la réponse est non. En poursuivant votre lecture, vous découvrirez une manière saine de consommer des féculents à haute densité énergétique sans qu'ils nuisent à votre ligne ou à votre santé.)

Les scientifiques pensent qu'avant l'avènement de l'agriculture, nous consommions près de 150 g de fibres par jour. Aujourd'hui, nous n'avons jamais consommé d'aliments aussi riches en glucides et avalé si peu de fibres : 15 g tout au plus les jours fastes. Ceux qui critiquent le régime ancestral suggèrent que les hommes de l'ère préagricole consommaient très probablement eux aussi des céréales, mais indépendamment de la quantité, cette consommation s'accompagnait d'un apport important de fibres – un contraste saisissant et capital avec les sources de glucides raffinés hypercaloriques dont nous disposons aujourd'hui.

Il est important de bien prendre conscience de la facilité avec laquelle notre corps peut fractionner l'amidon pour séparer les molécules de glucose qui le composent. Cette transformation se produit avant même que vous n'avaliez : elle commence dans votre bouche grâce à l'*amylase*, une enzyme présente dans la salive. (Vous devez comme moi avoir appris cela en cours de biologie au collège. Laissez l'amidon s'attarder dans votre bouche et vous sentirez le goût sucré sur votre langue au fur et à mesure de la décomposition des sucres.) En fait, avant même la première bouchée de nourriture (ou gorgée de boisson), le simple fait de *regarder* ce que vous allez manger stimule la production d'insuline, l'hormone dédiée au stockage des calories, pour qu'elle soit prête à traiter l'imminent déluge de sucre.

Le rôle principal de l'insuline consiste à évacuer rapidement les molécules de glucose de la circulation sanguine vers les muscles et les réserves de graisse du corps (tissus musculaires et adipeux). Au moment où le sucre fait un bref arrêt dans votre estomac et attrape la voie rapide qui le fera rejoindre votre circulation sanguine en 10 minutes, le système endocrinien (hormonal) de votre corps a déjà enclenché le mode de stockage d'énergie à plein régime. Mais le stockage de l'énergie n'est qu'une facette du processus : il est également responsable du contrôle des dommages engendrés par un taux de sucre trop élevé dans le sang.

Le corps humain aime la stabilité. Il n'épargne pas ses efforts pour maintenir en permanence une température corporelle quasiment constante (environ 37 °C), et il en va de même pour le taux de sucre sanguin. Le volume total de plasma en circulation (à peu près 5 litres de sang) ne contient à tout moment qu'*une seule cuillère à café* de sucre. Ceci pourrait vous amener à appréhender différemment votre alimentation et à y réfléchir à deux fois avant d'ingurgiter ce verre de jus d'orange qui contient à lui seul six fois la quantité de sucre en circulation dans votre corps. Et que dire de ce délicieux muffin aux canneberges qui vous fait saliver et qui contient 17 fois la quantité de sucre qui circule dans votre sang.

D'accord, et après ? Vous mangez le sucre et l'insuline l'évacue du sang : où est le mal ? Vous avez tout faux.

CARAMÉLISATION DU CORPS... ET DE L'ESPRIT

Une fois dans votre corps, le sucre est tenace, aussi collant que du sirop d'érable, avec la différence cruciale qu'une fois qu'il adhère à votre organisme, un bon lavage ne suffit pas à s'en débarrasser. Au niveau moléculaire, on parle de *glycation*. Elle survient lorsqu'une molécule de glucose s'associe à une protéine proche ou à la surface d'une cellule et provoque des dégâts. Les protéines sont nécessaires à la fois à la structure et au fonctionnement de tous les organes et de tous les tissus de l'organisme, du foie à la peau en passant par le cerveau. Toute nourriture qui provoque une augmentation de la glycémie peut potentiellement accroître la glycation, et les protéines exposées au glucose sont vulnérables [8].

Maintenant que vous savez avec quelle facilité les féculents sont convertis en sucre, vous devez également savoir que la glycation qui résulte d'une quantité donnée de glucides est à peu près la même, qu'elle provienne d'un verre de jus de fruit (qui provoque une forte hausse de la glycémie) ou d'un bol de riz complet qui contient des fibres et de l'amidon qui est une longue chaîne de molécules de glucose, comme nous l'avons vu, et qui entraîne une élévation de la glycémie moins soudaine mais plus longue. Ce taux peut se résumer en une formule simple :

Glycation = Exposition au glucose × Durée

Comme l'oxydation, la glycation fait partie des processus que l'on subit inévitablement à un degré ou un autre. La bonne nouvelle, c'est qu'il est possible de ralentir la vitesse à laquelle elle se produit dans notre organisme, comme on le fait pour l'oxydation en évitant de consommer de l'huile oxydée (entre autres). Il se pourrait bien que notre fourchette soit notre arme antiglycation la plus puissante*. Avec elle, nous pouvons sélectionner les aliments contenant une quantité limitée de glucides qui pourraient s'agglutiner à nos protéines.

ALIMENTS RICHES EN GLUCIDES	ALIMENTS PAUVRES EN GLUCIDES
Blé (complet ou raffiné)	Bœuf nourri à l'herbe
Avoine	Amandes
Pommes de terre	Avocats
Maïs	Poissons gras

* L'impact sur la glycémie d'un repas riche en glucides (comme un bagel à la farine complète) varie d'une personne à l'autre. Une personne sans problème de glycémie peut très bien manger une pomme de terre au four et voir sa glycémie retrouver son taux de référence peu après avec un minimum de dommages. En revanche, une personne ayant une régulation médiocre de la glycémie (insulinorésistance, prédiabète ou diabète de type 2) peut garder un taux élevé de sucre dans le sang pendant plusieurs heures. Plusieurs facteurs peuvent expliquer cela, comme l'inflammation, le sommeil, la génétique, le stress et même l'heure de la journée.

ALIMENTS RICHES EN GLUCIDES	ALIMENTS PAUVRES EN GLUCIDES
Riz (complet ou blanc)	Volaille
Sodas	Chou kale
Céréales	Épinards
Jus de fruit	Œufs

La formation de ce qu'on appelle des *produits de glycation avancée* (AGE, de l'anglais *advanced glycation end-products*) est l'un des aspects les plus préjudiciables de la glycation. Les AGE sont appelés *toxines du vieillissement*, et sont très réactifs, un peu comme des bandits biologiques. Ils sont étroitement associés à l'inflammation et au stress oxydatif dans l'organisme et sont générés par chacun de nous, à tous les âges et à des degrés divers. Les conditions de leur formation sont en grande partie liées à l'alimentation [9]. La formation des AGE étant plus ou moins proportionnelle au taux de glucose sanguin, le processus est d'autant plus rapide chez les diabétiques de type 2 et joue un rôle majeur dans leur tendance au développement ou à l'aggravation de maladies dégénératives comme l'athérosclérose et la maladie d'Alzheimer.

Dans le cas de la maladie d'Alzheimer, un cerveau atteint est littéralement envahi de cette toxine du vieillissement et contient trois fois plus d'AGE qu'un cerveau sain [10]. (Dans son ouvrage *We Are Our Brains* [*Notre cerveau, c'est nous*, non traduit en français], le neurobiologiste néerlandais Dick F. Swaab décrit la maladie comme une forme de vieillissement prématuré, accéléré et sévère du cerveau.) La glycation joue clairement un rôle dans ce processus et explique en partie pourquoi une glycémie élevée augmente le risque de démence *même chez les non-diabétiques* [11]. Les effets des AGE sur les fonctions cognitives se font ressentir même lorsqu'on ne souffre pas de démence. Les adultes exempts de démence et de diabète de type 2 qui présentent un niveau élevé d'AGE montrent au fil du temps une perte accélérée des fonctions cognitives, des troubles de l'apprentissage et de la mémoire et une moindre expression des gènes qui favorisent la neuroplasticité et la longévité [12].

QUESTION FRÉQUENTE :

« Faut-il privilégier le riz complet ou le riz blanc ? »

Pour savoir si une céréale est bonne pour la santé, on utilise habituellement l'index glycémique (IG). L'IG indique la rapidité à laquelle un aliment est susceptible d'affecter la glycémie, mais se révèle en pratique peu efficace pour mesurer cet impact puisqu'il ne tient pas compte de la taille de la portion. De plus, lorsque les féculents sont mélangés à d'autres aliments, l'IG perd en précision, car les matières grasses, les protéines et les fibres retardent le passage du sucre dans le système sanguin. Un repas contenant des glucides, des protéines et des matières grasses peut se révéler plus difficile à gérer pour votre corps que le sucre seul en raison d'une élévation prolongée de l'insuline. À long terme, cela peut poser de gros problèmes (nous y reviendrons au chapitre suivant).

La charge glycémique, qui tient compte de la taille des portions, est plus adaptée que l'index glycémique pour mesurer la qualité glycémique d'un repas. (La charge insulinique, bien que plus difficile à mesurer, serait probablement encore préférable, car elle permet d'évaluer la quantité de graisses qui serait potentiellement stockée après l'ingestion d'un aliment.) Inutile de préciser qu'il est préférable de s'en tenir aux glucides naturellement présents dans les aliments riches en fibres comme les légumes, les fruits peu sucrés (j'en énumérerai quelques-uns dans les pages qui suivent), les tubercules, les haricots secs et autres légumineuses qui ont un index et une charge glycémiques faibles.

En ce qui concerne le riz, choisissez celui que vous préférez. Le riz complet contient plus de fibres et de micronutriments que le riz blanc, mais en quantité réduite, sans compter que certains ont des difficultés à le digérer. Étant donné que leur index et leur charge glycémiques sont quasiment identiques, lorsqu'on passe au bar à sushis après une séance de sport intensive, je prends du riz complet et le Dr Paul du riz blanc (de loin le meilleur riz comme il se plaît à le souligner non sans insister).

Pour comprendre la vitesse à laquelle sont formés les AGE dans l'organisme, les médecins peuvent s'appuyer sur un test généralement utilisé pour les diabétiques, le dosage de HbA1c (ou hémoglobine glyquée), qui indique la quantité de sucre présente dans les globules rouges. Ces derniers sont en circulation pendant 4 mois en moyenne et sont constamment exposés à différents taux de sucre dans le sang avant de partir à la retraite dans la rate. Le test reflète votre glycémie moyenne au cours des 3 derniers mois environ et peut constituer un marqueur puissant de risque de déclin cognitif, voire de performance cognitive dégradée.

Fin 2015, j'ai eu l'occasion de visiter l'hôpital de la Charité de Berlin, l'une des institutions médicales allemandes les plus actives en matière de recherche et où s'est déroulée une étude concernant la relation entre la glycémie et la fonction de mémorisation. L'auteure principale de l'étude, le Dr Agnes Flöel, a examiné 141 personnes dont l'HbA1c se situait dans la plage dite « normale ». Elle a constaté que chaque fois que l'hémoglobine glyquée d'une personne augmentait de 0,6 % (pour rappel, le taux moyen de glycémie au cours des 3 derniers mois), il se souvenait de deux mots en moins lors du test de mémoire verbale. Cette découverte est saisissante si l'on considère que ces personnes n'étaient ni diabétiques ni prédiabétiques. Par ailleurs, les personnes avec une HbA1c plus élevé avaient un hippocampe plus petit, ce précieux centre de traitement de la mémoire dans le cerveau [13]. (Des conclusions publiées dans *Neurology*, la revue officielle de l'American Academy of Neurology, indiquent en outre qu'une glycémie à jeun dans les valeurs supérieures de la plage normale pouvait induire une perte de volume dans cette région du cerveau [14].)

Malheureusement, les dommages provoqués par la glycation ne se limitent pas au cerveau. Elle favorise le vieillissement de la peau, du foie, des reins, du cœur et des os [16]. Aucun recoin de notre organisme n'est à l'abri. D'une certaine manière, votre hémoglobine glyquée (qui reflète directement la sécrétion d'insuline et la formation d'AGE) peut même indiquer la vitesse à laquelle vous vieillissez.

LA REMARQUE DU DR PAUL

LES INCONVÉNIENTS DU MARQUEUR DE L'HÉMOGLOBINE A1C

Le test HbA1c n'est pas parfait, mais il permet de souligner la nocivité du sucre. Les recherches ont montré qu'une glycémie élevée réduit la durée de vie des globules rouges, de sorte que ceux d'une personne bénéficiant d'une glycémie normale peuvent vivre 4 mois, contre 3 ou moins chez une personne souffrant d'une hyperglycémie sévère [15]. Plus les globules rouges restent longtemps en circulation, plus ils sont susceptibles d'accumuler le sucre et donc de « glyquer » leur hémoglobine.

Une personne avec une glycémie parfaitement équilibrée peut présenter un faux positif avec un résultat d'HbA1c élevé, et un diabétique peut avoir une glycémie *encore plus élevée* que ce que révèle ce test.

Dans ma clinique, il m'arrive d'utiliser une analyse de la *fructosamine*, qui mesure les composés résultant de la glycation et reflète le niveau de la glycémie au cours des 2 à 3 dernières *semaines* et non des 3 derniers mois. Les durées de vie variables des globules rouges n'ont donc aucune incidence sur ce test qui permet d'analyser les écarts avec l'HbA1c, c'est-à-dire lorsque le taux de glucose sanguin moyen change rapidement en raison d'un ajustement alimentaire.

Les yeux offrent un autre exemple de vieillissement provoqué par la glycation, car ils contiennent des neurones et d'autres types de cellules particulièrement vulnérables à la glycation. La cataracte, une opacification du cristallin de l'œil, constitue la principale cause de cécité dans le monde. Les scientifiques savent qu'il est possible de générer des cataractes chez les animaux de laboratoire en un temps record de 90 jours, simplement en maintenant leur glycémie à un taux élevé et en accélérant ainsi la glycation [17]. Ceci explique peut-être pourquoi les diabétiques dont le taux de glycation est élevé courent cinq fois plus de risques de développer une cataracte que les personnes avec un taux de sucre sanguin normal [18].

Les AGE ne sont toutefois pas tous élaborés dans l'organisme. Certains proviennent de notre environnement. La fumée de cigarette, par exemple, permet à ces accélérateurs du vieillissement de pénétrer dans le corps. La formation des AGE est une réaction chimique relativement courante lors de la préparation des aliments, en particulier lorsqu'ils sont cuits à haute température. La recherche les concernant n'en est qu'à ses balbutiements, mais des études ont montré que la grande majorité des AGE sont de nature endogène (créés dans l'organisme) et sont dus à un régime alimentaire riche en glucides. En fait, les végétariens présenteraient un taux plus élevé d'AGE que les carnivores, en raison, semble-t-il, d'une alimentation plus riche en glucides et d'une consommation plus importante de fruits [19].

• GRILLADES, RÔTIS... DES *AGE* À GOGO ! •

Si vous avez déjà vu se développer une croûte brune en faisant griller un steak, vous avez vu la glycation à l'œuvre. Le brunissement témoigne de la formation d'AGE exogènes (formés à l'extérieur de l'organisme). On parle de réaction de Maillard. En fait, la transformation de tout aliment, quel qu'il soit, génère des AGE, mais les modes de cuisson à sec et à haute température comme les grillades et les rôtis sont particulièrement favorables à leur formation, et les viandes transformées (saucisses et hot dogs, par exemple) en contiennent davantage que celles plus proches de leur état naturel. Le mode de cuisson le plus sûr consiste à utiliser de la chaleur humide, comme faire mijoter les aliments ou les cuire à la vapeur. (Indépendamment du mode de cuisson, les végétaux cuits contiennent moins d'AGE que la viande.)

Cela pourrait en amener certains à s'interroger sur le bien-fondé de leur consommation de viande, mais juger la qualité sanitaire d'un aliment uniquement en fonction de son taux d'AGE serait une erreur. Le saumon sauvage grillé, par exemple, contient un taux élevé d'AGE, ce qui n'empêche pas que la consommation de poissons sauvages soit associée, dans de nombreuses études, à une bonne santé cognitive et cardio-vasculaire. De plus, de nombreux anthropologues pensent que nous ne devons pas la taille imposante actuelle de notre cerveau uniquement à la consommation de viande par nos ancêtres, mais aussi aux nutriments et aux calories sup-

plémentaires que sa cuisson leur a permis d'extraire. La façon la plus sûre d'intégrer les produits carnés dans votre alimentation consiste à consommer de la viande biologique d'animaux nourris à l'herbe (ou sauvages, dans le cas du poisson) qui garantissent une plus forte quantité d'antioxydants, et de la faire cuire à température modérée (il faut néanmoins qu'elle soit suffisamment cuite pour écarter tout risque d'infection).
Il ne faut par ailleurs pas oublier que seulement 10 à 30 % des AGE exogènes sont absorbés par l'organisme. Les nutriments antioxydants, comme les polyphénols et les fibres, que l'on trouve en abondance dans les aliments d'origine végétale, peuvent également neutraliser ces toxines du vieillissement avant qu'elles ne pénètrent dans notre organisme [20]. Si vous avez envie de vous faire un petit plaisir avec du poulet rôti (assez riche en AGE), par exemple, vous pourrez minimiser son impact en l'accompagnant d'une assiette de légumes feuilles de couleur vert foncé (épinards, blettes...). Il en résultera en outre une interaction plus agréable entre ces AGE et les billions de bactéries qui résident dans vos intestins et qui, comme nous le verrons, jouent un rôle important dans les fonctions cérébrales.

SUCRE : LE CERVEAU SOUS INFLUENCE

Le sucre ajouté est devenu l'un des pires maux de notre alimentation moderne. Destiné par nature à être consommé à petite dose sous forme de fruits entiers, où il est accompagné de fibres, d'eau et de nutriments, le sucre est devenu un adjuvant omniprésent dans les aliments industriels et les boissons sucrées. Aux États-Unis [et en France depuis 2016 uniquement pour les sucres totaux, pas ceux ajoutés – NDE], l'étiquetage nutritionnel doit mentionner la quantité de sucre que contiennent les produits (ce n'est pas la panacée, mais une avancée dans la bonne direction). Qu'il s'agisse de sucre de canne bio, de sirop de blé ou ou de sirop de maïs à haute teneur en fructose [en France, on parle de sirop de glucose-fructoses - NDE] qui semble avoir les faveurs de l'industrie, une chose est claire : le plus sûr est de ne *pas consommer du tout* de sucre ajouté.

Le détournement des centres du plaisir du cerveau est l'un des dangers que présente la consommation de sucre. Les aliments industriels qui contiennent du sucre ajouté sont généralement « incroyablement délicieux » et provoquent de fortes hausses de dopamine, l'un des neurotransmetteurs du circuit de la récompense. Malheureusement, plus nous en consommons, plus la dose nécessaire pour atteindre le même seuil de plaisir est importante. Cela vous fait penser à quelque chose ? En tout cas, cela devrait, car le sucre stimule la production de dopamine d'une façon qui n'est pas sans rappeler les stupéfiants. En fait, dans les modèles animaux, les rats préfèrent le sucre à la cocaïne (dont ils *raffolent* pourtant).

Pour reprendre la terminologie freudienne, les rongeurs sont tous sous l'emprise du *ça* (ils ne maîtrisent pas leurs pulsions). Ils n'ont pas de responsabilités (au sens où les humains l'entendent) et ils n'ont absolument pas à se soucier de leur silhouette en maillot de bain. C'est pourquoi les études sur les rongeurs sont importantes pour comprendre comment la nourriture (et en particulier le sucre) affecte notre comportement. Elles nous ont permis d'apprendre, par exemple, que le fructose pourrait plus particulièrement favoriser la consommation… de fructose. On a observé chez des rats nourris avec un apport calorique identique constitué de fructose ou de glucose que ce dernier (comme la fécule de pomme de terre) entraîne la satiété (ils n'ont plus faim). Avec le fructose, en revanche, ils ont continué de s'alimenter, comme s'il aiguisait leur faim. La leçon à en tirer, c'est que le sucre, et peut-être plus particulièrement le fructose, peut induire la suralimentation (nous y reviendrons plus loin).

Ces observations sont cruciales, ne serait-ce qu'en raison du sentiment de culpabilité qui nous assaille lorsque nous dévorons tout un paquet de chips (ou un pot de glace, voire un paquet de biscuits). Vous avez comme un sentiment de déjà vu ? Moi aussi. Ce dont personne ne nous informe lorsque nous scrutons les rayons remplis de paquets gonflés de promesses, c'est que ces aliments sont littéralement élaborés pour générer une surconsommation insatiable, conçus en laboratoire par des chercheurs de l'agroalimentaire grassement payés pour leur donner un goût irrésistible. Le sel, le sucre, les matières grasses et, souvent, la farine de blé sont combinés pour pousser le plaisir à son paroxysme et provoquer artificiellement un point de félicité dans le système de récompense du cerveau et stimuler les propriétés addictives des aliments. Les Américains se souviennent du slogan des chips Pringles « *Once you pop, you can't stop* » (quand on commence, on ne peut plus s'arrêter). C'est une évidence étayée par la science.

Quelques aliments conçus pour déglinguer votre cerveau

- Bagels
- Biscuits
- Gâteau
- Céréales
- Chocolat au lait/chocolat blanc
- Gâteaux secs
- Barres énergétiques
- Biscuits apéritifs
- Beignets
- Muffins
- Pâtes
- Pâtisseries
- Barres de céréales
- Pizza
- Bretzels
- Gaufres
- Pain blanc
- Milkshakes
- Yaourt glacé
- Glace
- Pâte
- Sauce
- Confiture
- Frites
- Chips
- Muesli

NE VOUS FAITES PAS FLOUER PAR LE FRUCTOSE

Belzébuth, Satan, Abaddon, Lucifer, le Malin : comme le diable, le sucre revêt de nombreuses apparences et porte différents noms. Saccharose, dextrose, glucose, maltose, lactose : quelle est la différence et pourquoi est-il important de la connaître ? Ils peuvent tous provoquer une hausse de la glycémie et affecter les hormones qui contrôlent l'appétit et le stockage des graisses. Cependant, l'un d'entre eux en particulier a récemment fait l'objet d'une attention particulière, et sans doute pour une bonne raison, puisqu'il s'est insidieusement insinué dans tous les recoins de notre alimentation : le fructose.

FAQ :

« Maintenant que mon soda préféré contient du vrai sucre bio à la place du sirop de glucose-fructose, on peut considérer qu'il est meilleur pour ma santé, n'est-ce pas ? »

Non ! Le sucre blanc (biologique ou non) et le sirop de glucose-fructose contiennent chacun environ 50 % de glucose et 50 % de fructose. Les deux sont des sucres purs et engendrent donc les mêmes problèmes : la dépendance, le stockage des graisses et la glycation accélérée.

Le fructose n'est pas métabolisé de la même manière que le glucose, il contourne le système sanguin et se déverse directement dans le foie. Le Dr Robert Lustig, auteur de "*Sucre, l'amère vérité*" (Thierry Souccar), utilise cette formule pour décrire l'effet unique du fructose dans notre corps : « isocalorique, mais pas isométabolique » (le préfixe *iso* signifiant « égal »). Cela signifie que même si, à masse égale, il représente le même apport calorique que les autres sucres, le fructose semble avoir un comportement particulier dans notre métabolisme. Il ne provoque ni la hausse de la glycémie ni l'augmentation de l'insuline (du moins pas dans un premier temps). Les entreprises du secteur agroalimentaire exploitent cette différence pour vendre des produits sucrés au fructose aux consommateurs soucieux de leur santé et aux diabétiques.

Arrivé dans le foie, le fructose induit la *lipogenèse* (littéralement, fabrication de tissus adipeux). À vrai dire, toute consommation excessive de glucides peut stimuler la lipogenèse, mais le fructose pourrait bien être le plus efficace. Une étude à court terme publiée dans la revue *Obesity* a démontré une accumulation de graisse dans le foie pratiquement deux fois supérieure chez les individus en bonne santé qui suivent un régime hypercalorique supplémenté en fructose et non en glucose (113 % contre 59 %, respectivement) [21].

Une fois que le fructose a rempli votre foie à pleine capacité, il se répand dans votre circulation sanguine sous forme de triglycérides. La consommation de matières grasses entraîne également une brève hausse des triglycérides après le repas, mais la lipogenèse qui suit l'ingestion de fructose peut produire plus de graisse dans le sang que le repas le plus gras : après un en-cas riche en fructose, votre sang peut ainsi prendre l'apparence d'une crème rose. C'est également pour cette raison que la consommation de glucides, et de fructose en particulier, a pratiquement toujours une incidence sur le taux de triglycérides à jeun (marqueur utilisé pour évaluer la santé métabolique et les risques de maladies cardiaques).

Alors que le fructose a un effet *immédiat* négligeable sur la glycémie, une consommation fréquente finira par la faire augmenter en raison du stress imposé au foie, ce qui provoque une inflammation et affecte la capacité des cellules à évacuer le glucose du sang. Il s'agissait peut-être d'une adaptation qui devait nous aider à stocker davantage de graisses à la saison des fruits, mais elle pourrait aujourd'hui expliquer pourquoi la consommation de sucre fait écho à la montée en flèche des taux de diabète de type 2 dans la population. (Le moment est probablement opportun de s'interroger sur la *véritable pertinence* de l'utilisation massive d'édulcorants à base de fructose comme le sirop d'agave, constitué à 90 % de fructose, par les personnes soucieuses de leur santé ou les diabétiques.)

Les effets combinés du fructose peuvent s'additionner pour modifier l'expression des gènes dans le cerveau. Dans une étude menée à l'université de Californie à Los Angeles, on a donné à des rongeurs la quantité de fructose équivalente à la consommation d'une bouteille d'un litre de soda par jour [22]. Après 6 semaines, ils ont commencé à présenter des troubles classiques : taux croissants de sucre dans le sang, de triglycérides et d'insuline, et dégradation de la cognition. Ils mettaient deux fois plus de temps à trouver la sortie d'un labyrinthe que des rongeurs qui ne consommaient que de l'eau. Mais la plus grande surprise qui attendait les chercheurs était ailleurs : pas loin de 1 000 gènes du cerveau des rongeurs nourris au fructose ont été modifiés. Pas les gènes qui leur donnent un mignon petit nez rose et des moustaches soyeuses, mais ceux comparables aux gènes humains en lien avec à la maladie de Parkinson, la dépression, le trouble bipolaire et d'autres pathologies. Le degré de perturbation génétique était tel que le responsable de la recherche, Fernando Gomez-Pinilla, a inclus ce commentaire dans le communiqué de l'université : « La nourriture s'apparente à un composé pharmaceutique » si l'on s'en tient à ses effets sur le cerveau. Mais cela joue dans les deux sens : l'impact négatif du fructose sur la cognition et l'expression génique a été atténué par la consommation par les rongeurs d'acides gras oméga-3 DHA.

Les millions de personnes qui souffrent de traumatisme crânien doivent savoir qu'en évitant une consommation excessive de sucre, elles réduiront les stress supportés par le cerveau. Un régime à forte teneur en fructose nuit à la plasticité du cerveau des rongeurs et diminue leur capacité à guérir après un traumatisme crânien. Les rongeurs ne sont certes pas des humains, mais les lésions cérébrales sont des troubles organiques facilement reproductibles chez les animaux, contrairement à des maladies humaines complexes que ne développent pas naturellement les rongeurs.

DU FOIE GRAS HUMAIN

Le fructose, comme la consommation de sucre en général, joue un rôle majeur dans le développement de la stéatose hépatique non alcoolique (NAFLD). Cette maladie affecte actuellement 70 millions d'adultes aux États-Unis (30 % de la population) et les chiffres sont amenés à s'envoler au cours des prochaines années si nous ne faisons rien pour réprimer nos envies de sucre. D'ici à 2030, on estime que 50 % de la population des États-Unis sera affectée, sachant que l'insulinorésistance (la résistance à l'insuline), un problème qui touche un nombre impressionnant de personnes dans le monde, est directement proportionnelle à la gravité de la stéatose hépatique. Nous ne sommes toutefois pas les seuls à en souffrir dans le règne animal.

Comme chez les humains, mais à beaucoup plus grande échelle, les canards et les oies sont capables de stocker une impressionnante réserve de calories dans leur foie sous forme de graisse. Cette adaptation leur permet de voler sur de longues distances sans s'arrêter pour se nourrir. Les Français l'exploitent pour fabriquer du foie gras, un mets délicat ayant de nombreux adeptes dans le monde entier.

Le foie gras est un foie de canard ou d'oie gavé, vanté pour sa riche texture crémeuse. Pour engraisser le foie, on insère un tuyau jusqu'au jabot de l'oie ou du canard en bonne santé et on le gave de céréales (généralement du maïs). Ces animaux consomment ainsi beaucoup plus de glucides qu'ils ne le feraient dans leur environnement naturel et leur foie se gonfle de graisse pour atteindre jusqu'à 10 fois sa taille normale. Le gonflement peut atteindre des proportions telles qu'il entrave la circulation sanguine et augmente la pression abdominale, entravant la respiration de l'animal. Il arrive même parfois que le foie et d'autres organes éclatent sous le stress. Cette pratique cruelle et inhumaine offre une excellente illustration, certes un peu extrême, de ce que nous nous infligeons à nous-mêmes au travers de notre consommation chronique de sucre : un foie qui se remplit de graisse pour développer un foie gras *dans notre propre corps.*

Sauf invitation à dîner par Hannibal Lecter, il est peu probable que vous finissiez en pâté, mais abriter un foie mal-en-point peut cependant générer bon nombre de conséquences néfastes, sachant que cet organe remplit des centaines de fonctions importantes dans l'organisme. La stéatose hépatique a été associée à des troubles cognitifs proportionnels à la gravité de la maladie. Chez les rongeurs que l'on gave pour qu'ils développent la stéatose hépatique, on voit apparaître des modifications du cerveau associées à la maladie d'Alzheimer, et les animaux qui présentaient déjà des troubles associés à celle-ci (pas rigoureusement identique à la maladie d'Alzheimer chez l'homme, mais les résultats sont néanmoins intéressants) montrent des signes exacerbés de la pathologie et une aggravation de l'inflammation lorsqu'ils ingèrent des doses concentrées de fructose [23].

70 à 80 % des personnes obèses souffrent de stéatose hépatique, ainsi que 10 à 15 % des individus sans problème de poids, mais qui baignent dans un environnement dans lequel sucre et fructose sont omniprésents. Comme

vous pouvez le constater, la minceur n'est pas un rempart contre les effets métaboliques et cognitifs d'une mauvaise alimentation.

LE FRUCTOSE, ASSASSIN DES INTESTINS… ET DU CERVEAU

Sans surprise, les intestins sont le point de départ de bon nombre des problèmes associés au sucre. Le fructose en particulier, qu'il provienne d'aliments sucrés transformés ou d'un excès de sucre de fruit, est moins bien absorbé lorsqu'il est consommé en grande quantité. Bien que cela puisse sembler vaguement positif, l'excès de fructose qui reste dans l'intestin peut engendrer de nombreux symptômes désagréables, allant des ballonnements et des crampes à la diarrhée et au syndrome du côlon irritable. Aussi étrange que cela puisse paraître, une forte concentration de fructose dans les intestins peut également interférer avec l'absorption du tryptophane [24]. Le tryptophane est un acide aminé essentiel que nous apporte notre alimentation ; c'est le précurseur direct de la sérotonine, un neurotransmetteur qui joue un rôle majeur sur la bonne humeur et les fonctions exécutives (lire page 242). Cela pourrait expliquer le lien entre une mauvaise absorption du fructose et les symptômes de dépression [25].

La paroi intestinale est la précieuse matrice à travers laquelle nous absorbons les nutriments des aliments. Elle aide aussi à maintenir les bactéries intestinales là où elles doivent se trouver, dans l'intestin. Perforer votre paroi intestinale est bien la dernière idée qui vous viendrait à l'esprit, mais c'est pourtant ce que le fructose concentré semble être capable de faire. Ce phénomène, connu sous le terme d'hyperperméabilité intestinale, se traduit par le passage dans la circulation, via la paroi intestinale, de composants bactériens inflammatoires. L'infiltration de ces composants bactériens dans le sang est un facteur majeur d'inflammation systémique et peut induire des symptômes de dépression et d'anxiété, car elle met le système immunitaire de votre cerveau et de votre corps en état d'alerte élevé (nous y reviendrons au chapitre 7).

Il a été démontré que de fortes concentrations de fructose provenant d'aliments transformés contribuent à la perméabilité intestinale, ce qui ne semble pas être le cas lors de la consommation de faibles quantités de fructose sous forme de fruits frais entiers. Cela est dû en partie à la matrice fibreuse qui relie les sucres, l'eau et les autres phytonutriments. On ne mange jamais de grandes quantités de fruits entiers parce que les fibres qu'ils contiennent contribuent à la satiété. Par exemple, on aurait du mal à manger 5 pommes, mais on n'a aucune difficulté à avaler le sucre contenu dans le jus de 5 pommes.

• PLAQUE DENTAIRE ET PLAQUES AMYLOÏDES •

Une alimentation riche en sucre pourrait bien ne pas se contenter de favoriser la plaque dentaire, elle risque de faire la même chose dans votre cerveau. Pour savoir si la glycémie pouvait augmenter la production de plaques amyloïdes (une caractéristique essentielle de la maladie d'Alzheimer), des chercheurs ont équipé de systèmes de pompe des rongeurs modifiés génétiquement pour développer des symptômes similaires à ceux de la maladie d'Alzheimer. Ces dispositifs permettent aux scientifiques d'augmenter ou de diminuer le taux de sucre sanguin chez des animaux afin d'en analyser les effets sur leur organisme, leur cerveau et leur comportement. Les chercheurs ont ensuite mesuré le taux de protéine précurseur de la plaque amyloïde dans le liquide céphalo-rachidien des rongeurs.

Ils ont découvert une chose fascinante : une simple augmentation temporaire du sucre dans le sang des rongeurs s'est traduite par une augmentation spectaculaire de la production de protéines amyloïdes [26]. Les individus jeunes chez qui le taux de sucre sanguin avait été multiplié par deux en 4 heures (l'équivalent d'un repas riche en glucides chez une personne ayant une régulation médiocre de la glycémie) voyaient leur production de bêta-amyloïde augmenter de 25%, selon l'analyse de leur liquide céphalo-rachidien. Les sujets plus âgés se sont montrés particulièrement vulnérables, avec une augmentation de 40 % dans les mêmes conditions.

Les chercheurs ont noté que les augmentations répétées du taux de sucre dans le sang, comme on l'observe avec le diabète de type 2, « pouvaient déclencher et accélérer l'accumulation de plaques ». Ils en ont conclu que les plaques formées dans l'hippocampe « sont probablement modulées par la glycémie ». Il faut bien sûr faire la part des choses, les observations effectuées sur une population de rongeurs ne sont pas toujours transposables chez l'homme. Quoi qu'il en soit, les études de ce type sont des pièces importantes du puzzle et aideront à découvrir pourquoi une glycémie élevée est fortement corrélée à un risque accru de démence, même chez des personnes qui ne souffrent pas de diabète [27].

L'AMÈRE VÉRITÉ SUR LES FRUITS SUCRÉS

Pourquoi un sucre naturellement présent dans les fruits serait-il si mal toléré par l'homme moderne ? Il n'y a rien d'intuitif à cela, *sauf* si l'on se souvient que l'on consommait des fruits rarement, et seulement en saison, il y a encore quelques décennies.

Comme un casino de Las Vegas, notre structure alimentaire moderne a perdu ses repères temporels, géographiques et saisonniers. Une seule génération a suffi à nous offrir un accès sans précédent aux fruits sucrés. Des avions remplis d'ananas des tropiques, de cerises du Chili, de baies du Mexique et de dattes Medjool du Maroc approvisionnent les étals de nos supermarchés toute l'année. Ces fruits sont sélectionnés pour leurs calibres hors-normes et leur teneur en sucre élevée.

On nous rabâche qu'il n'y a aucun inconvénient, voire qu'il serait bénéfique de consommer des fruits à volonté. Pourtant, vus sous l'angle de l'évolution, les fruits (en particulier les variétés modernes) pourraient se révéler particulièrement traitres pour notre métabolisme [28]. Notre organisme, façonné par l'évolution, est programmé pour stocker des graisses afin de survivre à l'hiver. On pense même que nos ancêtres ont développé la vision du rouge et du vert à seule fin de distinguer un fruit rouge mûr sur un fond vert : un leg de l'évolution qui témoigne de l'importance capitale des fruits pour la survie de nos ancêtres. Aujourd'hui, la consommation de fruits à haute teneur en sucre 365 jours par an prépare notre corps à un hiver qui ne semble jamais arriver.

Quelles pourraient bien être les conséquences de ces orgies de raisin et autres fruits sucrés sur notre cerveau ? Quelques études à grande échelle nous aident à y voir plus clair. L'une d'elles a montré qu'un apport de fruits plus élevé que la moyenne chez les adultes âgés et en bonne santé cognitive est associé à une diminution du volume de l'hippocampe [29]. Cette conclusion est inhabituelle, car les gens qui mangent plus de fruits tirent généralement de leur alimentation des bénéfices santé. Une autre étude de la Mayo Clinic [la Mayo Clinic, située dans la ville de Rochester, au Minnesota, s'apparente à un CHU doublé d'un centre de recherche – NDT] est arrivée à une conclusion similaire : plus on consomme de fruits, plus le volume du cortex cérébral est réduit (le cortex cérébral est la couche périphérique du cerveau) [30]. Les chercheurs de cette dernière étude ont constaté qu'une consommation excessive de fruits riches en sucre (comme les figues, les dattes, les mangues, les bananes et les ananas) peut induire des perturbations métaboliques et cognitives comparables à celles causées par les glucides raffinés.

LA REMARQUE DU DR PAUL

QUAND VOTRE CONSOMMATION DE FRUITS *DOIT* DIMINUER

De manière générale, l'organisme supporte bien les glucides, sauf en cas de diabète ; dans ce cas, les glucides doivent être consommés avec parcimonie, même s'ils proviennent des fruits. Je demande à mes patients diabétiques de ne prendre qu'une demi-portion de fruit : une seule orange peut faire monter la glycémie à un taux inacceptable pendant des heures. Mais tout espoir n'est pas perdu ! Après le rétablissement de la sensibilité à l'insuline, si on a une activité physique régulière, qu'on a rééquilibré son alimentation (apports caloriques cohérents avec les dépenses) et que le corps a recouvré sa flexibilité métabolique, il est possible de réintroduire des sources de glucides non transformés.

Les fruits contiennent pourtant *incontestablement* différents nutriments importants. Par bonheur, les fruits à faible teneur en sucre figurent parmi les sources les plus concentrées de ces nutriments. C'est le cas notamment de la noix de coco, de l'avocat, des olives et du cacao (ne me faites pas dire que le chocolat est un fruit... mais le chocolat noir offre une myriade de bienfaits pour le cerveau et constitue l'un de nos 10 superaliments). Les baies sont également excellentes en raison de leur faible teneur en fructose associée à une concentration particulièrement élevée de certains antioxydants qui ont un effet stimulant sur la mémoire et contre le vieillissement. La Nurses' Health Study, une enquête alimentaire de longue haleine portant sur 120 000 infirmières suivies depuis maintenant plus de 40 ans, a révélé grâce à un scanner que, le cerveau de celles qui consommaient le plus de baies paraissait 2 ans et demi plus jeune [31]. En fait, une récente analyse de la littérature scientifique n'a révélé aucun lien entre la consommation totale de fruits et la diminution du risque de démence, à l'exception des baies [32]. Eh baie, vous m'en direz tant !

N'ATTENDEZ PAS POUR CHANGER VOS HABITUDES

Chaque année, des milliards de dollars sont dépensés pour approvisionner le peuple américain en malbouffe. Les poids lourds de l'industrie agroalimentaire ne se contentent pas d'acheter des espaces publicitaires dans les magazines et à la télévision, ils financent également des études visant à minimiser le rôle de leurs cochonneries dans la crise sanitaire de l'obésité. Le *New York Times* a récemment dénoncé des scientifiques impliqués dans l'initiative de l'un des géants des sodas cherchant à dédouaner l'alimentation de sa responsabilité dans l'épidémie mondiale d'obésité et de diabète de type 2 pour incriminer la paresse et le manque d'exercice [33]. Un dirigeant du groupe aurait déclaré :

> *Les médias grand public et la presse scientifique ne cessent de clamer « Oh, mais ils mangent beaucoup, beaucoup trop », et ils incriminent la restauration rapide, les sodas, et ainsi de suite. Il n'existe pourtant aucune preuve tangible qu'ils en sont la cause.*

Bien que l'exercice physique soit primordial à la santé physique et mentale, les études montrent les unes après les autres que son impact sur le poids n'est que marginal par rapport à ce que l'on mange. Les adeptes du fitness savent bien que « c'est dans la cuisine que se font les abdos », mais pour les personnes en surpoids et obèses, de tels propos ne font qu'accroître la confusion. Ils tendent un piège aux plus vulnérables de la société et ouvrent la voie au dysfonctionnement cognitif et à une mort précoce. Je n'exagère pas : pour la première fois, nos habitudes alimentaires tuent plus d'Américains que la cigarette [34]. En fait, les derniers chiffres publiés dans la revue *Circulation* indiquent que 200 000 personnes meurent chaque année de maladies induites par les seules boissons sucrées. C'est sept fois plus que le nombre de personnes tuées par le terrorisme en 2015 sur l'ensemble de la planète [35].

Puisque nous parlons du tabagisme, évoquons brièvement la prise de conscience historique du lien qui existe entre la cigarette et le cancer du poumon. Il a fallu des décennies pour rassembler suffisamment de « preuves » dans la littérature médicale pour convaincre les médecins que la cigarette jouait un rôle majeur dans l'envolée des taux de cancer du poumon, même si la maladie était « très rare » avant que le tabagisme se répande au milieu du XXe siècle. Comment oublier ces publicités scandaleuses des années 1940 (n'hésitez pas à faire des recherches sur Internet) qui montrent des médecins vantant ouvertement la cigarette ? Pas plus tard que dans les années 1960, les deux tiers des médecins américains étaient persuadés qu'aucune preuve irréfutable n'avait été établie contre la cigarette alors que le tabagisme avait été reconnu comme l'une des principales causes de l'épidémie de cancer du poumon deux décennies auparavant [36].

Faut-il attendre que le « consensus scientifique » se fasse avant de remettre en question la consommation d'un produit qui rapporte gros à son fabricant, un produit dont notre corps n'a pas besoin et qui lui est en outre probablement nocif si l'on en croit les données scientifiques ? Ne répondez pas tout de suite, vous le ferez quand nous aurons exploré l'une des plus grandes arnaques de tous les temps dans le chapitre qui vient.

À RETENIR

- Le phénomène de glycation peut affecter n'importe quelle protéine en présence de sucre. Ce phénomène existe potentiellement avec tous les glucides, à l'exception des fibres.
- Les AGE générés par la glycation peuvent provenir de l'alimentation, mais ils sont majoritairement formés dans notre organisme à la suite d'une surconsommation de glucides.
- Le fructose est un facteur de stress pour le foie et favorise l'inflammation et l'insulinorésistance.
- Le sucre interagit avec les gènes dans le cerveau, ce qui a pour effet de diminuer la neuroplasticité et de nuire aux fonctions cognitives.
- Certains aliments sont conçus pour avoir un goût irrésistible et provoquent une faim insatiable conduisant à la surconsommation. Ces aliments sont de potentiels facteurs d'inflammation et d'obésité et il vaut mieux les éviter complètement.
- L'industrie n'a que faire de votre santé ; n'attendez pas qu'un « consensus scientifique » se dégage avant d'éliminer de votre alimentation les produits inutiles et potentiellement dangereux.

SUPERALIMENT N°3

Myrtilles

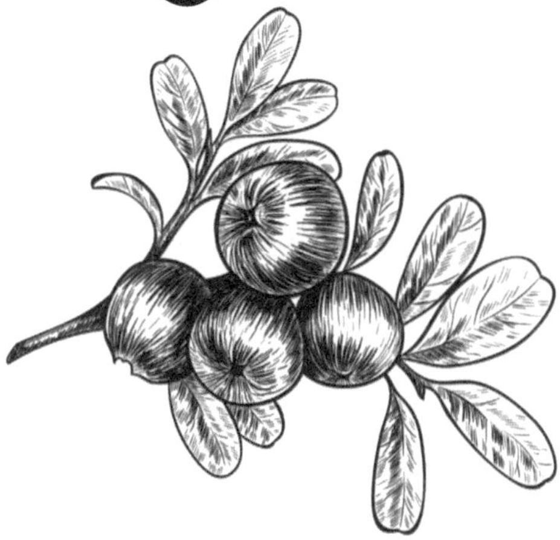

Parmi les fruits et les légumes que nous consommons couramment, les myrtilles sont parmi ceux qui contiennent le plus d'antioxydants, car elles comportent une abondance de composés appelés *flavonoïdes*. Les flavonoïdes sont une classe de composés polyphénoliques que l'on trouve dans de nombreux superaliments du cerveau (vous vous souvenez peut-être de l'oléocanthal présent dans l'huile d'olive vierge extra, lui-même un type de phénol).

Les flavonoïdes les plus abondants dans les myrtilles sont les anthocyanes, dont il a été démontré qu'elles traversent la barrière hémato-encéphalique et améliorent la communication des neurones dans les parties du cerveau qui gèrent la mémoire [1]. Étonnamment, ces bonnes anthocyanes s'accumulent dans l'hippocampe du cerveau.

Mon ami Robert Krikorian, directeur du programme sur le vieillissement cognitif à l'Academic Health Center de l'université de Cincinnati, est l'un des éminents chercheurs qui étudient les effets des myrtilles sur la mémorisation chez l'homme. Il a publié des résultats qui démontrent les puissants bienfaits de la consommation de myrtilles sur la fonction cognitive ; par exemple, une augmentation de la consommation de myrtilles durant douze semaines a entraîné une amélioration de la mémoire et de l'humeur ainsi qu'une réduction de la glycémie à jeun chez des personnes âgées qui présentaient des risques de démence [2].

Les études épidémiologiques sont tout aussi convaincantes. Une étude de 6 ans portant sur 16 010 adultes âgés a révélé que la consommation de myrtilles (et de fraises) était associée à un ralentissement du vieillissement cognitif [3]. De plus, alors qu'une étude récente n'a révélé aucun lien entre la consommation de fruits en général et le risque de démence chez l'homme, les baies, elles, *en avaient un* : elles semblent protéger le cerveau du déclin cognitif [4].

Comment les acheter et les consommer : *Les myrtilles fraîches sont fantastiques, mais n'hésitez pas à en acheter des congelées, souvent beaucoup moins chères et beaucoup plus faciles à trouver. Optez toujours pour les myrtilles bio. Elles s'accommodent bien en smoothies et dans les salades, mais aussi en en-cas.*

Conseil de pro : *Toutes les baies sont probablement utiles au cerveau, mais chacune contient des composés bénéfiques spécifiques. Vous pouvez remplacer les myrtilles seules par un mélange de myrtilles, de mûres, de fraises et de framboises bio.*

• CHAPITRE 4 •

*Winter is coming** (pour votre cerveau)

> Il est plus facile de duper les gens que de les convaincre qu'ils l'ont été.
>
> – INCONNU

Voici l'histoire d'un soupirant éconduit. Après la lecture du précédent chapitre, vous aurez peut-être du mal à croire que les glucides ont été l'amour de ma vie. C'est pourtant vrai : si je devais fermer les yeux et évoquer les plus grands plaisirs qui ont illuminé mon existence, la dégustation d'un cupcake Red Velvet tout droit sorti du four arriverait en pole position. Mais il faut bien reconnaître que tout ce que l'on aime n'est pas forcément bon pour nous.

Inutile d'avoir un diplôme en nutrition pour comprendre que les confiseries et les pâtisseries sont généralement bourrées de sucre et de farine blanche raffinée. Tout jeune déjà, je fuyais les coupables évidents et j'optais pour les céréales « saines », de préférence complètes et moelleuses avec un petit goût de noisette. Bien que j'aie « baigné » toute mon enfance dans la farine blanche – je me régalais de bagels, de pâtes et des célèbres biscuits noirs et blancs (mes préférés) – j'ai très vite compris que moins les céréales étaient transformées, meilleures elles étaient pour moi. Bien avant l'adolescence, j'ai commencé à

* En référence à la série *Game of Thrones*.

militer au sein de ma propre famille en défendant la cause des produits portant le logo rouge « bon pour le cœur » [le programme *Heart-Check Mark* et son logo ont été instaurés en 1995 pour permettre aux consommateurs de repérer facilement les produits sains – NDT] lorsque j'aidais ma mère à faire les courses. Plus authentiques et avec plus de « trucs » (comme le son) : j'étais persuadé que ces produits offraient un meilleur rapport prix-santé. Le *Health Nut* (littéralement, noix pour la santé) était mon pain préféré, avec son nom rassurant qui devait me faire croire que chaque tranche faisait progresser ma famille sur la voie de la santé.

J'ai gardé mon amour des céréales jusqu'à l'âge adulte et, lorsque j'ai commencé à faire attention à ce que je mangeais, comme beaucoup, j'étais convaincu que « plus de céréales égale meilleure santé ». Voici un aperçu de mes repas d'une journée type de l'époque : le matin, je prenais un grand bol de muesli avec du lait écrémé ou un bagel au blé complet et un fruit. À l'heure du déjeuner, j'avais une faim de loup et je prenais un sandwich, un wrap (blé complet uniquement), ou un bol de riz complet, mon plat préféré. À la suite de ce déjeuner, j'entrais généralement dans un état comateux et je devais prendre plusieurs en-cas (un ou deux biscuits, quelques crackers au blé complet ou des fruits secs) pour maintenir ma glycémie jusqu'au dîner. Je ne savais pas encore tout ce que je sais aujourd'hui sur les fluctuations de la glycémie (et que vous saurez vous-aussi bientôt), mais j'avais remarqué que les glucides avaient tendance à atténuer ma léthargie. Au dîner, je reprenais du riz complet que je remplaçais certains soirs par une grosse portion de pâtes au blé complet. Je ne dérogeai jamais à cette règle : chaque repas devait comporter une céréale.

Bien que mon niveau d'énergie et mes fringales au cours de la journée avaient des airs de montagnes russes, il ne m'est jamais venu à l'esprit d'en imputer la responsabilité à mon alimentation. Pourquoi l'aurais-je fait ? Je faisais partie des 1 % de consommateurs de céréales et je les mangeais uniquement complètes et non transformées. Mais l'affligeante vérité, c'est que comme vous, on m'a dupé sur les bénéfices des céréales sur la santé.

LES ORIGINES D'UN MYTHE

Le régime alimentaire le plus connu pour ses effets cardioprotecteurs et neuroprotecteurs est le régime méditerranéen, initialement popularisé par Ancel Keys, le célèbre opposant aux matières grasses (je vous l'ai présenté au chapitre 2). Il aimait passer ses vacances en Grèce, et plus particulièrement en Crète, une région où la population jouit d'une longévité exceptionnelle et dont il a utilisé le régime comme référence dans ses études sur l'alimentation humaine. S'il était allé en Orient, il aurait peut-être alors choisi le régime riche en œufs de poisson, en soja fermenté (le *natto*) et en nouilles de varech des Japonais dont la santé n'est pas moins remarquable. Mais à l'époque, la Grèce et l'Italie étaient des destinations populaires moins lointaines et au climat plus clément, sans compter que le vin y était meilleur.

Selon ses observations, le régime alimentaire méditerranéen se composait d'aliments d'origine végétale et de produits de la mer : légumes, légumineuses, poissons, huile d'olive, céréales et fruits à coque. Mais dans les îles grecques, on affectionne également la viande et on n'a rien contre de bonnes côtelettes d'agneau bien grasses. Ce détail a peut-être échappé à Ancel Keys qui séjourna en Crète en période de disette puisqu'il s'y rendit juste après la Seconde Guerre mondiale, en plein carême, une période où la viande ne figure pas au menu.

Ses observations n'en sont pas moins devenues la pierre angulaire du régime méditerranéen basé sur les céréales qui a servi à l'élaboration de la très influente pyramide alimentaire qui préconisait de manger moins de graisse et de faire le plein de produits à base de céréales (jusqu'à 11 portions par jour). (*MyPlate*, mis au point par le ministère américain de l'Agriculture [USDA] pour remplacer la pyramide alimentaire, conseille toujours de manger des céréales à tous les repas.) L'industrie agroalimentaire n'a rien trouvé à redire et a engrangé les subventions colossales accordées aux céréales. Se pourrait-il cependant qu'Ancel Keys ait attribué les effets bénéfiques sur la santé du régime méditerranéen à la mauvaise catégorie alimentaire ?

L'examen des données sur les populations révèle que la consommation de céréales complètes est incontestablement associée à un taux moindre de diabète, de cancer du côlon, de maladies cardio-vasculaires et cérébrales. Les personnes qui consomment principalement du riz complet, du pain à base de blé complet et des céréales à la mode comme le quinoa ont également tendance à faire par ailleurs de meilleurs choix alimentaires [1]. Elles consomment davantage de poissons sauvages (riches en oméga-3), d'huile d'olive vierge extra et de légumes, et beaucoup moins de glucides et d'huiles raffinés caractéristiques de l'alimentation occidentale. De manière générale, elles ont également un mode de vie plus sain et font plus d'exercice [2]. Mais cette vision d'ensemble ne permet pas d'isoler les effets des céréales sur la santé dans un régime globalement sain. L'idée que les céréales complètes ont un effet bénéfique sur la santé s'est pourtant enracinée. Elle a même fait des petits sous la forme de variantes modernes du régime méditerranéen comme le régime DASH contre l'hypertension approuvé par le gouvernement américain.

Dans ce chapitre, nous allons explorer le rôle d'une hormone ancestrale dans les fonctions cérébrales, l'insuline. Nous aimerions pour cela vous voir faire preuve de scepticisme (comme tout bon scientifique) et envisager que le régime méditerranéen n'est pas sain *grâce*, mais en dépit des céréales qu'il contient.

LE PROBLÈME AVEC L'OMNIPRÉSENCE DES GLUCIDES DANS L'ALIMENTATION

On considère souvent que les petites quantités de vitamines et de fibres que contiennent les céréales en font des aliments sains. Pourtant, la forme habituelle sous laquelle nous les consommons provoque la même hausse de la glycémie que le sucre blanc. En effet, l'amidon qu'elles contiennent est constitué de longues chaînes de molécules de glucose qui commencent à se décomposer lors de la mastication.

Le glucose est une importante source d'énergie de notre corps ; celle-ci alimente les muscles de nos jambes lorsque nous montons des escaliers, notre cerveau lorsque nous réfléchissons à la résolution d'un problème et notre système immunitaire lorsque nous luttons contre un rhume. Les molécules de glucose (d'une tranche de pain complet, par exemple) ne peuvent pas pénétrer toutes seules dans les cellules : elles doivent y être escortées.

C'est là qu'intervient l'insuline.

L'insuline est une hormone que le pancréas libère dans le sang lorsqu'il détecte une augmentation du sucre sanguin (glycémie). Cette hormone active des récepteurs situés à la surface des cellules, au niveau de leur membrane ; ces récepteurs déroulent un véritable tapis rouge pour inviter les molécules de sucre à entrer dans la cellule où elles sont stockées ou converties en énergie.

Lorsque nous sommes en bonne santé, une petite dose d'insuline suffit à faire réagir les cellules des muscles, du tissu graisseux et du foie. Une stimulation prolongée et répétée des récepteurs à l'insuline finit toutefois par les désensibiliser en induisant une diminution de leur nombre à leur surface. Si la résistance est une vertu au quotidien, il en va tout autrement de la résistance à l'insuline qui oblige le pancréas à libérer davantage d'insuline pour arriver au même résultat. Dans l'intervalle, la glycémie continue de grimper et reste élevée plus longtemps entre les repas, ce qui accélère le processus redoutable de la glycation, la liaison glucide-protéine.

De nombreuses personnes souffrent de résistance à l'insuline. Flash info : vous pourriez bien en faire partie. Près d'une personne sur deux aux États-Unis a des problèmes de glycémie, notamment de prédiabète et de diabète de type 2. Le premier affecte le nombre impressionnant de 86 millions de personnes rien qu'aux États-Unis (1 personne sur 4). Le diabète de type 2, soit le degré le plus avancé de l'insulinorésistance, se développe lorsqu'un déluge d'insuline est nécessaire là où une petite quantité aurait auparavant suffi. Incapable de répondre à la demande toujours croissante d'insuline, le pancréas finit par flancher et la glycémie reste élevée malgré une libération maximale d'insuline.

Mais que se passe-t-il pour l'autre moitié de la population, celle qui n'est ni prédiabétique ni diabétique ? Si votre glycémie est normale, c'est que vous n'avez rien à craindre, pas vrai ? Malheureusement, l'insulinorésistance est étonnamment courante, même chez les personnes qui présentent un taux de sucre sanguin normal. Grâce aux travaux du pathologiste Joseph R. Kraft, nous savons maintenant qu'une glycémie anormale constitue un marqueur *tardif* d'un taux d'insuline élevé de manière chronique. Il s'avère que l'élévation chronique de l'insuline peut passer inaperçue pendant des années, voire des décennies, lors des analyses de routine (comme le dosage de la glycémie à jeun et celui de l'hémoglobine glyquée [HbA1c] décrit au chapitre précédent) et endommager votre mémoire tout faisant le lit de futurs problèmes cérébraux [3].

LA REMARQUE DU DR PAUL

LA LONGUE ROUTE VERS LE DIABÈTE

Pour mettre les choses en perspective, sachez qu'un adulte en bonne santé sécrète en moyenne 25 unités d'insuline par jour pour contrôler la glycémie. En comparaison, certains de mes patients diabétiques reçoivent des injections pouvant atteindre 100 à 150 unités d'insuline par jour, soit plus de *cinq fois* la norme physiologique. Cela signifie que leur pancréas a fonctionné à double ou triple régime pendant des années avant que leur glycémie commence à grimper et que le diagnostic de diabète soit établi.

LES EFFETS PERVERS DE L'INSULINE

L'insuline est la principale hormone anabolisante de l'organisme, ce qui signifie qu'elle crée dans le corps un environnement favorable à la croissance et au stockage. Cela peut permettre d'alimenter en énergie (sous forme de sucre) et en acides aminés les tissus musculaires après une journée de 12 heures passées à arracher des mauvaises herbes dans un champ ou à aller chercher de l'eau à des kilomètres. Aujourd'hui, ces réserves d'énergie finissent surtout sur nos hanches et notre tour de taille.

Pour les cellules graisseuses, un taux élevé d'insuline, c'est la fête ! Ce mécanisme de stockage de l'énergie a pu être utile, voire salvateur lorsque les temps étaient difficiles. Aujourd'hui, il nous fait accumuler du gras en prévision d'une famine qui semble ne jamais se produire. Mais attention : si le surpoids est bien souvent le signe d'une résistance à l'insuline, il ne faut pas se fier aux apparences. Les minces aussi peuvent être confrontés au problème. Souvent, il n'est pas détecté, car on assume généralement à tort que la minceur est le reflet d'une bonne santé métabolique. Il existe pourtant un terme médical pour désigner les patients qui souffrent d'une résistance à l'insuline en dépit d'un poids normal : *sujet de poids normal métaboliquement obèse* (autrement dit, un *faux maigre*). Ceci illustre un concept souvent confus : l'insulinorésistance et l'obésité sont deux maladies indépendantes. Il est en effet possible de s'habiller en XS tout en étant « obèse » à l'intérieur.

L'une des conséquences d'un taux d'insuline élevé, tant chez les minces que chez les personnes en surpoids, c'est le blocage de la combustion des graisses, un mécanisme appelé *lipolyse*. Comment se produit ce blocage ? L'insuline agit comme une valve à sens unique au niveau des cellules adipeuses. Cela signifie que lorsque le taux d'insuline est élevé, les calories peuvent entrer, mais elles ne peuvent pas sortir. Les cellules adipeuses deviennent des hôtels de seconde zone qui permettent d'accroître ou de conserver l'énergie stockée lorsque le corps détecte une abondance de nourriture.

Imaginons une personne qui consomme chaque jour plus de 300 g de glucides provenant principalement de produits raffinés comme des gâteaux au chocolat industriels, du pain de mie, des boissons sucrées et des barres de céréales. Sa production d'insuline ne cesse jamais. Il en résulte un problème majeur : les organes qui préfèrent puiser l'énergie dans les graisses, comme les cellules nerveuses de l'œil et le cœur, ne peuvent le faire.

Des recherches récentes ont montré que, contrairement à ce qu'on avait toujours cru, les graisses peuvent servir de source d'énergie aux photorécepteurs de l'œil[4]. Dans un article publié dans *Nature Medicine*, des chercheurs ont démontré que priver ces cellules d'acides gras (graisses) pouvait engendrer une dégénérescence maculaire liée à l'âge (DMLA), ce qui signifie que cette dernière pourrait en fait constituer une forme de diabète de l'œil ! Compte tenu du fait que l'insuline bloque la combustion des graisses, on pourrait penser qu'en mangeant moins de glucides (et donc en sécrétant moins d'insuline), une bonne part des personnes à risque agirait favorablement pour leur santé. (La DMLA reste l'une des principales causes de malvoyance après 50 ans.)

Même le cerveau peut tirer son énergie des graisses ou plus exactement de composés dérivés des graisses appelés *corps cétoniques*. Le corps produit des corps cétoniques, ou cétones, en période de jeûne, avec les régimes très pauvres en glucides et en consommant certains aliments qui se transforment facilement en cétones. On en produit également pendant les séances de sport très intenses (HIIT), une fois que les réserves de glucose sont épuisées. Mais les cétones ne sont pas qu'un simple carburant : elles sont aussi des molécules de signalisation qui actionnent des interrupteurs du cerveau et semblent avoir différents effets bénéfiques. Elles peuvent notamment renforcer le taux de BDNF, le facteur protéique neuroprotecteur ultime du cerveau. Le problème c'est qu'un taux d'insuline chroniquement élevé bloque la synthèse des cétones. Selon Sam Henderson, un chercheur de renom spécialisé dans les cétones et la maladie d'Alzheimer, « le fait que les régimes riches en glucides bloque la combustion des graisses pourrait bien constituer l'aspect le plus néfaste de l'alimentation moderne ». (Nous reviendrons sur les cétones, ainsi que sur leur potentiel thérapeutique et stimulant pour le cerveau au chapitre 6.)

Il n'y a pas 36 solutions pour déloger la graisse et la brûler : il faut réduire le taux d'insuline, c'est aussi simple que ça. Comme le dit si bien le chercheur italien Cherubino Di Lorenzo (qui étudie les effets des cétones sur la migraine) : « On pourrait considérer ce processus [de mobilisation des graisses] comme une liposuccion biochimique du corps. »

VOUS VIEILLISSEZ AU RYTHME DE VOTRE PRODUCTION D'INSULINE

Toute personne qui suit un régime a intérêt dans un premier temps à réduire fortement sa consommation de glucides. En fait, un régime très pauvre en glucides divise en moyenne par deux la quantité totale d'insuline sécrétée par le pancréas et une journée suffit à améliorer la sensibilité à l'insuline[6]. C'est sans doute une bonne nouvelle pour si vous avez du ventre, des poignées d'amour, ou une culotte de cheval, mais cela pourrait également être essentiel au ralentissement du processus de vieillissement.

Outre le fait qu'elle contribue à l'adiposité, le terme scientifique pour désigner la graisse corporelle, un niveau d'insuline chroniquement élevé accélérerait les processus sous-jacents du vieillissement. Josh Mitteldorf, maître de conférences au Massachusetts Institute of Technology et à Harvard, n'y est pas allé par quatre chemins dans son ouvrage *Cracking the Aging Code* (*Décoder le processus de vieillissement*, non traduit en français) : « La moindre assiette de pâtes envoie un message à l'organisme pour qu'il stocke des graisses et accélère le processus de vieillissement. » Tout surplus de calories, facilité par les glucides au goût irrésistible, fait perdre de vue à l'organisme ses préoccupations de long terme et met un coup d'arrêt aux projets de réparation cellulaire [7]. Après tout, pourquoi tous ces efforts pour réparer des cellules endommagées quand la masse d'énergie disponible permet d'en créer des nouvelles ?

En revanche, lorsque le corps sent que la nourriture est peu abondante, les gènes impliqués dans la réparation et la restauration s'activent pour assurer la bonne santé du corps à l'issue de la période de disette. Ces voies génétiques s'apparentent à de petites applications biologiques programmées dans notre génome qui s'activent dans un environnement pauvre en insuline.

Le *FOX03* est l'une de ces voies et elle est liée à la longévité. Elle aide notamment au maintien des réserves de cellules souches dans l'organisme lorsque nous vieillissons [8]. Les cellules souches sont intéressantes, car elles sont capables de se différencier en divers types de cellules (y compris les neurones), et aident à réparer les dommages causés par le vieillissement [9]. Certains scientifiques pensent que si nous pouvions réapprovisionner nos réserves de cellules souches lorsque nous vieillissons, ou tout au moins en ralentir l'épuisement, nous serions mieux à même de nous défendre contre les ravages causés par l'âge et rester plus longtemps jeunes et en bonne santé. L'activation du *FOX03* constitue sans doute l'une des façons les plus aisées d'y parvenir.

En fait, les personnes disposant d'une copie d'un gène qui rend leur *FOX03* plus actif ont deux fois plus de chances de vivre centenaires. Celles qui en possèdent deux copies voient leurs chances multipliées par trois [10].

La nouvelle encourageante, c'est que nous pouvons mimer bon nombre des effets du *FOX03*, notamment en surveillant de près la production d'insuline par notre organisme. Pour y parvenir, il suffit d'observer de courtes périodes de jeûne (nous y reviendrons au chapitre 6), d'éviter les produits sucrés et de faire descendre les féculents de leur piédestal (en particulier les céréales transformées) pour les reléguer au rang d'aliments plaisir [11]. (Le saumon sauvage, notre superaliment n° 9, renferme également un composant qui stimule le *FOX03*.)

ENRAYEZ LA MÉCANIQUE

Vous avez peut-être déjà ressenti les conséquences des pics d'insuline fréquents sur vos fonctions cognitives, en tout cas, moi je les ai ressenties. La léthargie qui suit un repas riche en glucides en est sans doute le symptôme le plus probant. Elle s'explique par le fait que le pancréas, l'organe qui sécrète l'insuline, n'est pas un instrument de précision, mais un outil plutôt grossier destiné à nous aider à faire des stocks de graisse en période d'abondance (lorsque les fruits d'été sont mûrs, par exemple) pour nous permettre de survivre aux périodes de disette (en hiver et en cas de sécheresse). Il n'est pas particulièrement doué pour réguler avec précision l'avalanche de glucides qui se déverse dans notre sang, ce qui peut conduire à une hypoglycémie, une sensation de faim, de la fatigue et un brouillard mental. Lorsque cela se produit, il nous suffit d'ingurgiter un peu de glucides et des collations sucrées pour nous sentir mieux, ce qui nous amène à croire que ces aliments sont nos amis.

Les problèmes liés à un taux d'insuline chroniquement élevé persistent toutefois bien au-delà de l'heure du déjeuner. Certains chercheurs considèrent désormais l'hyperinsulinémie comme une « théorie unificatrice » des maladies chroniques et ses répercussions sur le cerveau sont particulièrement préoccupantes [12]. Les effets de l'insuline sur la protéine *bêta-amyloïde*, une mystérieuse molécule produite dans le cerveau, en offrent peut-être la meilleure illustration.

Si le nom de cette protéine collante vous est familier, c'est qu'elle a été soupçonnée pendant des décennies de provoquer la maladie d'Alzheimer. Lorsqu'on faisait l'autopsie du cerveau des malades atteints de la maladie d'Alzheimer, on y trouvait une abondance de plaques composées d'amas de protéine amyloïde « anormale ». L'hypothèse dite amyloïde reposait sur l'idée que l'on pourrait guérir de la maladie d'Alzheimer en supprimant ces plaques. Mais les traitements expérimentaux qui ont permis de les réduire ont jusqu'ici échoué à arrêter la progression de la maladie ou à améliorer la cognition. Les scientifiques soupçonnent désormais les plaques amyloïdes d'être plus une conséquence d'un dysfonctionnement sous-jacent que sa cause (tout au moins au début de la maladie) et s'interrogent : comment éviter que notre cerveau ne devienne un site d'enfouissement de protéines amyloïdes ?

Un taux d'insuline élevé (en raison de fréquents repas riches en glucides ou d'un apport calorique excessif) porte préjudice à notre capacité à décomposer la protéine amyloïde. L'enzyme de dégradation de l'insuline (ou IDE, de l'anglais *insulin-degrading enzyme*) en est la principale responsable. Comme le suggère son nom, l'IDE décompose l'insuline, mais elle a également un petit boulot (qui n'en a pas un de nos jours ?) : elle fait partie de la brigade des enzymes de nettoyage chargées de dégrader les protéines bêta-amyloïdes. Si les réserves d'IDE du cerveau étaient inépuisables, cette enzyme s'acquitterait correctement de ces deux tâches, mais comme ces réserves sont malheureusement limitées, l'IDE donne une nette préférence à la dégradation de l'insuline plutôt qu'à celle de l'amyloïde. En fait, la présence d'insuline, même en quantités infimes, inhibe totalement la dégradation de l'amyloïde par l'IDE [13].

La maintenance de notre cerveau s'effectue en grande partie lorsque nous sommes dans les bras de Morphée. Grâce au système glymphatique nouvellement découvert, pendant votre sommeil, votre cerveau devient une sorte de lave-vaisselle qui fait circuler le liquide céphalo-rachidien et évacue la protéine amyloïde ainsi que d'autres sous-produits. Comme indiqué précédemment, l'insuline perturbe les tâches ménagères de l'organisme et le lavage qui se produit pendant le sommeil n'échappe pas à la règle. Pour optimiser cette phase critique du nettoyage du cerveau, vous pouvez cesser de manger 2 à 3 heures avant d'aller vous coucher afin de réduire le taux d'insuline en circulation.

Avez-vous déjà tenté de passer au lave-vaisselle un plat dans lequel ont séché des résidus de nourriture ? Ils ne disparaissent pas au lavage, d'où l'importance de bien comprendre ce concept chimique de base : la solubilité. Dans le cerveau, l'amyloïde se comporte comme ces résidus. Pour qu'elle puisse être nettoyée, la protéine doit rester soluble afin d'être dissoute dans le liquide céphalo-rachidien dans lequel baigne le cerveau. Et qu'est-ce qui rend l'amyloïde aussi insoluble que nos résidus de nourriture ? Regardons ça de plus près.

Les effets délétères d'une glycémie élevée ne connaissent pas de limites. Les glucides s'associent sans vergogne aux protéines voisines, la protéine bêta-amyloïde ne faisant pas exception. Lorsque l'amyloïde est glyquée, elle devient plus collante et moins soluble, de sorte qu'il est plus difficile de la décomposer et de l'évacuer [14]. Cela pourrait expliquer les résultats d'une recherche publiée en 2015 dans la revue *Alzheimer's & Dementia*, qui montre que l'accumulation de plaques dans le cerveau de personnes présentant des fonctions cognitives normales était proportionnelle au degré de résistance à l'insuline (qui va de pair avec une glycémie élevée de manière chronique) [15]. Plus surprenant encore, cette corrélation reste vraie pour les individus non diabétiques, ce qui signifie qu'une légère insulinorésistance suffit pour accroître le dépôt de protéines amyloïdes.

Puisque la régulation du taux d'insuline est essentielle pour un bon entretien du cerveau, on comprend qu'il est essentiel d'alterner régulièrement des moments de jeûne avec des moments où l'on s'alimente. Notre organisme a la capacité de procéder à des « travaux d'entretien » importants durant chacune de ces phases. Malheureusement, dans la vie moderne, nous sommes constamment en train de manger si bien que cela favorise le dépôt de plaques dans le cerveau et empêche un carburant essentiel comme les cétones de lui parvenir. Même s'il n'est pas établi que l'amyloïde est à l'origine de la démence, je parierais que, comme le Dr Paul et moi-même, vous voulez tout faire pour éviter qu'elle ne vienne gâcher la fête.

DIABÈTE DU CERVEAU

Avant que ne soit posé le diagnostic de ma mère, la démence était pour moi un concept vague et lointain qui m'évoquait des images de résidents dans une coquette maison de retraite passant leurs derniers jours dans un décor pastel aux éclairages fluorescents, à jouer au bridge et à se plaindre de la nourriture. Mon incrédulité lorsque le diagnostic de ma mère est tombé alors qu'elle avait la *cinquantaine* n'a eu d'égal que le choc que j'ai éprouvé en découvrant peu après lors de mes recherches qu'en réalité, le processus pathologique commence bien avant la manifestation des premiers symptômes (30 ans avant voire plus selon certaines données). Lorsque le médecin m'a annoncé sa maladie, c'était peut-être également *mon propre sort* qu'il prédisait. Quoi qu'il en soit, quelles que soient les probabilités pour moi de développer les mêmes troubles cérébraux que ma mère, une échéance à 30 ans n'impliquait pas que des dysfonctionnements neuronaux soient déjà présents chez moi, pas vrai ?

Eh bien, détrompez-vous ! Bien avant l'apparition de la maladie, ces mêmes facteurs qui peuvent mener à la démence risquent fort d'affecter le mécanisme de la cognition. J'ai expliqué plus tôt comment l'insuline facilite l'absorption du glucose dans les cellules musculaires, adipeuses et hépatiques. Dans le cerveau, l'insuline agit comme une molécule de signalisation et a une incidence sur la plasticité des synapses*, la mémoire à long terme et le fonctionnement des neurotransmetteurs comme la dopamine et la

* Les synapses sont les points de contact entre neurones, des zones de transmission de l'information via les neurotransmetteurs – NDE.

sérotonine [16]. Elle aide par ailleurs les cellules cérébrales à traiter le glucose, en particulier dans les zones avides d'énergie comme l'hippocampe.

Lorsque les signaux biochimiques deviennent trop forts, les cellules se protègent en réduisant le nombre de capteurs disponibles (les récepteurs de l'insuline). Au niveau du cerveau, une baisse du nombre de récepteurs de l'insuline peut avoir un effet négatif sur certaines fonctions cognitives, notamment les fonctions exécutives (lire page 28) et la mémorisation, la concentration, le circuit de la récompense et la bonne humeur.

La littérature médicale ne laisse planer aucun doute quant à une possible altération des fonctions cognitives chez les personnes atteintes de diabète de type 2, mais d'autres recherches montrent que même chez des individus non diabétiques, la résistance à l'insuline est associée à des fonctions exécutives et à une mémoire déclarative dégradées [17]. Une étude de la Medical University de Caroline du Sud qui portait sur des personnes en bonne santé, qui n'avaient donc ni diabète, ni troubles cognitifs, a montré que celles qui avaient les taux d'insuline les plus élevés, avaient de moins bonnes performances cognitives au tout début de l'expérimentation et manifestaient le plus fort déclin cognitif 6 ans après [18].

Comment savoir si vous êtes résistant à l'insuline et ainsi reprendre la main sur les performances de votre cerveau ? Vous devez connaître votre indice HOMA-IR (de l'anglais *Homeostasis Model Accessment of Insuline Resistance*, évaluation du modèle d'homéostasie de la résistance à l'insuline). Cet indice permet de répondre de manière simple à la question : *quelle quantité d'insuline doit produire mon pancréas pour que ma glycémie à jeun reste à son niveau actuel ?* Votre médecin traitant peut effectuer deux dosages simples pour le calculer : la glycémie à jeun et l'insuline à jeun. Voici la formule qui permet de déterminer votre indice HOMA-IR :

Glycémie à jeun (mmol/L) x Insulinémie à jeun (mU/mL) / 22,5

ou

Glycémie à jeun (mg/dL) x Insulinémie à jeun (mU/mL) / 405

On considère qu'un indice inférieur à 2 correspond à la normale mais plus il est bas et mieux c'est, l'idéal étant qu'il soit inférieur à 1. Un indice HOMA-IR supérieur à 2,75 signe la résistance à l'insuline. Les études épidémiologiques montrent clairement que les personnes qui présentent les indices HOMA-IR les plus élevés ont plus de risque de souffrir de troubles cognitifs que les autres.

L'insulinorésistance est également extrêmement courante chez les personnes souffrant de la maladie d'Alzheimer : c'est vrai chez 80 % des personnes atteintes, que la maladie soi ou non associée au diabète de type 2 [19]. Des études d'observation ont montré qu'avoir un diabète de type 2 double voire quadruple le risque de développer la maladie d'Alzheimer. En tout, 40 % des cas d'Alzheimer peuvent être attribués à un taux d'insuline chroniquement élevé et de plus en plus de chercheurs et de cliniciens parlent désormais de « diabète de type 3 » lorsqu'ils font référence à la maladie d'Alzheimer. Certes, le diabète de type 2 n'entraîne pas la maladie d'Alzheimer : si c'était le cas, tous les diabétiques développeraient la maladie et tous les malades d'Alzheimer seraient diabétiques, ce qui n'est pas le cas. Il semble néanmoins de plus en plus évident que ces deux pathologies ont un lien de parenté étroit.

Ce qu'il faut retenir, c'est qu'un taux d'insuline élevé de manière chronique, même lorsqu'il reste en deçà de celui qu'on observe en cas de diabète voire de prédiabète, peut faire des ravages et nuire aux performances de votre cerveau, tout en faisant le lit de maladies neurologiques qui apparaîtront des décennies plus tard.

• PRÉDIRE LA MALADIE D'ALZHEIMER AVEC UNE ANALYSE DE SANG ? •

La protéine IRS-1 (de l'anglais *insulin receptor substrate 1*, substrat du récepteur à l'insuline de type 1) intervient dans la signalisation de l'insuline. On la considère comme un marqueur ultrasensible de la diminution de la sensibilité à l'insuline dans le cerveau. Les patients atteints de la maladie d'Alzheimer ont tendance à présenter des niveaux plus élevés de la forme inactive de cette protéine (et des niveaux moins élevés de la forme active) dans le sang, si bien que des chercheurs du National Institute on Aging se sont demandé si une simple analyse de sang ne pourrait pas permettre de détecter les personnes à risque avant l'apparition des symptômes. Les résultats ont été saisissants : des niveaux plus élevés de la forme inactive d'IRS-1 permettaient de prédire le développement de la maladie d'Alzheimer chez ces patients avec une précision de 100 % [20]. Plus frappant encore, c'est que ces niveaux étaient déjà élevés 10 ans avant l'apparition des premiers symptômes. Cela laisse penser que l'on pourrait dans une grande mesure contribuer à prévenir la maladie en préservant la sensibilité à l'insuline du cerveau tout au long de la vie. Comment pourrions-nous y parvenir ? Commençons par notre corps. Toutes les mesures qui permettent d'améliorer notre santé métabolique, surtout si elles sont mises en œuvre tôt, semblent retarder l'apparition ou l'aggravation des symptômes de démence. Bien qu'une myriade de facteurs influence le métabolisme (comme le sommeil, le stress et les carences en nutriments, entre autres), des dizaines d'essais contrôlés randomisés ont montré qu'un régime pauvre en glucides permet de manière sûre et efficace d'améliorer notre santé métabolique.

L'IMPOSTURE DE LA GLYCÉMIE

Lorsque l'on a pour objectif de réduire les pics fréquents et prolongés d'insuline tout au long de la journée, on doit tenir compte de la quantité totale d'aliments glucidiques consommés. Les sources les plus évidentes de sucre telles que les boissons sucrées, les aliments ultratransformés, la confiture et les pâtisseries sont bien sûr concernées. Mais dans les faits, même les céréales complètes dites « à faible index glycémique » (voir ci-contre) comme le riz complet sont des aliments qui font monter la glycémie et entraînent une sécrétion d'insuline. Au risque de vous contrarier, sachez que le pain de mie complet, mon aliment de base pendant de nombreuses années, présente un index glycémique et une charge glycémique plus élevés que le sucre blanc ! On présente souvent ces aliments à base de céréales complètes comme « meilleurs pour votre santé » que ceux à base de céréales raffinées, mais il serait plus juste de dire qu'ils sont « moins mauvais », surtout s'ils sont consommés en grande quantité.

QUESTION FRÉQUENTE :

« Dois-je comprendre que je ne pourrai plus manger de céréales, de patates douces, une banane ou mon aliment glucidique préféré ? »

Pas du tout. Même si votre alimentation repose sur une nourriture riche en nutriments essentiels et pauvres en glucides, le niveau de votre insuline reste capital : un taux trop bas peut se révéler aussi problématique que l'inverse mais pour d'autres raisons. Un repas riche en glucides pris ponctuellement peut être utile pour optimiser le taux de certaines hormones et améliorer vos performances sportives. Le meilleur moment pour consommer des glucides (patates douces ou riz), c'est juste après une séance de sport. Pourquoi après le sport ? Parce qu'après un entraînement intensif, les muscles pompent littéralement le sucre dans le sang. Nous y reviendrons au chapitre 6.

Un autre problème tient au fait que l'index glycémique fait référence à l'ingestion d'aliments *de manière isolée*, alors que l'impact d'une tranche de pain, par exemple, est très différent selon qu'on la mange nature ou accompagnée de jambon et de beurre dans un sandwich.

En 1983, les scientifiques savaient déjà que si l'ajout de matières grasses à un repas riche en glucides permettait de réduire le pic de glycémie, il augmentait par ailleurs la quantité d'insuline libérée [21]. En d'autres termes, le pancréas peut surréagir en présence de matières grasses et sécréter *plus* d'insuline pour une même quantité de glucides ! (Les matières grasses ne font en fait que retarder la pénétration du glucose dans le sang, mais elles prolongent la montée de la glycémie [22].) Autrement dit, il est peu judicieux de conseiller aux personnes qui cherchent à atténuer les pics de leur glycémie, d'ajouter des matières grasses à un repas riche en glucides.

D'autres outils sont donc nécessaires pour évaluer l'impact hormonal et métabolique de l'ingestion des glucides. La charge glycémique et l'ASC (aire sous la courbe) de l'insuline pour un repas donné sont en train d'être étudiées. La charge glycémique tient compte principalement de la quantité de sucre libérée dans le sang après l'ingestion d'une portion d'un aliment donné, alors que l'ASC de l'insuline correspond à la quantité totale d'insuline sécrétée. Mais plutôt que de s'intéresser à l'impact d'un aliment isolé, il semble plus pertinent d'évaluer l'effet d'un repas complet sur la glycémie (et la façon dont le foie gère ce sucre). Ainsi, des travaux de recherche suggèrent que des sucres rapides, surtout en l'absence de matières grasses, peuvent être métabolisés rapidement et sécréter un pic très bref d'insuline, contrairement à une pomme de terre avec du beurre par exemple qui nécessite une sécrétion d'insuline prolongée.

• LE PROBLÈME DE LA TRANSFORMATION INDUSTRIELLE DES ALIMENTS •

Le débat qui oppose une alimentation pauvre en glucides et une alimentation pauvre en matières grasses fait rage dans le milieu de la santé depuis plus ou moins une décennie. Des fanatiques des deux bords revendiquent le monopole de la vérité, mais dans les faits, les deux camps écartent souvent les preuves qui ne confirment pas leur vision des choses. Des populations entières prospèrent avec un régime riche en glucides et pauvre en matières grasses (comme les habitants de l'île japonaise d'Okinawa), alors qu'à l'inverse, d'autres prospèrent avec un régime riche en matières grasses et pauvre en glucides (comme les Masaïs d'Afrique). Comment réconcilier les deux ? Une tolérance génétique aux glucides suffit-elle à l'expliquer ? Un bon modèle scientifique de notre fonctionnement biologique devrait pouvoir expliquer pourquoi les deux alimentations peuvent être saines. Ce qui est *certain*, c'est que les populations autochtones du monde entier développent des maladies lorsqu'elles sont exposées au régime « occidental ».

Comment expliquer alors qu'un régime riche en glucides puisse soudain devenir toxique ? L'étude des différences entre un régime « sain » riche en féculents et un régime occidental toxique révèle quelques points clés à prendre en compte :

– Les régimes traditionnels riches en glucides contiennent relativement peu de sucre.

– Les régimes traditionnels contiennent moins de glucides « acellulaires » (sucres et féculents extraits des cellules dans lesquelles ils se trouvaient) : ils comportent par exemple des fruits entiers plutôt que du jus de fruits, du pain aux graines germées plutôt que du pain fabriqué avec des céréales complètes pulvérisées et réduites en farine. Dans une étude récente, des rongeurs ont reçu le même aliment en même quantité, mais servi sous forme de poudre pour les uns et servi entier (brut) pour les autres. Devinez quel groupe a pris le plus de poids ? Celui qui a reçu les aliments en poudre. La transformation des aliments (qu'il s'agisse de glucides, de matières grasses ou autres) les rend instantanément plus toxiques pour l'organisme.

Il est difficile d'isoler les effets néfastes du sucre et du sucre *combiné* à une matière grasse, c'est-à-dire de savoir ce qui se produit dans le corps quand on consomme le type de nourriture industrielle qui pousse à la dépendance. Peut-être que le sucre n'est pas toxique ou même n'incite pas à la surconsommation lorsqu'il est pris de manière isolée, mais qu'il le devient après transformation. Il est en réalité très difficile pour votre corps de transformer de petites quantités de sucre en graisse, mais lorsque des glucides sont présents dans votre organisme, chaque molécule de graisse consommée en parallèle est immédiatement stockée jusqu'à l'épuisement total de ces glucides par vos cellules. Pour aggraver encore les choses, l'énorme pic d'insuline qui s'ensuit empêche votre corps d'accéder à cette graisse pour la transformer en énergie entre les repas. C'est ainsi que s'enclenchent l'engrenage de la faim et la perte de flexibilité métabolique (nous y reviendrons au chapitre 6).

Avant de poursuivre, je vous incite à prendre conscience qu'une myriade de facteurs *autres* que la consommation chronique de glucides contribuent à réduire la sensibilité à l'insuline, ce qui a pour effet d'augmenter le taux d'insuline dans le sang et de perturber le contrôle de la glycémie. Citons notamment le manque de sommeil, les gènes, l'exposition à des produits chimiques industriels toxiques et l'inflammation qui résulte de la consommation de graisses polyinsaturées. Les recherches montrent qu'une personne en bonne santé privée de sommeil une seule nuit verra sa sensibilité à l'insuline altérée le jour suivant, la rendant temporairement prédiabétique avant même toute ingestion de glucides !

Également nocif, le stress chronique qui est capable de dérégler la sécrétion d'insuline. Différents facteurs peuvent y contribuer, certains évidents et d'autres moins. Même un élément aussi anodin que la pollution sonore peut devenir un problème majeur dans les pays développés et engendrer un stress chronique de faible niveau pouvant avoir une incidence sur la santé métabolique. Une étude danoise a révélé que pour chaque augmentation de 10 décibels du bruit de la circulation à proximité de son lieu d'habitation, le risque de diabète augmentait de 8 % [23]. Cette corrélation atteint 11 % sur une période de 5 ans. Nous reviendrons sur le sommeil et sur le stress au chapitre 9.

• LE GLUTEN N'EST PAS L'AMI DE VOTRE MÉTABOLISME •

Le gluten est cette protéine un peu collante que l'on trouve dans le blé, l'orge, l'avoine et le seigle. Présent dans la plupart des pains, des gâteaux, des pâtes, des pizzas et dans la bière, le gluten est également ajouté à un grand nombre d'autres produits pour ses propriétés élastiques et agréables en bouche. Des recherches récentes suggèrent que le gluten pourrait, en raison de ses effets pro-inflammatoires particuliers sur le corps, diminuer la sensibilité à l'insuline et prédisposer à la prise de poids, indépendamment des glucides auxquels il est associé. Une étude a montré qu'avec une alimentation enrichie en gluten, des souris prenaient plus de poids que d'autres avec la même alimentation, mais sans gluten [24]. Ces souris présentaient une activité métabolique réduite et une augmentation des marqueurs de l'inflammation par rapport au groupe de contrôle consommant la même quantité de calories, de glucides et de lipides. La seule différence entre les deux groupes était le gluten.

Ne rechignez pas devant cette étude portant sur des souris. « Les tubes digestifs des mammifères sont finalement très proches, les principales différences entre les espèces étant probablement dues au régime alimentaire. Compte tenu de leur nature omnivore commune, l'homme et la souris partagent de fortes similitudes », ont écrit des chercheurs pour répondre à la question de la pertinence de prendre des souris pour étudier l'intestin dans la revue *Disease Models & Mechanisms* [25]. Cela vient s'ajouter au faisceau grandissant de données suggérant que l'impact du gluten s'étend bien au-delà du tube digestif. Nous y reviendrons au chapitre 7.

COMMENT CHANGER DURABLEMENT SES HABITUDES

On pense généralement qu'instaurer un changement positif – réduire sa consommation de céréales, éliminer le sucre, préférer les légumes pauvres en glucides (comme le chou kale) aux féculents qui stimulent la sécrétion d'insuline (comme les pommes de terre), etc. – est une simple question de volonté. Un changement de régime alimentaire est pourtant l'un des défis les plus difficiles à relever pour la plupart d'entre nous. Chaque repas est le fruit d'une accumulation d'années d'habitudes, de pressions sociétales et de normes culturelles qui influencent ce que nous et notre corps semblons vouloir. Avant l'explosion de l'obésité provoquée par l'excès d'aliments glucidiques ultratransformés, les gens n'avaient aucune difficulté à garder un poids normal ; ils y parvenaient sans être obligés de compter les calories ou de payer un abonnement à une salle de gym. Les grands principes que je présente dans les pages qui suivent ont fonctionné pour le Dr Paul et pour moi-même. Ils devraient vous permettre d'éviter les aliments bourrés de sucre et de glucides et, potentiellement, de perdre du poids sans avoir à compter les calories ou développer une relation obsessionnelle avec la nourriture. (Les seuls moments où vous devrez restreindre vos calories et limiter la prise alimentaire, ce sera durant les périodes de jeûne intermittent décrites au chapitre 6.)

Dormez et méditez lorsque vous êtes stressé

Le stress et la perte de sommeil auront raison de la détermination des gros mangeurs et c'est un facteur dont il faut tenir compte pour envisager un nouveau régime alimentaire. Nous reviendrons sur ces deux points au chapitre 9. Contentez-vous à ce stade de vous souvenir qu'une bonne nuit de sommeil vous donne le courage d'apporter des changements alimentaires durables en vous assurant que vos hormones n'agissent pas contre vous.

Sachez que la consommation de céréales raffinées et de sucre pourrait avoir un effet antistress en inhibant la sécrétion de cortisol (l'hormone du stress) et les réactions au stress du cerveau [26]. Il peut en résulter un dérèglement des fluctuations naturelles de cortisol, ce qui est l'une des nombreuses voies par lesquelles on devient accro au sucre. Au lieu de cela, vous devriez plutôt chercher une méthode pour réduire naturellement votre cortisol, les plus faciles à mettre en œuvre étant l'exposition matinale au soleil, la méditation et l'exercice.

Organisez votre environnement alimentaire

Si vous avez tendance à trop manger ou si vous êtes accro au sucre, vous remarquerez probablement qu'il est beaucoup plus facile de contrôler vos choix alimentaires lorsque vous êtes le seul maître à bord. Vous pouvez maîtriser ce que vous mangez à la maison si vous faites vous-même vos courses, si vous remplissez votre frigo et votre placard d'aliments peu transformés, sains et pauvres en glucides. N'oubliez pas : tout ce qui entre dans votre caddie finira par entrer dans votre corps.

Nous ne maîtrisons cependant pas toutes les situations. Un assortiment de cupcakes pour le départ d'un collègue à la retraite risque de réduire vos efforts à néant et de vous demander un surplus de volonté. Un petit jeu mental pourra vous aider : essayez par exemple de considérer cette nourriture pour ce qu'elle est vraiment, à savoir tout sauf de la nourriture. Vous pouvez aussi tenter de désamorcer la pression sociale en vous montrant positif. Lorsqu'un ami ou un collègue vous propose des biscuits apéritifs, une part de marbré industriel ou une barre de céréales qui risquerait de compromettre votre régime alimentaire, adoptez la stratégie qui consiste à refuser avec un message positif. Il sera plus efficace de dire « ça va ! » en faisant un grand sourire, plutôt que de déclarer « j'adorerais en manger, mais je ne peux pas » en faisant la grimace. Dans le premier cas, vous faites passer le message que vous êtes déjà « repu » et que vous pouvez vous passer de cet aliment malsain. Dans le second cas, vous envoyez le message subliminal « je me bats avec mon régime, mais si tu insistes je pourrais bien craquer ». (Petite parenthèse : cette astuce fonctionne également face à d'autres pressions sociales, comme lorsqu'on vous offre une boisson alcoolisée dont vous préféreriez vous passer.)

Lorsque vous devez aller au restaurant, essayez de consulter le menu à l'avance et de choisir un lieu où vous savez qu'il sera possible de manger sainement. Autre conseil de pro : précisez au serveur qu'il est inutile d'apporter une corbeille de pain. Autant *éviter* la tentation ! [Vous trouverez de nombreux autres conseils pour survivre aux restaurants et aux supermarchés dans les ouvrages *Le bon choix au supermarché* et *Le bon choix au restaurant*, publiés chez Thierry Souccar Éditions – NDE.]

Définissez vos règles de vie et consignez vos objectifs

J'ai réalisé qu'en prenant l'engagement de manger sainement, et en me fixant mes propres règles, il était plus facile d'éviter les compromissions. Vous pouvez, par exemple, décider d'éliminer de votre alimentation les produits industriels à base de céréales et ainsi supprimer une classe d'aliments non essentiels, pauvre en nutriments et riche en glucides stimulant l'insuline. Voici quelques autres règles au travers desquelles vous pouvez vous définir : « ne manger de la viande rouge que si elle provient d'un animal bien traité qui a été nourri toute sa vie avec ce qu'il mangerait naturellement (de l'herbe) » ou « ne jamais consommer de boissons sucrées » ou « toujours acheter des produits bio lorsque mes moyens me le permettent ». Essayez d'écrire les règles que vous vous êtes fixé et de les afficher sur votre réfrigérateur où elles se rappelleront à vous chaque fois que vous y chercherez une collation. Les études suggèrent que le simple fait de consigner des objectifs spécifiques, le *self-authoring*, augmente considérablement les probabilités de les atteindre.

De la cohérence plutôt que du « tout avec modération »

De nombreuses personnes auxquelles on demande de réduire leur consommation de glucides ne mangent plus qu'un demi-muffin au petit déjeuner et réduisent leur portion de spaghetti au dîner. Bien que ces quantités restent en deçà de celles de l'alimentation standard occidentale, il n'en reste pas moins que votre corps n'avait probablement pas besoin de ces deux portions de glucose (et de la sécrétion d'insuline qui va avec).

Aujourd'hui, le premier conseil alimentaire que l'on donne aux gens c'est de « manger de tout avec modération ». Une étude récente de l'université du Texas cherchant à évaluer l'impact de ce conseil a trouvé que plus la diversité alimentaire est grande, c'est-à-dire plus le régime alimentaire est constitué d'une grande variété d'aliments, moins l'alimentation est de qualité finalement et plus la santé métabolique est dégradée [27]. Autrement dit, les participants qui suivaient ce conseil mangeaient moins d'aliments sains, comme les légumes, et plus d'aliments nocifs comme la viande d'animaux nourris aux céréales, les desserts et les sodas. Selon Dariush Mozaffarian, l'auteur principal de l'étude, « ces résultats suggèrent que dans les régimes alimentaires modernes, manger de " tout avec modération " est en fait moins salutaire que de manger une faible variété d'aliments mais d'aliments sains ». Et d'ajouter, « les Américains qui ont les régimes alimentaires les plus sains mangent en fait une gamme relativement restreinte d'aliments sains ». Quelles conclusions devez-vous en tirer ? Adoptez les superaliments du cerveau. Je vous propose de compléter ces derniers avec d'autres aliments au chapitre 11.

Faites-vous épauler (par des amis réels ou numériques)

Il est toujours utile d'avoir un partenaire ou un ami à qui rendre des comptes lorsque l'on s'efforce d'atteindre de nouveaux objectifs. Échangez des photos de vos repas, des textos en cas de panique lorsque la tentation devient trop forte, et des encouragements. Si vous n'avez personne à proximité pour vous soutenir, pensez aux réseaux sociaux. Prévenez vos amis et ceux qui vous suivent de votre engagement à « reconquérir votre cerveau » et envoyez régulièrement des photos de vos petits plats pour recevoir leurs félicitations. Créez votre propre hashtag et n'hésitez pas à utiliser #GeniusFoods, comme je le fais sur mon compte Instagram (@maxlugavere – allez y faire un tour !) pour évoquer vos repas contenant des aliments santé qui stimulent le cerveau. Vos amis veulent vous voir réussir et vous pouvez les inspirer par la même occasion.

LE MOT DE LA FIN

La science ne cesse de progresser, en particulier sur des sujets comme le cerveau. Comme je l'ai indiqué au premier chapitre, 90 % des connaissances actuelles sur la maladie d'Alzheimer, la forme de démence la plus courante, ont été découvertes ces 15 dernières années. La prévention de la démence (sans parler de l'optimisation cognitive) est une science nouvelle et en aucun cas une science *établie*. Si nous devions attendre qu'elle le soit, cela signifierait des années, voire des décennies d'inaction.

Il existe une quantité considérable de données qui montrent qu'une glycémie et une insulinémie élevées de façon chronique peuvent nuire à notre santé cognitive. Et pourtant, on continue d'entendre et de répéter que les céréales (même les céréales complètes « saines ») *améliorent* la santé, sans fournir de preuve convaincante pour l'étayer [28]. Nous nous sommes tellement investis dans ce mensonge qu'il se reflète même dans la surface de terres cultivées aux États-Unis : au moins 15 % est dédié au blé et plus de la moitié au maïs et au soja. La culture des légumes ne représente que 5 % alors qu'ils devraient constituer la moitié de notre nourriture.

Bien que la tolérance aux glucides de chacun puisse varier, je vous recommande de privilégier les aliments qui sont naturellement pauvres en glucides et riches en micronutriments et en fibres, ces dernières constituant une arme essentielle de notre arsenal contre l'inflammation chronique sur laquelle je reviendrai au chapitre 7. Parmi les aliments pauvres en glucides, citons l'avocat, les asperges, le poivron, le brocoli, les choux de Bruxelles, le chou, le chou-fleur, le céleri, le concombre, le chou kale, la tomate et l'aubergine. Vous trouverez les protéines et les autres nutriments dans des aliments tels que le saumon sauvage, l'œuf, le poulet fermier et le bœuf nourri à l'herbe. Je consommais autrefois beaucoup de céréales, mais je fais désormais tout mon possible pour remplir mon assiette des aliments que je viens de mentionner.

L'apport de ces précieux nutriments à votre cerveau sera l'enjeu de la section suivante qui commencera par un voyage au cœur de notre système vasculaire. Attachez votre ceinture !

À RETENIR

- Réduire la fréquence et la durée des pics d'insuline en réduisant la consommation d'aliments riches en glucides est l'une des meilleures façons de préserver et d'améliorer votre sensibilité à l'insuline et de réduire ainsi l'inflammation et le stockage des graisses.
- L'insuline commande le stockage des graisses dans les cellules adipeuses (cellules graisseuses), mais bloque les processus biochimiques qui permettraient de les brûler pour produire de l'énergie. De nombreux organes, notamment le cerveau, privilégient pourtant cette forme d'énergie (après conversion des graisses en *cétones*).
- 40 % des cas de maladie d'Alzheimer pourraient être liés à un taux d'insuline élevé de manière chronique qui pourrait commencer à altérer les fonctions cognitives des décennies bien avant que ne soit posé le diagnostic.
- Les céréales, notamment le blé, stimulent de façon spectaculaire la glycémie et l'insuline, contiennent relativement peu de micronutriments et constituent la première source de calories consommées aux États-Unis. Leur consommation ne répond chez l'homme à aucune nécessité biologique.
- Même s'ils jouent un rôle important, les glucides ne sont pas les seuls responsables : le stress, la consommation d'huile oxydée, voire même des substances chimiques toxiques peuvent contribuer à la perturbation de la gestion de l'insuline.

SUPERALIMENT N°4

Chocolat

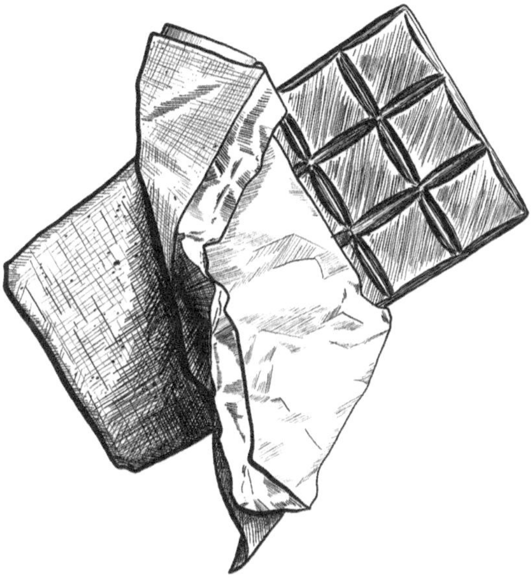

Saviez-vous que les fèves de cacao ont servi de monnaie dans la région de Mexico jusqu'en 1887 ? Ce fruit précieux a de tout temps été vénéré pour ses bienfaits sur la santé. C'est en outre l'un des aliments les plus riches en magnésium selon mon ami Tero Isokauppila, un expert finlandais de l'alimentation des chasseurs-cueilleurs et l'un des plus grands spécialistes du cacao que je connais.

Le chocolat, un aliment fermenté naturellement, tire ses principaux bienfaits de la présence abondante d'un type de polyphénols appelés flavanols. Il a été démontré que les flavanols du cacao peuvent ralentir le vieillissement et améliorer la sensibilité à l'insuline, la fonction vasculaire et le flux sanguin vers le cerveau, voire même les performances sportives [1]. Sur près de 1 000 personnes âgées de 23 à 98 ans et qui ne présentaient pas de troubles cognitifs, celles qui mangeaient du chocolat au moins une fois par semaine présentaient de meilleures performances cognitives relatives à la mémoire visuospatiale et à la mémoire de travail, ainsi qu'aux tests de raisonnement abstrait [2]. Mais comment s'assurer qu'on fait le bon choix face à l'offre pléthorique de chocolat dans nos supermarchés ?

La teneur en sucre du chocolat que l'on trouve dans le commerce varie considérablement : optez pour une faible teneur en sucre et un pourcentage élevé de cacao, sans descendre sous la barre des 80 %. En deçà, on entre dans le domaine des aliments plaisir *irrésistibles.* Quant au chocolat au lait et au chocolat blanc, ils contiennent essentiellement du sucre. Avec un bon chocolat à 85 %, vous constaterez qu'il vous suffira d'un carré de temps en temps pour apprécier votre chocolat sans éprouver l'envie irrésistible de finir la tablette.

Mieux encore, confectionnez vous-même votre propre chocolat pour éviter tout ajout de sucre et pouvoir ainsi le déguster à volonté ! C'est beaucoup plus simple qu'il n'y paraît, comme le démontre la recette proposée à la page 360.

Conseil de pro : *Mangez une tablette de chocolat noir à 85 % par semaine. Choisissez un chocolat bio ou issu du commerce équitable, qui est presque toujours produit de manière éthique.*

PARTIE 2

Tout est lié !

• CHAPITRE 5 •

Cœur sain, cerveau sain

Je me souviens de ma première omelette comme si c'était hier. (Comment ça, pas vous ?) Nous nous trouvions dans la cuisine de notre appartement new-yorkais lorsque ma mère se mit à battre un œuf pour en faire une omelette. Je devais avoir 7 ou 8 ans. Ma mère avait la hantise des maladies cardiaques, car son père en était décédé, ce qui explique sans doute pourquoi je ne l'ai jamais vue manger d'œufs pendant mon enfance. Il faut dire à sa décharge que cela faisait des décennies que le jaune d'œuf riche en cholestérol n'était plus en odeur de sainteté dans le pays en raison de son rôle présumé dans les maladies cardio-vasculaires. Pourtant, un soir, elle m'a proposé de m'en préparer pour me faire plaisir.

Elle a réglé le feu sous sa poêle en fonte préférée, un cadeau de sa propre mère, dans laquelle elle a versé un filet d'huile de maïs dont la bouteille trônait toujours à côté de la cuisinière*. Installé au bar de la cuisine d'où je suivais les opérations, je m'apprêtais peu après à passer à l'action, couteau et fourchette en main. L'excitation suscitée par cette première expérience retomba un peu lorsque ma mère décréta en mettant l'assiette devant moi : « Il ne faut pas en manger trop souvent. Les matières grasses et le cholestérol du jaune d'œuf pourraient boucher tes petites artères ! » (Il faut dire à sa décharge qu'elle m'a également souvent affirmé que goûter de nouveaux aliments ferait de

* Vous vous souvenez des graisses polyinsaturées évoquées au chapitre 2 ? Elles sont parfaites pour empêcher les aliments d'accrocher au fond d'une poêle, car elles s'oxydent et s'associent facilement au fer, exactement comme dans votre sang ! Il est pratiquement impossible d'empêcher des aliments d'accrocher avec de l'huile d'olive ou des graisses saturées qui sont chimiquement plus stables et qui ne s'oxydent pas facilement.

moi un meilleur amoureux pour la future Mme Lugavere. J'ai toujours été difficile et c'était sa façon de m'amadouer. Ma mère a toujours eu un sens de l'humour un peu décalé. Ses promesses se sont-elles réalisées ? Contentons-nous de dire que je suis toujours difficile.)

Quelques années plus tard, nous étions en vacances dans le sud de la Floride, comme beaucoup de New-Yorkais cherchant à fuir les rigueurs de l'hiver. Ce fut pour moi l'occasion d'une nouvelle expérience gustative avec la découverte de la noix de coco. J'ai tout de suite été séduit par sa texture riche, sa douceur subtile et sa saveur tropicale. Avec toute la sagesse de mes 12 ans, j'ai instantanément compris pourquoi les New-Yorkais aimaient tellement la Floride : les noix de coco bien sûr ! Mais une fois de plus, ma mère coupa court à cette idylle en me mettant en garde contre la nocivité de la chair de la noix de coco. « C'est plein de graisses saturées et c'est donc mauvais pour le cœur. »

Dans ce chapitre, nous allons explorer tout ce qui touche à la santé vasculaire. Pourquoi consacrer un chapitre entier aux vaisseaux sanguins dans un ouvrage sur le cerveau ? Parce que l'impact de la santé de vos veines et de vos artères ne se limite pas à votre cœur et au risque de développer une maladie cardiaque. Le cerveau reçoit des nutriments, de l'énergie et de l'oxygène grâce au réseau de capillaires sanguins qui s'étend sur pas moins de 164 kilomètres. Toute fuite sur le réseau (entraînant une baisse de flux sanguin vers le cerveau) contribue non seulement à la déficience cognitive, au risque accru de développer la maladie d'Alzheimer et la démence vasculaire, mais peut également produire des déficits plus subtils des fonctions cognitives généralement associés au vieillissement [1]. Voilà bien quelque chose dont nous nous passerions tous !

PHOBIE DU GRAS ET MANIPULATION DE LA SCIENCE

Nous avons aujourd'hui une meilleure compréhension de la santé vasculaire que par le passé, mais malheureusement, de nombreux médecins continuent de donner des conseils dépassés. Nous ne savons pas tout, mais il ne fait désormais plus aucun doute que s'il *existe* un superméchant dans notre alimentation, ce ne sont pas les graisses saturées. En 2010, le Dr Ronald Krauss, un expert de la nutrition basé aux États-Unis, coauteur d'avant-garde de nombreuses recommandations diététiques, a conclu dans une méta-analyse (une synthèse des résultats de plusieurs études) qu'« *il n'existe aucune preuve significative permettant de conclure que les graisses saturées alimentaires sont associées à un risque accru de maladies coronariennes ou de MCV [maladie cardio-vasculaire]* » [2].

L'« hypothèse lipidique » (ou l'idée selon laquelle le cholestérol est en lui-même responsable des maladies cardio-vasculaires) n'en persiste pas moins. Elle résulte des études initiales sur l'athérosclérose, une maladie dans laquelle des plaques s'accumulent et provoquent un durcissement et un rétrécissement des artères. Dans ces études, on a constaté après dissection que les plaques étaient remplies de cholestérol. C'est sur cette constatation que repose l'idée séduisante, souvent citée, selon laquelle « manger des aliments gras obstrue les artères », ce qui revient à comparer notre biologie complexe à ce qui se passe quand on verse de la graisse dans un tuyau d'évacuation froid. Comme les graisses saturées augmentent le cholestérol et que, de toute évidence, les aliments riches en cholestérol contiennent du cholestérol, la réduction de la consommation des deux est devenue le point de mire des efforts de prévention et de traitement des maladies cardio-vasculaires. La biologie est toutefois rarement simple. En fait, le cholestérol est souvent un témoin innocent présent sur la scène de crime, mais rarement le responsable.

De nombreux nutritionnistes, dont Ancel Keys, le père de l'hypothèse lipidique, tentent de ramener les aliments aux seuls nutriments qui les composent, et qui pourrait les en blâmer ? La découverte de la vitamine C a permis de soigner le scorbut. La vitamine D prévient le rachitisme. Ces solutions simples ont forgé de grandes victoires. Lorsque les scientifiques se sont intéressés aux maladies cardio-vasculaires, il était donc tentant de souscrire à ce réductionnisme simpliste : *On trouve du cholestérol dans les artères des victimes d'infarctus. Une consommation accrue de graisses saturées augmente le taux de cholestérol sanguin. Les graisses saturées provoquent donc les maladies cardio-vasculaires en augmentant le taux de cholestérol sanguin.* Un raisonnement suffisamment plausible pour les médecins et suffisamment simple pour présenter les choses au public.

Mais, comme aiment à le répéter les programmeurs informatiques, « *garbage in, garbage out* » (à données inexactes, résultats faux, en bon français). L'incommensurable complexité du corps et des interactions entre l'alimentation et la biologie rend souvent impossible toute modélisation, encore moins quand on cherche à tirer des conclusions d'études utilisant des extraits d'aliments ou des nutriments isolés. Le statisticien Nassim Taleb, qui s'intéresse au caractère aléatoire, probable et incertain des phénomènes – et qui avait prédit la crise financière de 2008 – le dit clairement :

> *Une large part de la recherche en biologie expérimentale, en dépit de ses attributs apparemment « scientifiques » et probants, échoue à un simple test de rigueur mathématique. Cela signifie que nous devons nous montrer prudents sur les conclusions qu'il est possible ou non de tirer de nos observations, aussi solides qu'elles puissent paraître lorsqu'elles sont prises isolément. En science, ce qu'on appelle la malédiction de la dimension rend impossible l'extrapolation de données expérimentales forcément réductrices à un système plus complexe. C'est tout simplement impossible.*

Autrement dit, étant donné l'incroyable complexité de nos organismes et la portée relativement limitée de nos outils scientifiques, nous devrions nous montrer extrêmement prudents face à toute transformation industrielle rapide de nos sources de nourriture. En intervenant pour diminuer la part des graisses dans le régime américain, les dirigeants des États-Unis sont tombés précisément dans ce piège : l'application prématurée à la politique du pays d'observations scientifiques erronées.

Espérant sonner définitivement le glas des graisses saturées, Ancel Keys a mené une étude qui faisait figure de référence : un essai contrôlé randomisé en double aveugle [étude dans laquelle ni les volontaires ni l'expérimentateur ne savent qui des participants reçoit la substance active ou le placebo – NDE] à grande échelle et à long terme connu sous le nom de *Minnesota Coronary Survey*. Je vous ai déjà présenté Ancel Keys au chapitre 2, cet épidémiologiste qui a étudié les liens pouvant exister entre une alimentation riche en graisses et les maladies au sein de larges groupes de population. Cette expérience portant sur plus de 9 000 malades mentaux hospitalisés lui offrait la chance de prouver qu'il existait un lien de cause à effet entre les graisses saturées et les maladies cardio-vasculaires avec une méthodologie robuste et résistante à toute épreuve.

Ancel Keys et ses collègues ont soumis les participants à deux régimes distincts. Le groupe contrôle avait une alimentation qui ressemblait à l'alimentation américaine standard, avec 18 % de calories issues de graisses saturées. Le régime du groupe d'intervention n'en contenait que la moitié, soit une quantité conforme aux recommandations nutritionnelles édictées par l'American Heart Association et que le gouvernement allait adopter par la suite. Pour compenser les calories manquantes, ce dernier groupe recevait des aliments cuits ou élaborés avec de l'huile de maïs (riche en acides gras polyinsaturés), notamment de la margarine et de la sauce pour salade, voire du bœuf, du lait et du fromage contenant de l'huile de maïs.

Sur une période de 5 ans, l'étude a bien montré que le groupe qui consommait de l'huile de maïs affichait une réduction significative de son cholestérol, mais sans aucun bénéfice en termes de maladies cardio-vasculaires ou de mortalité globale [3]. Cette absence d'effet était en totale contradiction avec une grande partie des conseils nutritionnels qu'on avait prodigués aux Américains. On nous avait promis qu'une réduction du cholestérol dans le sang résultant d'une consommation moins importante de graisses saturées *améliorerait* notre santé, pas qu'elle la maintiendrait au point mort. Cette « vérité qui dérange » pourrait bien expliquer pourquoi les résultats de l'étude n'ont été publiés qu'en 1989, soit 16 ans après la fin de l'essai. Mais l'histoire ne s'arrête pas là.

Comme l'a observé le prix Nobel de physique Max Planck, « la science avance funérailles après funérailles », en faisant référence à l'obstination de personnalités scientifiques dominantes défendant férocement leur pré carré.

Un épisode survenu près de 30 ans après la date de publication initiale des résultats de l'enquête *Minnesota Coronary Survey* vient étayer ces propos : des chercheurs du National Institute of Health (dépendant du Département de la santé et des services sociaux des États-Unis) et de l'université de Caroline du Nord ont découvert des données non publiées dans des cartons remisés dans la cave de l'un des coauteurs maintenant décédé de l'étude, un collègue d'Ancel Keys [4].

Qu'ont bien pu révéler ces données dissimulées pendant toutes ces années ? Après une nouvelle analyse, il semble que l'huile de maïs ait bien eu un effet sur la santé des participants, mais négatif : le risque global de décès était de 22 % plus élevé pour chaque baisse de 0,3 g/l de cholestérol sanguin. Pendant les 5 ans que dura l'étude, le groupe qui consommait de l'huile de maïs a subi deux fois plus d'infarctus que celui qui consommait des graisses saturées. Même si l'huile de maïs a fait abaisser leur taux de cholestérol, leur état de santé était en fait bien pire !

Ce qu'il faut retenir de ces données choquantes, c'est que l'huile de maïs et les autres graisses polyinsaturées de type huiles de tournesol ou de pépins de raisin (tout comme le sucre) sont probablement beaucoup plus nocives pour les vaisseaux sanguins que les graisses saturées. Leur degré de nocivité ? Imaginez l'effet sur vos artères d'une version microscopique de l'un de ces chalumeaux utilisés pour caraméliser une crème brûlée, vous ne serez pas loin de la réalité. Le résultat de l'athérosclérose ressemble en tous points à une peau de poulet frit, comme le décrit si justement le médecin Cate Shanahan dans son ouvrage fascinant *Deep Nutrition* (*La nutrition en profondeur*, non traduit en français). Super, on va mourir, mais avec moins de cholestérol !

LE CHOLESTÉROL INDISPENSABLE AU CERVEAU

Faisons le point. Le cholestérol est un nutriment vital pour l'organisme, en particulier pour le cerveau qui contient 25 % de l'ensemble du cholestérol présent dans le corps. C'est un composant essentiel des membranes cellulaires, auxquelles il apporte un soutien structurel, il assure également la fluidité du transport des nutriments à l'intérieur et à l'extérieur de la cellule, et peut même servir d'antioxydant protecteur. Il est essentiel à la croissance de la myéline, la gaine isolante qui enrobe les neurones. (La myéline est affectée par la sclérose en plaques, une maladie auto-immune.) Il joue en outre un rôle important dans la plasticité du cerveau et la transmission des impulsions nerveuses, en particulier au niveau des synapses (les zones de transmission de l'information entre neurones) ; une carence en cholestérol à ce niveau entraîne une dégénérescence des synapses et des épines dendritiques [5]. Points de contact en forme de branches facilitant la communication entre neurones, elles sont considérées comme le support biologique du processus d'apprentissage et de mémorisation.

Le Dr Yeon-Kyun Shin, qui fait autorité pour les questions relatives au cholestérol et à son rôle dans le cerveau, a récemment publié ses conclusions dans la revue *Proceedings of the National Academy of Sciences* ; celles-ci nous alertent sur les conséquences imprévues de l'utilisation de médicaments anticholestérol (comme ceux de la classe omniprésente des *statines*). Dans le communiqué de presse qui accompagne la publication, il précise : « *Si vous privez le cerveau de cholestérol, vous affectez directement le mécanisme qui déclenche la libération des neurotransmetteurs. Les neurotransmetteurs jouent un rôle dans le traitement des données et de la mémoire. En d'autres termes, ils influent sur votre intelligence et votre capacité à vous souvenir des choses.* »

Des études portant sur de grands échantillons de population ont validé les craintes du Dr Shin. Dans l'étude *Framingham Heart Study*, une analyse multigénérationnelle à long terme du risque de maladie cardiaque chez les habitants de cette ville du Massachusetts, 2 000 participants et participantes ont été soumis à des tests cognitifs rigoureux. Les chercheurs ont constaté que des taux plus élevés de cholestérol total, même au-dessus de la fourchette dite saine, étaient associés à de meilleurs résultats aux tests cognitifs impliquant un raisonnement abstrait, de l'attention et de la concentration, des aptitudes verbales et des capacités exécutives [6]. Les participants dont le taux de cholestérol était plus faible présentaient de moins bonnes performances cognitives. Une autre étude portant sur 185 personnes âgées sans signe de démence a révélé que des taux plus élevés de cholestérol total (HDL et LDL) et de LDL seul (souvent qualifié de « mauvais » cholestérol) étaient liés à de meilleures performances de la mémoire [7]. Certaines données suggèrent même qu'un taux de cholestérol plus élevé pourrait protéger de la démence [8].

Une étude récente portant sur 20 000 personnes a permis d'établir que les personnes qui prennent des médicaments anticholestérol de type statines présentent un risque accru de maladie de Parkinson, la deuxième maladie neurodégénérative la plus courante, qui affecte la motricité. « *Nous savons que la grande majorité de la littérature indique qu'un taux de cholestérol plus élevé est bénéfique dans le cas de la maladie de Parkinson. Il est donc possible que les statines éliminent cette protection en corrigeant le taux de cholestérol* », a déclaré Xuemei Huang, l'auteur principal de l'étude et vice-président de la recherche au Penn State College of Medicine dans une interview accordée au site Web Medscape. (Nous reviendrons sur les statines un peu plus loin.)

QUESTION FRÉQUENTE :

« Si le cholestérol est si bénéfique au cerveau, je devrais en manger davantage, pas vrai ? »

N'hésitez pas à consommer des aliments qui contiennent du cholestérol, mais inutile de privilégier un aliment uniquement parce qu'il contient ce nutriment. Le cerveau produit en effet tout le cholestérol dont il a besoin. Il est plus important de veiller à avoir un taux de cholestérol correct et d'éviter autant que possible les médicaments comme les statines qui peuvent perturber cette synthèse. Nous y reviendrons par la suite.

Les fonctions du cholestérol dans le reste de l'organisme ont également un impact non négligeable sur le cerveau. Il intervient dans la production des acides biliaires, qui sont essentiels à l'absorption des graisses composant le cerveau et des nutriments protecteurs liposolubles. Le cholestérol intervient dans la synthèse de nombreuses hormones protectrices du cerveau comme la testostérone, les œstrogènes, la progestérone et le cortisol. Le cholestérol associé à une exposition aux rayons UVB du soleil permet de synthétiser une autre hormone, la vitamine D, qui intervient dans l'expression de près de 1 000 gènes, dont beaucoup sont directement impliqués dans le bon fonctionnement du cerveau.

À ce stade, vous vous demandez peut-être : où puis-je trouver ce fichu cholestérol ? *Donnez-moi du cholestérol !* Aurions-nous fait preuve de tant de négligence en accusant injustement un nutriment qui fait tant pour nous ?

LE LIEN ENTRE LE CHOLESTÉROL ET LES MALADIES

De nombreux aliments d'origine animale contiennent du cholestérol et, pendant de nombreuses années, on nous a mis en garde contre sa consommation excessive.

Pourtant, les aliments qui nous préoccupent depuis si longtemps, comme le jaune d'œuf, les crevettes, le foie ou les rognons, ont un effet négligeable sur notre taux de cholestérol sanguin. À vrai dire, le corps génère des quantités de cholestérol beaucoup plus importantes que celles que pourrait apporter la nourriture. Pour vous donner une idée, une personne génère en moyenne chaque jour dans son organisme l'équivalent de quatre jaunes d'œufs !

On enjoint pourtant toujours un pourcentage non négligeable de la population à remplacer les jaunes d'œufs nourrissants par des céréales sucrées, des flocons d'avoine ou, pire encore, la redoutable omelette aux blancs d'œufs. Une récente enquête menée par le Crédit Suisse portant sur la perception des consommateurs vis-à-vis des matières grasses a révélé que 40 % des nutritionnistes et 70 % des médecins généralistes croient encore qu'une alimentation riche en cholestérol nuit à la santé cardiaque[9]. Les auteurs de l'enquête précisent :

> *La profonde préoccupation liée à la consommation d'aliments riches en cholestérol (comme les œufs) n'a rigoureusement aucun fondement. Il n'y a fondamentalement aucun lien entre le cholestérol que nous mangeons et*

le taux de cholestérol dans notre sang. On le savait déjà il y a 30 ans et cela a été confirmé à maintes reprises. La consommation d'aliments riches en cholestérol n'a aucun effet néfaste sur la santé en général ou sur le risque de maladies cardio-vasculaires (MCV), en particulier.

Pour la plupart d'entre nous, le cholestérol alimentaire n'est pas et n'a jamais été un problème. Même l'autorité régulatrice américaine (FDA) a supprimé le cholestérol de la liste des « nutriments préoccupants » dans la dernière version des directives alimentaires américaines, tournant définitivement la page de l'un des mythes alimentaires les plus répandus de notre temps.

Comme indiqué précédemment, le cholestérol sanguin est pour une très large part métabolisé dans l'organisme, en partie dans le cerveau, mais essentiellement dans le foie. En fait, en réduisant notre consommation de cholestérol, nous envoyons un signal à notre foie pour qu'il en produise davantage. Ce phénomène a été décrit pour la première fois il y a des décennies par le Dr Pete Ahrens, le premier à dénoncer l'« hypothèse lipidique ». En revanche, le cholestérol que nous générons dans notre organisme peut engendrer des maladies s'il ne reste pas dans certaines limites.

Lorsque notre foie produit du cholestérol, la plus grande part emprunte des navettes protéiques pour traverser notre organisme. Ces navettes correspondent aux particules LDL (de l'anglais *low-density lipoprotein*, qui signifie *lipoprotéine de basse densité*). Le cholestérol LDL est souvent qualifié de « mauvais cholestérol », mais ces particules ne sont en fait pas du tout des molécules de cholestérol, encore moins mauvaises, en tout cas lors de l'expédition initiale. Ce sont plutôt des *transporteurs* qui sont essentiels pour aider les molécules comme le cholestérol et les triglycérides, qui ne sont solubles que dans les graisses (on dit qu'elles sont liposolubles), à être transportés dans un milieu comme le sang. Comme vous le savez sans doute, l'huile et l'eau ne se mélangent pas ; or le sang est composé à 92 % d'eau. Autrement dit, les lipoprotéines constituent une solution naturelle au problème de la liposolubilité du cholestérol.

LA REMARQUE DU DR PAUL

CHOLESTÉROL ÉLEVÉ : ÊTES-VOUS UN « HYPERABSORBEUR » OU UN « HYPERPRODUCTEUR » ?

S'il fallait rédiger des avertissements avant chaque recommandation que nous avons faite dans ce livre, il deviendrait totalement illisible : gardez juste à l'esprit que nous essayons de formuler nos propos pour qu'ils soient applicables à *la plupart des gens, la plupart du temps.* Nous posons comme postulat que, globalement, l'impact de l'apport de cholestérol alimentaire sur le taux de cholestérol sanguin est minime. Il a purement et simplement été disculpé du rôle de méchant dans l'alimentation. Mais, et il y a toujours un mais, certains individus avec des variantes génétiques spécifiques sont programmés différemment de la majorité. Pour la plupart d'entre nous, le taux de cholestérol sanguin reflète – en partie – notre synthèse interne de cholestérol. Mais il existe des personnes qui absorbent bien plus que les autres le cholestérol alimentaire. Des personnes ayant des problèmes cardiaques et un taux de cholestérol très élevé peuvent en fait présenter soit une production interne de cholestérol bien supérieure à la moyenne, soit une absorption de cholestérol alimentaire anormalement intense. Il est utile de connaître ces particularités lorsque, en tant que médecin face à un patient souffrant d'hypercholestérolémie, on s'interroge sur l'inefficacité d'une statine. Comme ce médicament est censé diminuer la production interne de cholestérol, il faut, en cas d'échec, envisager que le patient absorbe excessivement le cholestérol des aliments et donc modifier le traitement. Les tests spécifiques sortent du cadre de ce livre, mais si ce sujet vous intéresse, sachez que les personnes qui ont un taux élevé de *lathostérol* ont tendance à être de gros producteurs et réagissent mieux aux statines, alors que des taux élevés de *campestérol* et de *bêta-sitostérol*, des stérols végétaux, indiquent une absorption importante à partir de la nourriture.

Ce modèle très rudimentaire permet de comprendre comment le cholestérol est produit dans l'organisme. Pour mieux comprendre le lien qui existe entre le cholestérol LDL et les maladies, imaginez deux autoroutes : l'autoroute A et l'autoroute B. Sur chacune d'elles, 100 personnes se rendent à leur travail. Sur l'autoroute A, elles font le trajet dans 100 voitures différentes. Et sur l'autoroute B, les 100 personnes se sont regroupées dans 5 autobus. Il y aura plus d'accidents, de carambolages et de bouchons sur l'autoroute A où circulent pas moins de 100 véhicules. L'autoroute B ne compte quant à elle que 5 véhicules. Quelle autoroute préféreriez-vous emprunter pour vous rendre au travail ? À moins d'être masochiste, sadique ou les deux, je penche pour l'autoroute B.

• LA RÉSONANCE MAGNÉTIQUE NUCLÉAIRE POUR MESURER LE TAUX DE LDL •

Une analyse du taux de cholestérol classique s'apparente à l'estimation des conditions de circulation d'une route à partir du poids de l'ensemble des véhicules qui y circulent. On sait qu'un autobus peut peser autant que 5 voitures ; malheureusement, les méthodes de dosage standards ne permettent pas de faire la différence entre les deux scénarios. La bonne nouvelle, c'est que nous disposons désormais d'un outil qui permet de mesurer le *nombre total de véhicules sur la route* ce qui est une donnée inestimable. La mauvaise nouvelle, c'est que la plupart des médecins ignorent l'existence de ce marqueur et qu'il n'est généralement pas pris en charge par l'Assurance maladie et les mutuelles. Le taux de particules de LDL, ou LDL-P, peut être obtenu à l'aide du profil lipidique à résonance magnétique nucléaire (RMN). Le LDL-P représente le nombre total de *particules* LDL, ou de véhicules en circulation sur l'autoroute dans notre analogie, qui, selon les chercheurs, est un meilleur indicateur de risque. Dans le cas du LDL-P, comme avec notre analogie des autoroutes, dans des conditions identiques, il est préférable que la valeur soit faible.

Comme je l'ai indiqué, les passagers du cholestérol entament tous leur voyage en autobus, comme dans l'exemple de l'autoroute B. Ces autobus sont les particules LDL qui sont « grandes et floconneuses » en raison de leurs nombreux passagers. Cependant, la taille des particules LDL diminue lorsqu'elles libèrent des passagers (du cholestérol) et elles finissent par ressembler davantage à des voitures (c'est-à-dire à devenir « petites et denses »). Dans un organisme en bonne santé, ces particules LDL petites et denses retournent assez rapidement dans le foie en vue de leur recyclage. Deux scénarios inappropriés peuvent toutefois venir perturber ce processus et entraîner une concentration de particules petites et denses dans la circulation sanguine (et lorsque cela se produit, votre système sanguin ressemble à l'autoroute A, signe que votre organisme rencontre un problème de recyclage).

Dans le premier scénario inapproprié, les particules LDL peuvent être endommagées à la suite d'une oxydation (en fonction du temps passé dans le sang et de l'exposition à des sous-produits oxydatifs) ou à la liaison avec des molécules de glucose (processus de glycation exposé au chapitre 3). Lorsque ces particules sont endommagées, les tissus qui les reçoivent (les cellules graisseuses ou musculaires, par exemple) et le centre de recyclage situé dans le foie ont du mal à les reconnaître. C'est un peu comme essayer d'ouvrir une serrure avec une clé déformée : le LDL ne convient plus. Ce LDL endommagé reste en circulation et s'accumule comme une colonie de lépreux qui finit par s'installer dans une paroi artérielle. Cela se traduit parfois par une hausse du cholestérol total, mais lorsque les particules sont petites et denses, cette hausse peut être minime, voire inexistante. C'est ainsi que de nombreuses personnes qui n'ont jamais eu un taux de cholestérol élevé (ou qui suivent un traitement réduisant artificiellement le cholestérol) peuvent être victimes d'infarctus.

Dans le second scénario, la serrure peut se bloquer. Cela se produit notamment lorsque le foie subit un stress oxydatif et une surcharge après une consommation excessive de d'aliments riches en glucides notamment raffinés. Le recyclage des lipoprotéines par le foie n'est en fait pas une priorité lorsqu'il traite des glucides (ou simultanément des glucides et des matières grasses), de l'alcool ou d'autres toxines. De la même façon, lorsqu'une cible telle qu'une cellule musculaire est déjà « pleine » de nutriments, elle décline son tour lorsque la particule LDL passe à proximité. Dans une situation comme dans l'autre, la particule LDL reste plus longtemps en circulation et à proximité de sous-produits oxydatifs, ce qui induit des dommages et augmente le risque de la voir s'agglomérer sur la paroi vasculaire. Une étude récente portant sur des femmes soumises à un régime hypolipidique riche en glucides a démontré ce phénomène : elles ont vu leur taux de cholestérol oxydé grimper de 27 % alors que leur cholestérol total n'avait pas bougé [10].

• COMMENT FORCER LE RECYCLAGE DES LDL •

Alléger la charge de traitement du foie peut améliorer le profil lipidique, en particulier auprès de certaines personnes prédisposées qui réagissent différemment aux régimes très riches en matières grasses ou riches en graisses saturées. Certains pensent que la variante génétique communément associée au risque accru de la maladie d'Alzheimer, le gène *ApoE4*, favorise une surréaction des lipides sanguins aux graisses saturées (soit une augmentation des particules LDL) dans un cas sur quatre [11]. Bien que le mécanisme n'ait pas encore livré tous ses mystères, certains chercheurs soupçonnent qu'il est imputable à une atténuation du recyclage des LDL par le foie, prolongeant ainsi leur séjour dans la circulation et réduisant leur taille, avec les problèmes que cela induit. Voici quelques tactiques qui transformeront votre foie en superstar du recyclage :

- **Restaurez votre sensibilité à l'insuline.** Éliminez les céréales transformées (même celles qui sont complètes), les huiles riches en graisses polyinsaturées (tournesol, pépins de raisin, colza raffinée...) et le sucre ajouté (en particulier le jus de fruit, le sirop d'agave et le sirop de glucose-fructose) et réduisez votre consommation de fruits sucrés et de féculents.
- **Consommez plus d'huile d'olive vierge extra.** Une alimentation riche en graisses mono-insaturées (par opposition à une alimentation riche en glucides dits « sains ») permet de diviser par 4,5 la quantité de graisse dans le foie selon une étude portant sur des diabétiques souffrant de stéatose hépatique. On trouve des graisses mono-insaturées en abondance dans les avocats et l'huile d'avocat, les noix de macadamia et l'huile d'olive vierge extra.
- **Consommez moins de graisses saturées « ajoutées ».** Les graisses saturées diminuent le nombre de récepteurs des LDL du foie, entraînant une aug-

mentation des LDL sanguins [12]. Évitez toute consommation excessive de beurre, de ghee (beurre clarifié) et d'huile de coco. Celles présentes naturellement dans les aliments complets (comme le bœuf nourri à l'herbe) ne posent aucun problème.

- **Faites le plein de légumes riches en fibres.** Ils peuvent réduire l'absorption des glucides et des graisses, ce qui donne au foie plus de temps pour traiter un repas.
- **Réduisez ou éliminez votre consommation d'alcool.** La consommation coup sur coup d'un pack de six bières peut provoquer une stéatose hépatique instantanée chez des hommes jeunes en bonne santé !
- **Introduisez des périodes de jeûne intermittent pour renforcer le recyclage des LDL.** Nous reviendrons sur le jeûne au chapitre suivant.
- **Programmez des repas plus riches en glucides et pauvres en graisses après l'exercice 1 à 2 fois par semaine.** Lorsque vous aurez retrouvé votre sensibilité à l'insuline, elle pourra activer le mécanisme de recyclage des LDL par le foie. Les patates douces et le riz blanc ou complet sont de bons aliments pauvres en fructose pour aider à relancer le processus.

Lorsque l'une de ces particules LDL devenues toxiques pénètre la paroi vasculaire, des molécules d'adhérence sont libérées pour marquer la zone endommagée. Différents messagers pro-inflammatoires, appelés *cytokines*, sont sécrétés et alertent votre système immunitaire de l'incident. Il en résulte une accumulation de cellules immunitaires qui se regroupent sur le lieu de l'action pour former une *cellule spumeuse*. Lorsque plusieurs cellules spumeuses s'unissent, elles génèrent, à la surface de la paroi artérielle, une strie lipidique caractéristique, la première étape de la formation d'une plaque d'athérome. Cette dernière se formera quand d'autres cellules immunitaires, d'autres plaquettes sanguines et un dysfonctionnement vasculaire viendront s'y ajouter.

Le processus d'oxydation des LDL joue clairement un rôle majeur dans le développement de l'athérosclérose. Il est intéressant de noter que l'athérosclérose ne survient pas dans les veines, mais seulement dans les artères. Contrairement aux veines, les artères transportent le sang oxygéné dans un environnement sous haute pression et offrent donc un terrain propice à l'altération des particules LDL petites et denses qui peuvent alors adhérer à la paroi vasculaire. Contrairement à l'infarctus (dû à l'accumulation de plaques dans les artères autour du cœur) que beaucoup considéreraient comme le pire des scénarios, l'athérosclérose peut survenir n'importe où, y compris au niveau de la microcirculation sanguine qui alimente le cerveau en oxygène. On parle alors de démence vasculaire : une série de mini-infarctus dans le cerveau [13]. Il s'agit de la deuxième forme de démence la plus courante après la maladie d'Alzheimer.

Qu'en est-il si vous êtes jeune et en bonne santé, à des décennies de cette maladie du cerveau « affectant les personnes âgées » ? Cet élégant réseau de plomberie peut-il vraiment affecter votre fonction cognitive ? Mon ami et collègue, le Dr Richard Isaacson, qui dirige l'Alzheimer's Prevention Clinic, rattachée à l'hôpital Weill Cornell Medicine et à l'hôpital presbytérien de New York, a vu d'innombrables patients dont le taux élevé de particules LDL petites et denses a été corrélé à une fonction exécutive moins performante que prévu lors de tests cognitifs (notamment la capacité de penser clairement, de se concentrer et de faire preuve de souplesse mentale). Bien que le mécanisme exact reste mal connu, il est plausible que les processus sous-jacents décrits ci-dessus y soient pour quelque chose. Le Dr Isaacson mène actuellement une étude rigoureuse de ces associations afin de valider ses observations cliniques.

• QUATRE MOYENS D'ACCROÎTRE L'OXYGÉNATION DU CERVEAU •

Nos cerveaux sont de grands consommateurs d'oxygène. Lorsque vous respirez, 25 % de l'oxygène inspiré sert directement à alimenter votre cerveau, de sorte que veiller à la bonne santé de vos vaisseaux sanguins permet d'assurer un approvisionnement en énergie cognitive ininterrompu. Heureusement, il existe d'autres moyens d'assurer un débit sanguin de qualité accru vers le cerveau :

- **Mangez du chocolat noir.** Il a été démontré que les composés du chocolat noir (appelés *polyphénols*) stimulent la perfusion cérébrale, c'est-à-dire le flux sanguin vers le cerveau. Comme vous l'avez appris avec le superaliment n° 4, vous devez choisir un chocolat avec au moins 80 % de cacao (85 % ou plus dans l'idéal, pour réduire le taux de sucre).
- **Éliminez ou réduisez votre consommation de céréales, de sucre et de féculents.** Permettre à votre cerveau de puiser son énergie dans les graisses, ou plus précisément les *cétones*, peut se traduire par une augmentation *pouvant atteindre 39 %* du flux sanguin vers le cerveau [14]. Nous y reviendrons au chapitre suivant.
- **Consommez davantage de potassium.** Voici quelques aliments riches en potassium : l'avocat (un avocat contient deux fois plus de potassium qu'une banane !), les épinards, le chou kale, les fanes de betterave rouge, les blettes, les champignons et, vous n'allez pas le croire, le saumon.
- **Ne lésinez pas sur les aliments riches en nitrates.** Le monoxyde d'azote dilate les vaisseaux sanguins et les artères tout en améliorant la circulation sanguine. À masse égale, la roquette contient plus de nitrates que n'importe quel autre légume. Juste après arrivent les betteraves, la laitue, les épinards, les fanes de betterave rouge, le brocoli et les blettes. Un seul repas riche en nitrates peut renforcer les fonctions cognitives [15].

LES INTESTINS PEUVENT-ILS ÊTRE LE FOYER DES MALADIES CARDIAQUES ?

Des intestins en mauvais état offrent aux particules LDL petites et denses un ultime moyen, souvent sous-estimé, de se surexprimer dans l'organisme [16]. Une impressionnante population de bactéries réside dans le sanctuaire de nos intestins. La plupart du temps, elles sont bienveillantes et améliorent notre bien-être en restant dans l'ombre. Lorsque nous négligeons leurs territoires, en revanche, des fragments de bactéries peuvent s'insinuer dans la circulation sanguine et provoquer de graves problèmes.

Le lipopolysaccharide, ou LPS, aussi connu sous le nom d'endotoxine (« poison interne ») bactérienne, est l'un de ces composants bactériens classiques. En temps normal, cette endotoxine est conservée en lieu sûr dans vos intestins, tout comme l'acide chlorhydrique hautement corrosif l'est dans votre estomac. Mais contrairement à l'estomac, le tube digestif inférieur est un centre de transport actif des nutriments dans la circulation. C'est un système assez sélectif, mais notre régime alimentaire occidental et le mode de vie qui l'accompagne peuvent malencontreusement rendre poreuse la barrière qui contrôle ces transactions et permettre au LPS de la traverser.

L'un des moyens dont dispose notre organisme pour limiter les dommages consiste à envoyer des porteurs de cholestérol LDL à la rescousse, comme des pompiers chargés d'éteindre un incendie. On pense que les particules LDL ont un effet antimicrobien, car elles contiennent des zones d'ancrage appelées *protéines de liaison au LPS* qui leur permettent d'absorber le LPS rebelle [17]. Lorsque le foie détecte la présence de LPS dans la circulation par le signalement de l'inflammation, il accélère la production de LDL pour établir des liaisons et le neutraliser. L'hyperperméabilité intestinale chronique peut donc provoquer une forte hausse de LDL. De plus, une fois que le LDL se lie au LPS, l'endotoxine peut affecter la capacité du foie à éliminer ces particules porteuses de toxines, ce qui crée un double problème. C'est précisément pour cette raison qu'un nombre restreint, mais croissant, de cardiologues pensent que les maladies cardiaques ont leur origine dans les intestins [18].

Cinq manières de prendre soin de ses intestins pour favoriser un taux de LDL correct

- **Consommez de grandes quantités de fibres.** Les légumes feuilles vert foncé comme les épinards et le chou kale sont d'excellentes sources de fibres. C'est le cas également des asperges, des topinambours et des plantes alliacées telles que l'ail, l'oignon, les poireaux et les échalotes. Pour éviter la survenue de troubles digestifs, commencez par de petites quantités, puis augmentez progressivement les doses.

- **Doublez la mise sur les aliments crus riches en probiotiques.** Ces quelques possibilités feront l'affaire : le kimchi (plat coréen contenant des légumes lactofermentés), la choucroute crue et la boisson fermentée appelée kombucha (mon probiotique préféré).
- **Ne lésinez pas sur les polyphénols.** Ils sont directement bénéfiques tant pour vous que pour les microbes de vos intestins. L'huile d'olive vierge extra, le café, le chocolat noir et les baies en contiennent en profusion. Les oignons sont également excellents pour renforcer la barrière intestinale.
- **Réduisez votre consommation de sucre, en particulier le fructose ajouté.** Qu'il provienne de sucre bio (50 % de fructose et 50 % de glucose), de sirop d'agave (90 % de fructose) ou de sirop de glucose-fructose (pourcentage variable de fructose) ou encore de sirop de maïs à haute teneur en fructose (entre 50 et 90 % de fructose), le fructose non seulement aggrave la perméabilité intestinale, mais facilite le passage du LPS dans la circulation [19]. Les fruits entiers peu sucrés sont parfaits parce qu'ils contiennent des fibres et des nutriments qui renforcent la résistance de l'intestin à la perméabilité. Vive la résistance ! [En français dans le texte – NDT]
- **Éliminez le blé et les produits transformés.** Le gluten (protéine que l'on trouve dans le blé et qui est ajoutée à une multitude d'aliments transformés) peut potentiellement élargir les espaces entre les cellules de la paroi intestinale, ce qui la rend poreuse. Les régimes pauvres en fibres et les additifs courants dans les aliments transformés peuvent amplifier ce phénomène. Nous irons plus loin au chapitre 7.

LA REMARQUE DU DR PAUL

HDL : LE BON, LA GROSSE BRUTE ET LE TRUAND

Avant mes études de médecine, quand un médecin évoquait la question du bon et du mauvais cholestérol, je prenais un air absent. Vous dites ? Maintenant, lorsqu'un médecin me parle du bon et du mauvais cholestérol, je prends *encore* un air absent, mais pour une tout autre raison : en effet, lorsque l'on creuse un peu, l'analogie bon/mauvais devient ridiculement simpliste.

Dans les pages précédentes, nous nous sommes concentrés sur le LDL (le « mauvais cholestérol ») et non sur le HDL (le « bon cholestérol ») car à conditions identiques, un plus grand nombre de particules LDL en circulation pendant une longue période équivaut à un risque accru de maladie. La signification du taux de cholestérol HDL (lipoprotéines haute densité) n'est pas encore bien comprise. On sait cependant que, comme avec le cholestérol LDL, la quantité totale de cholestérol HDL est probablement moins fondamentale à connaître que le nombre de particules fonctionnelles saines présentes.

On pense que les particules de HDL favorisent la bonne santé parce qu'elles se comportent un peu comme des camions à ordures : elles collectent l'excès de cholestérol aux confins de votre organisme et le ramènent dans votre foie où il est converti en bile et éliminé. En fait, un rapport LDL/HDL ou cholestérol total/HDL élevé [un marqueur de moins en moins utilisé aujourd'hui en tout cas en France – NDE] est un meilleur indicateur du risque de maladie cardio-vasculaire qu'un taux élevé de « mauvais cholestérol » LDL. Il est intéressant de noter que les graisses saturées augmentent la quantité de LDL dans l'organisme mais *également* celle de HDL ; elles maintiennent ainsi un bon rapport de lipoprotéines du point de vue cardio-vasculaire.

On continue de découvrir de nouveaux aspects du fonctionnement du HDL. Il agit comme un puissant antioxydant et anti-inflammatoire, il contribue à la santé des vaisseaux en favorisant la production de monoxyde d'azote, un gaz qui favorise la souplesse et la dilatation des vaisseaux sanguins, et il pourrait même comporter un composant anticoagulant.

Bon, vous êtes maintenant aussi impressionné que nous par le HDL, mais comment faire pour renforcer son efficacité ? Vous l'avez sans doute deviné, la solution réside dans un régime pauvre en glucides. Les personnes qui souffrent du syndrome métabolique (plus de la moitié des adultes aux États-Unis) présentent généralement une faible quantité de HDL, de l'hypertension et une quantité élevée de triglycérides, de sucre dans le sang et de graisse abdominale. Un régime pauvre en glucides et riche en fibres permet d'inverser tous ces facteurs et de retrouver la santé métabolique. C'est l'évidence même quand l'on considère qu'une glycémie légèrement élevée suffit à augmenter de 15 % le risque d'infarctus et d'accident vasculaire cérébral (AVC).

Pour finir, les protéines des particules HDL ne sont probablement pas moins sensibles que les protéines des particules LDL au « chalumeau biochimique » du stress oxydatif provoqué par les graisses polyinsaturées et le sucre ; vous pouvez donc faire d'une pierre deux coups en réduisant votre consommation d'huile végétale raffinée !

LES STATINES OU LA FUITE DES CERVEAUX

La phobie généralisée du cholestérol a pour conséquence l'envolée fulgurante du nombre d'ordonnances prescrites pour les statines, un médicament anticholestérol. Si vous êtes trop jeune pour être concerné, vous avez toutes les chances d'en trouver dans l'armoire à pharmacie de vos parents. La terminaison en *-statine* de leur désignation chimique ne laisse aucun doute sur leur fonction. On estime à 20 millions le nombre d'Américains prenant des statines [6 millions environ en France – NDE], ce qui en fait la classe de médicaments la plus prescrite au monde. La *rosuvastatine* est la plus courante, elle est régulièrement en tête des médicaments les plus vendus aux États-Unis [en France, c'est plutôt l'*atorvastatine* correspondant au Tahor et à ses génériques – NDE]. Le marché mondial des statines est très lucratif ; il a rapporté 40 milliards de dollars (35 milliards d'euros) à l'industrie pharmaceutique en 2013.

Bien avant l'apparition des premiers symptômes de déclin cognitif de ma mère, l'un de ses médecins lui avait prescrit ces médicaments pour traiter son taux élevé de cholestérol. Elle n'avait pourtant jamais souffert d'infarctus ou d'accident vasculaire cérébral et lorsqu'elle m'en informa au téléphone (j'habitais à Los Angeles à l'époque), j'en ai déduit qu'il n'y avait aucun risque et que c'était dans l'ordre normal des choses lorsque l'on vieillissait. De plus, cette prescription était à l'initiative d'un médecin. Comment cela aurait-il *pu* être dangereux ?

Le problème, c'est que les statines n'agissent pas comme une ceinture de sécurité : elles ont souvent des effets secondaires ou simplement des « effets », selon les termes de mon amie psychiatre Kelly Brogan.

Comme nous l'avons vu, le cholestérol est important à plus d'un titre, notamment pour l'immunité, la synthèse des hormones et le bon fonctionnement du cerveau.

De nombreux indices suggèrent que si les statines diminuent le taux total de LDL, elles sont peu efficaces pour réduire la proportion des *petites* LDL, une variante facilement oxydable et présentant le plus de risques. Pour le comprendre, rappelons que les statines réduisent la quantité de particules LDL générées par le foie, mais n'apportent aucune solution au problème sous-jacent du recyclage des LDL décrit précédemment. Des études ont même démontré que les statines peuvent *augmenter* la proportion des particules LDL petites et denses [20]. De nombreux médecins ne font toutefois pas la distinction entre les différents taux de LDL avant d'établir une ordonnance. (Demandez à votre médecin de vous prescrire un profil lipidique par résonance magnétique nucléaire (RMN) pour connaître la taille des particules dominantes et le taux de particules LDL de votre sang.)

Le Dr Yeon-Kyun Shin, déjà mentionné précédemment, fait partie des scientifiques qui se rangent derrière l'avis que les médicaments anti-cholestérol peuvent également réduire la production de cholestérol par le cerveau. « *Si vous tentez de faire baisser le taux de cholestérol avec un médicament qui s'attaque au mécanisme de la synthèse du cholestérol dans le foie, ce médicament affecte également le cerveau. Il réduit alors la synthèse du cholestérol qui est une nécessité dans le cerveau* », a-t-il déclaré dans une publication de l'université d'État de l'Iowa.

Comme le cerveau est en grande partie constitué de graisses, les statines qui ont une prédilection pour les matières grasses peuvent y pénétrer facilement. L'atorvastatine, la lovastatine et la simvastatine sont des médicaments lipophiles (ils ont une affinité avec les corps gras) et peuvent facilement traverser la barrière hémato-encéphalique. D'innombrables rapports indiquent que ces variantes lipophiles induisent des effets secondaires de nature cognitive pouvant ressembler à la démence dans les cas extrêmes [21]. (Lorsque les symptômes de troubles cognitifs de ma mère sont apparus, elle prenait de la lovastatine.) La pravastatine, la rosuvastatine et la fluvastatine sont en revanche des variantes hydrophiles (elles ont une affinité avec l'eau) et sont donc un peu plus « sûres ».

Les statines font également baisser les niveaux de coenzyme Q10 (CoQ10), un nutriment important pour le métabolisme du cerveau. Comme nous le verrons au chapitre suivant, le métabolisme du cerveau revêt une importance vitale et son affaiblissement a été identifié comme étant le premier facteur quantifiable du stade préclinique de la maladie d'Alzheimer. La CoQ10 est également un antioxydant liposoluble qui aide à contrôler le stress oxydatif. En baisser le niveau avec des statines pourrait nuire au cerveau riche en oxygène et en graisses polyinsaturées [22].

LA REMARQUE DU DR PAUL

POURQUOI IL VAUT MIEUX ÊTRE PRUDENT AVEC LES STATINES

À l'origine, les statines ont été étudiées sous l'angle de la prévention secondaire (éviter un infarctus lorsque l'on en a *déjà* eu un) et les données les plus fiables dont nous disposons ont trait à cet usage. Leur spectre d'utilisation a été étendu à la prévention primaire (prévenir un accident cardio-vasculaire chez une personne n'en ayant jamais eu) à la suite d'études financées par l'industrie pharmaceutique qui ont permis d'affubler des millions d'Américains n'ayant jamais eu de problèmes cardiaques de l'étiquette de « malades » souffrant d'*hypercholestérolémie*, ou d'un taux élevé de cholestérol.

Voilà une bonne nouvelle, me direz-vous, nous sauvons des vies ! Ici, cependant, ce qui importe c'est que la plupart de ces personnes auxquelles on administre des statines en raison d'un taux de cholestérol élevé *n'auraient de toute façon jamais été victimes d'un infarctus*. Je réaffirme donc que la majeure partie des personnes qui prennent des statines sont en bonne santé. Les statines sont utiles à *quelques individus*, mais pour chacun d'entre eux, nous devons potentiellement en prescrire à des centaines de personnes en pleine forme, avec les effets secondaires associés et sans le moindre bienfait pour la santé.

Le « **nombre de sujets à traiter** » (**NST**) permet d'apprécier l'efficacité globale d'un médicament. L'exemple de la ceinture de sécurité illustre parfaitement ce point : si elles sont largement utilisées de manière préventive, elles font preuve d'une grande efficacité et ne présentent pratiquement aucun risque d'effets secondaires sérieux. De nombreuses personnes doivent mettre leur ceinture de sécurité pour sauver une seule vie, soit un NST colossal. Son port ne présentant pas de risque, il n'y a aucun problème à cela. Ce n'est pas le cas des statines qui induisent régulièrement des douleurs musculaires, des problèmes de mémoire et un dysfonctionnement métabolique qui augmente considérablement les risques de diabète, voire de la maladie de Parkinson chez des personnes par ailleurs en bonne santé.

À combien se monte le NST des statines chez les adultes à risque sans maladie cardiaque connue ? Suivant les études, ce nombre varie de 100 à 150 personnes traitées pour prévenir un infarctus ou un AVC, sans aucun effet sur le taux de mortalité. Autrement dit, sur 100 personnes traitées, 99 ne tirent aucun bénéfice des statines. Si le coût était nul et les effets secondaires inexistants comme dans le cas de la ceinture de sécurité, le traitement de ces 99 personnes pourrait se justifier. C'est ici qu'intervient le « **nombre nécessaire pour nuire** » (**NNN**). Avec les statines, le NNN s'élève à 9 pour les douleurs musculaires (il faut traiter 9 personnes pour voir apparaître 1 cas de myalgie chez une personne), et à 250 pour le diabète.

> Il n'existe pas de bonne ou de mauvaise réponse à la question « Devrais-je prendre des statines ? ». Cela dit, vous et votre médecin devriez être en mesure d'avoir un échange éclairé pour arriver à une décision sur ce que vous ingurgitez et pourquoi. Malheureusement, la plupart des médecins sont trop pressés par le temps pour entrer dans de telles subtilités avec tous leurs patients, ce qui les conduit à parer au plus pressé et, de manière générale, à prescrire des traitements excessifs ou à appliquer uniformément des directives.
> En qualité de médecin traitant, je prescris des statines de façon très sélective, généralement uniquement dans le cadre de la prévention secondaire (après un accident cardio-vasculaire) et encore, pas systématiquement. Je fais toujours équipe avec mes patients pour aboutir à un programme visant à diminuer leurs risques de maladie (qui comporte bon nombre des recommandations du présent ouvrage) dont le régime alimentaire et l'exercice constituent les pierres angulaires.

Les statines peuvent également affecter votre cerveau directement et indirectement en doublant pratiquement les risques de développer un diabète de type 2. Une très grosse étude à long terme publiée en 2015 et portant sur 3 982 utilisateurs de statines et 21 988 non-utilisateurs (*présentant tous les mêmes facteurs de risque* de diabète) a révélé que bien que tous les volontaires bénéficiaient d'une santé métabolique normale au début de l'étude, le groupe qui utilisait des statines présentait un taux de diabète deux fois supérieur 10 ans plus tard et que la plupart se retrouvaient en surpoids [23]. N'oubliez pas que le diabète de type 2 multiplie par deux les risques de développer la maladie d'Alzheimer, ainsi qu'un nombre considérable d'autres maladies chroniques, y compris les maladies cardio-vasculaires [24].

À ce stade, on en arrive à se demander si les statines si communément prescrites sont d'une *quelconque* utilité en dehors des bénéfices engrangés par l'industrie pharmaceutique. Pour les patients qui souffrent déjà de maladies cardio-vasculaires, les statines ont un effet anti-inflammatoire, indépendamment de leur action sur le cholestérol. Comme indiqué précédemment, l'inflammation est un agent majeur des maladies cardio-vasculaires, mais également des pathologies affectant le cerveau, ce qui peut conférer aux statines un soupçon de bienfaits. Mais pourquoi s'infliger tous les effets secondaires que je viens d'évoquer alors qu'il est possible d'agir sur l'inflammation au travers de son alimentation et de son mode de vie ?

Quand bien même vous ne prendriez actuellement pas de statines, j'aimerais que cette section vous fasse réaliser les liens étroits qui existent entre les différents systèmes de notre organisme. Votre médecin traitant pourra vous prescrire des statines à la suite d'une analyse montrant un « taux de cholestérol élevé », mais il faut savoir que les médicaments *ne fonctionnent pas de manière isolée*. Il en va de même, comme nous l'avons vu, des composants élaborés par notre propre organisme.

Réduisez donc votre consommation de glucides et de graisses polyinsaturées et mangez autant de noix de coco et d'omelettes que vous le souhaitez, tout en laissant votre cholestérol s'acquitter des nombreux rôles importants qui lui sont impartis dans votre organisme. Dans le chapitre suivant, nous allons nous intéresser à la technologie énergétique hybride la plus évoluée de l'univers... et je ne fais pas allusion aux voitures.

À RETENIR

- Le cholestérol est essentiel au fonctionnement optimal du cerveau et de l'organisme entier, mais son mode de transport – les particules LDL – est très vulnérable aux agressions générées par l'alimentation et le mode de vie occidentaux.
- Évitez le sucre et les glucides raffinés, mais aussi le stress chronique et les aliments pauvres en fibres qui génèrent des attaques potentiellement néfastes pour les intestins. Sucre, stress et aliments raffinés transforment vos particules LDL saines en facteurs de risque. Le cholestérol est généralement un témoin innocent transporté par les particules LDL.

- Les graisses polyinsaturées s'oxydent facilement et agissent comme un chalumeau sur vos vaisseaux sanguins.
- Les dommages causés au LDL résultent d'un problème de recyclage. Réduire la charge du foie lui permet de recycler le LDL de façon plus efficace. Cela évite la formation de particules LDL petites et denses susceptibles de favoriser l'apparition d'une plaque d'athérome dans les artères.
- Les statines sont les ennemis du cerveau : parlez-en avec votre médecin avant d'en prendre ou cessez votre traitement s'il s'agit de prévention primaire (pour prévenir un accident cardiaque alors que vous n'en avez jamais eu).

SUPERALIMENT N°5

Oeufs

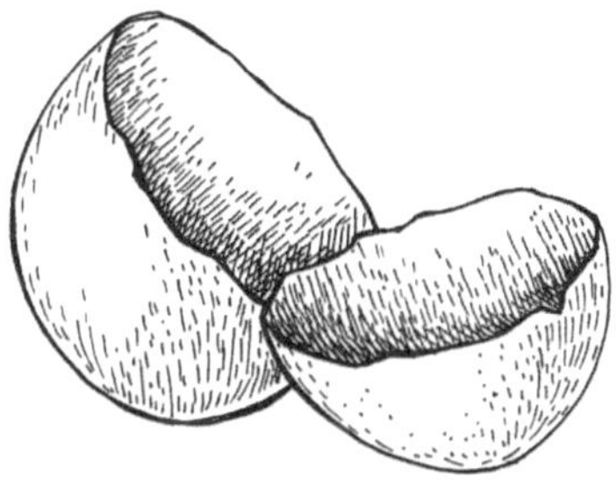

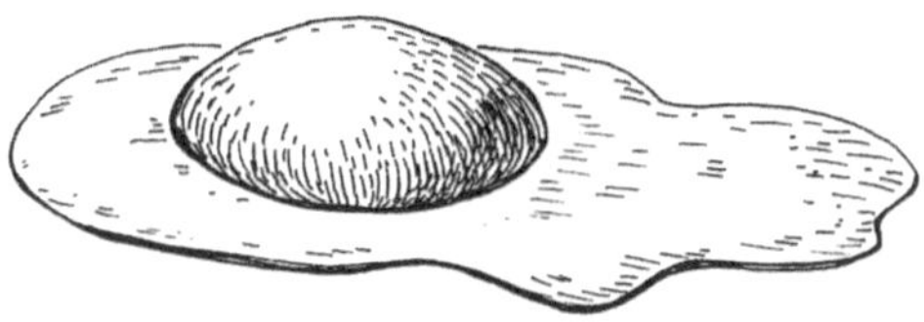

Les inquiétudes suscitées par la présence de « mauvais » cholestérol dans les jaunes d'œufs ont été levées. Des études récentes de grande envergure menées sur le long terme ont démontré que même une consommation importante d'œufs n'augmente en rien les risques de maladies cardio-vasculaires ou de maladie d'Alzheimer : au contraire, les œufs renforcent la fonction cognitive et les marqueurs de santé cardio-vasculaire. Une étude portant sur des hommes et des femmes atteints de syndrome métabolique a révélé qu'un régime allégé en glucides et comportant 3 œufs entiers par jour réduisait l'insulinorésistance, augmentait le taux de HDL et la taille des particules LDL de manière beaucoup plus significative qu'une supplémentation équivalente en blancs d'œufs [1].

Le système nerveux d'un embryon (cerveau compris) est l'un des premiers systèmes à se développer. Ne pouvons-nous donc pas en conclure que le jaune d'œuf contient par nature tous les éléments nécessaires au développement d'un cerveau sain fonctionnant parfaitement. Les œufs, et plus particulièrement le jaune, sont l'un des aliments les plus nourrissants dont nous disposons. Ils contiennent un peu de quasiment chaque vitamine et minéral nécessaires au corps humain, notamment la vitamine A, la vitamine B 12, la vitamine E, le sélénium, le zinc, entre autres. Ils offrent en outre une source abondante de choline, un nutriment essentiel à la santé et à la flexibilité des membranes cellulaires, ainsi qu'un neurotransmetteur impliqué dans la mémoire et l'apprentissage, l'*acétylcholine*. Les jaunes d'œufs contiennent de la lutéine et de la zéaxanthine, deux caroténoïdes connus pour protéger le cerveau et améliorer la vitesse de traitement des neurones. Une étude menée à l'université Tufts a montré que la consommation de seulement 1,3 jaune d'œuf par jour pendant 4,5 semaines avait permis une augmentation de 114 à 142 % du niveau de zéaxanthine dans le sang, et de 28 à 50 % celui de lutéine [2] – Impressionnant !

Comment les preparer : *Vous pouvez consommer de généreuses portions d'œufs entiers : brouillés, pochés, au plat (cuits au beurre ou à l'huile de coco) ou à la coque. Comme les jaunes d'œufs contiennent une abondance de bonnes graisses et du cholestérol sensibles à l'oxydation, il est conseillé de ne pas trop les cuire (comme les œufs durs) et de garder une consistance baveuse, un peu comme de la crème anglaise. Il faut donc cuire les œufs brouillés et les omelettes à feu doux et veiller à ce que la consistance reste crémeuse et molle, et non sèche et dure.*

Guide d'achat : *L'offre pléthorique d'œufs peut rendre le choix difficile et le budget que vous accordez à la nourriture sera souvent déterminant. Voici les différents critères de choix, du meilleur au moins bon :*

Œufs fermiers d'un éleveur que vous connaissez (qui a du terrain avec de l'herbe) > Œufs bio (code 0) ou œufs de poules élevées en plein air (code 1) > Œufs enrichis en oméga-3 de la filière Bleu-Blanc-Cœur (code 1) > Œufs de poules élevées au sol (code 2) > Œufs de poules élevées en cage (code 3)
Quelle que soit la variété, les œufs constituent toujours un aliment pauvre en glucides, bon marché et très nourrissant (même quand ils sont issus de poules élevées au sol ou en cage si vous ne pouvez pas vous permettre les autres). Ils sont parfaits au petit déjeuner, mais peuvent s'inviter dans n'importe quel repas, même le dîner. Et, fondamental pour vos neurones, mangez les jaunes !

• CHAPITRE 6 •

Le meilleur carburant du cerveau

Nous avons vu comment le régime alimentaire pouvait vous aider à optimiser la réceptivité membranaire des 86 milliards de cellules de votre cerveau. Nous avons vu aussi comment fournir du sang de qualité et les bons nutriments à ces cellules, ainsi que la raison pour laquelle l'efficacité de l'insuline doit être bien réglée et la glycémie rester basse. Il nous reste désormais à découvrir les *moteurs* de ces cellules, les organites responsables des affaires courantes : les mitochondries.

Nous traversons actuellement une crise énergétique mondiale. Elle ne bénéficie d'aucune couverture médiatique, d'aucune collecte de fonds, ni de galas fastueux ou de bourses scientifiques ; elle n'a pas non plus inspiré de documentaires Netflix produits par une cohorte d'acteurs de renom. Cette crise est pourtant probablement responsable de la montée, dans la population, de la fatigue mentale, des fringales, des cerveaux embrumés, des pertes de mémoire et du déclin cognitif généralisé.

Pour fonctionner correctement, votre cerveau a besoin d'une grande quantité d'énergie. Malgré sa taille relativement petite (de 2 à 3 % du volume total du corps), il représente de 20 à 25 % des dépenses énergétiques du corps au repos (métabolisme basal). En d'autres termes, un quart de l'oxygène que vous respirez et de la nourriture que vous ingérez est utilisé pour produire l'énergie qui alimente les nombreuses tâches effectuées par votre cerveau. Lorsque vous préparez un examen ou un discours ou quand vous naviguez sur votre site de rencontre préféré, votre cerveau consomme autant d'énergie que les muscles de vos jambes lorsque vous courez un marathon [1].

Ce n'est toutefois pas une pénurie d'énergie qui engendre cette crise énergétique. Nos cerveaux sont d'ailleurs plutôt suralimentés et, pour la première fois de notre histoire, la planète compte plus d'humains en *surcharge* qu'en *insuffisance* pondérale [2]. Quel est donc ce malaise cognitif ?

TAXÉ À LA POMPE

Au milieu du XXe siècle, l'essence issue du pétrole est devenue le carburant utilisé par la majorité des véhicules en circulation. Ce n'est que maintenant, des décennies plus tard, que nous réalisons que cette dépendance s'accompagne de nombreux effets secondaires et de conséquences imprévues à long terme. Il nous aura fallu les ravages potentiellement irréversibles sur l'environnement et sur notre santé pour commencer à le prendre en compte.

Le glucose, l'une des principales sources d'énergie du cerveau, ressemble à bien des égards à l'essence. Il entre dans notre organisme sous la forme de glucides, ceux que nous consommons quotidiennement. Un petit pain au levain encore chaud ? Glucose. Une pomme de terre au four ? Glucose. Une tranche d'ananas frais ? Glucose (et fructose). Lorsque nous en consommons fréquemment, le glucose devient la principale source d'énergie du cerveau. Nos mitochondries [qui sont comme de mini-centrales énergétiques à l'intérieur des cellules – NDE] génèrent de l'énergie à partir de ce sucre, grâce à une réaction complexe de combustion faisant intervenir l'oxygène. On parle de *métabolisme aérobie*, un phénomène sans lequel la vie telle que nous la connaissons n'existerait pas. Comme avec l'essence, toutefois, le métabolisme à un coût puisqu'il émet des déchets parfois difficiles à gérer.

Le métabolisme du glucose génère en effet des *dérivés réactifs de l'oxygène*, ou radicaux libres. Ces molécules « zombies » sont identiques à celles décrites au chapitre 2 et leur présence est inhérente à la vie. À l'instant même, alors que vous lisez ces lignes, des mitochondries s'activent dans votre corps et votre cerveau pour convertir du glucose et de l'oxygène en énergie, produisant par la même occasion ces radicaux libres.

Tous ne sont pas nocifs. Par exemple, quand on fait de l'exercice physique, on augmente momentanément leur production et ils deviennent de puissants signaux qui encouragent le corps à s'adapter et à enclencher une sérieuse détoxication. (Nous y reviendrons plus en détail au chapitre 10.) Lorsque les circonstances sont idéales, nous sommes capables d'évacuer ces composés. Toutefois, une production excessive et prolongée de radicaux libres peut outrepasser les capacités de notre corps à faire le ménage ; dans ces situations, ces molécules ultraréactives déclenchent une avalanche de réactions biochimiques préjudiciables qui vont entraîner le vieillissement avec tous les désagréments qui y sont associés. L'épilepsie, la maladie d'Alzheimer, la maladie de Parkinson, la sclérose en plaques, l'autisme et même la dépression sont des troubles dans lesquels le stress oxydatif du cerveau est endémique et propage la maladie [3].

Il peut donc être intéressant de remplacer le glucose – l'équivalent d'une énergie fossile – par une source d'énergie alternative plus « propre », efficace et durable. Inutile de chercher bien loin pour la trouver. Au milieu des années 1960, les scientifiques ont découvert, en observant une pratique ancienne, que nous abritons en nous une source d'énergie puissante.

AMORÇAGE DE LA POMPE À CÉTONES

Pratiquement toutes les grandes religions pratiquent le jeûne, du mois de Ramadan dans la religion musulmane au jour du Grand Pardon, ou Yom Kippour, dans la religion juive. Dans le livre des Actes des apôtres, dans le Nouveau Testament chrétien, il est stipulé que les croyants doivent jeûner avant de prendre des décisions importantes. Ces traditions anciennes ont toutes reconnu la portée psychologique et physiologique du jeûne bien avant d'en comprendre les mécanismes biologiques sous-jacents.

Lorsque la digestion des dernières calories d'un repas est terminée, la première source d'énergie en réserve dans laquelle va puiser le cerveau se situe dans le foie. Le foie joue des centaines de rôles majeurs dans notre corps : il s'apparente à une usine de fabrication polyvalente de haute technologie, capable d'emballer, d'expédier, d'entreposer et d'éliminer une gamme infinie de produits chimiques et de carburants importants. Le chapitre précédent vous a révélé le rôle du foie dans le recyclage des transporteurs de cholestérol tels que les LDL, mais son rôle ne s'arrête pas là. Il est également capable de fournir une faible réserve de sucre, le *glycogène*.

Lorsque le taux de glucose sanguin commence à baisser, le foie en injecte à nouveau. La capacité de stockage du foie est relativement limitée et ne dépasse pas 100 g de glycogène. Cette réserve de sucre ne dure donc pas longtemps, plus ou moins 12 heures suivant le niveau d'activité.

Lorsque le sucre stocké dans votre foie est épuisé, votre cerveau n'est pas sans rappeler Audrey II réclamant sa pitance dans *La Petite Boutique des horreurs*. C'est ce que nous éprouvons lorsque se mêlent en nous sensation de faim et irritabilité. Ce ressenti est en partie dû à un cerveau métamorphosé en une sorte d'extraterrestre mangeur d'hommes. Serviteur obéissant (le Seymour de notre analogie avec *La Petite Boutique des horreurs*), le foie déclenche un processus appelé *néoglucogenèse*, qui donne lieu à une « nouvelle production de sucre ».

Ultime centre de recyclage, le foie fait d'une pierre deux coups : lorsque le corps manque de sucre, il collecte les protéines vétustes et dysfonctionnelles de l'organisme, les décompose en acides aminés et les brûle [4]. Le cerveau est nourri et le corps est nettoyé. L'*autophagie* désigne cette capacité de notre organisme à « faire un grand nettoyage » pour assurer le rajeunissement cellulaire. Elle intéresse beaucoup les chercheurs qui travaillent sur la longévité.

Lorsque vous alternez régulièrement les périodes de prise de nourriture et de jeûne, l'autophagie se produit au quotidien. Elle survient malheureusement rarement de nos jours, le levier semblant bloqué en mode « prise de nourriture ». Bien que ce processus soit préférable, il pourrait rapidement devenir dangereux s'il n'y avait pas un système de freins et de contrepoids biologiques. Sinon, la néoglucogenèse pourrait prendre pour cible les muscles squelettiques (comme les biceps, les quadriceps ou, juste Ciel, vos *fessiers*) qui constituent de grosses réserves de protéines.

Puiser dans les muscles présenterait très peu d'intérêt pour un chasseur-cueilleur affamé. En période de famine, vous n'y trouveriez qu'un bref sursis, car il ne faudrait pas plus d'une dizaine de jours aux seuls besoins métaboliques en protéines du cerveau pour vous conduire à une mort certaine [5]. Pour ne pas succomber à ce triste sort, une hormone, dite *hormone de croissance*, atteint un taux très élevé en période de jeûne. L'hormone de croissance remplit de nombreux rôles, mais chez l'adulte, elle sert surtout à *préserver la masse maigre à jeun* afin d'éviter la dégradation des protéines des muscles pour produire du glucose. Après seulement 24 heures de jeûne, l'hormone de croissance peut connaître une augmentation fulgurante pouvant atteindre 2 000 % (nous y reviendrons au chapitre 9) et envoyer à notre organisme un signal pour arrêter la dégradation musculaire et accélérer à la place le mécanisme de combustion des graisses.

Les tissus adipeux sont quant à eux destinés à être brûlés. Ils constituent la réserve de combustible de l'organisme et une seule livre de graisse représente plus de 3 000 calories d'énergie pour le cerveau. Une personne de poids moyen dispose ainsi de dizaines de milliers de calories de secours et une personne obèse des centaines de milliers ! Contrairement à ce qui se produit avec le sucre, la quantité de calories qu'il est possible de stocker sous forme de graisse est énorme.

Lorsqu'en période de famine, les tissus adipeux, c'est-à-dire la graisse située sous notre peau et au niveau de notre taille, sont dégradés, des acides gras sont libérés dans le système sanguin pour être convertis en énergie par le foie sous forme de *corps cétoniques*, ou cétones. Ces derniers sont facilement absorbés par les cellules du cerveau et peuvent fournir jusqu'à 60 % de l'énergie dont il a besoin. Richard Veech, un pionnier de la recherche sur les cétones, a écrit dans un article publié en 2004, « Les corps cétoniques mériteraient la désignation de "superénergie" », et vous allez tout de suite comprendre pourquoi.

LA SOLUTION À LA POLLUTION ?

Contrairement au glucose, les cétones sont considérées comme un combustible « propre », car elles produisent plus d'énergie par unité d'oxygène en moins d'étapes métaboliques, générant ainsi moins de molécules « zombies » (radicaux libres) lors de leur conversion en énergie [6]. Il a en outre été prouvé qu'elles augmentent de façon drastique les antioxydants naturels tels que le glutathion – le neutralisateur de radicaux libres le plus puissant du corps – ce qui en fait un agent antivieillissement 2 en 1 [7].

Les vertus des cétones sur la longévité ne s'arrêtent pas là. Il a été démontré que leur présence dans le cerveau active des voies génétiques qui augmentent le taux de BDNF, l'hormone de croissance qui favorise la santé mentale, l'apprentissage et la plasticité, offrant une protection supplémentaire à nos neurones contre l'usure de la vie [8]. Comme indiqué au chapitre précédent, elles ont également un effet positif sur l'irrigation du cerveau grâce à une augmentation de la circulation sanguine pouvant atteindre 39 % [9].

• LES BOURRELETS DE BÉBÉS, CE N'EST PAS QUE MIGNON ! C'EST DE L'ÉNERGIE •

Vous avez vu un bébé récemment ? Je veux dire un nouveau-né, tout juste sorti du ventre de sa mère. C'est gras. Et mignon. Mais surtout gras. Les bébés humains constituent ces réserves d'énergie dans les 3 mois qui précèdent la naissance et sont les plus gras de tous les mammifères. La graisse représente en moyenne 2 à 3 % du poids des nouveau-nés chez la plupart des mammifères, alors qu'elle atteint pratiquement 15 % chez les humains, soit plus que chez les bébés phoques. Comment l'expliquer ? Tout simplement parce que les humains ne sont pas tout à fait achevés à la naissance.

Quand un bébé humain en bonne santé sort du ventre de sa mère, il est physiquement impuissant et son cerveau n'est pas totalement développé. Contrairement à la plupart des animaux à la naissance, le nouveau-né humain n'est pas équipé d'un catalogue complet d'instincts préprogrammés. On estime que si l'homme avait le même état de développement cognitif que le chimpanzé à la naissance, le temps de gestation devrait doubler, voire plus (pas très tentant, n'est-ce pas Mesdames ?). L'homme naît donc « prématurément » et le développement du cerveau se poursuit après la délivrance, dans la vraie vie, les yeux et les oreilles grand ouverts (ce qui explique sans doute notre sociabilité et notre intelligence). C'est pendant cette période de développement rapide du cerveau – et que certains qualifient de « quatrième trimestre » – que nos dépôts de graisse agissent comme un important réservoir de cétones pour le cerveau, pouvant représenter pratiquement 90 % du métabolisme du nouveau-né [10]. Vous savez maintenant que le gras de bébé n'est pas là juste pour faire mignon ! Il est destiné au cerveau.

La plupart du temps, l'alimentation occidentale classique est trop riche en glucides pour permettre une production significative de cétones [11]. En effet, les aliments à forte teneur en glucides provoquent une réponse insulinique du pancréas ; or la cétose s'interrompt dès que le taux d'insuline est élevé. En revanche, la suppression de l'insuline – grâce au jeûne ou à un régime pauvre en glucides – *entraîne* la cétogenèse. Explorons ces deux voies qui permettent de générer des cétones.

JEÛNE INTERMITTENT

Dans le monde actuel, nous passons notre temps à manger et nous sommes très rarement à jeun. Nous commençons dès le réveil et n'arrêtons qu'au moment où nous allons nous coucher. Il en allait pourtant tout autrement pendant la majeure partie de l'histoire humaine. Bien avant que la religion et les livres de diététique n'édictent la restriction calorique en choix délibéré, nos ancêtres de l'ère préagricole connaissaient des épisodes réguliers de jeûne en raison du caractère imprévisible des sources de nourriture. Cette incertitude a façonné leur cerveau (dont nous avons hérité) parfaitement adapté à cette alternance entre périodes d'abondance et périodes de jeûne.

Les restrictions alimentaires périodiques forcent l'adaptation physiologique et la production de cétones. Il existe un vaste choix de protocoles de jeûne à notre disposition. Pour garantir une fenêtre de 16 heures sans prise de nourriture, vous pouvez adopter le protocole de jeûne « 16:8 », soit 16 heures de jeûne et 8 heures pendant lesquelles vous pouvez vous nourrir. Une répétition quotidienne confère les mêmes avantages que le jeûne, c'est-à-dire la diminution de la sécrétion d'insuline et la dégradation des réserves de graisse. (Il est généralement recommandé aux femmes de commencer par des périodes de 12 à 14 heures et non de 16. Leur système hormonal peut se montrer plus sensible aux signaux de carences alimentaires. Le jeûne étendu, par exemple, peut nuire à la fertilité.)

Il suffit de sauter le petit déjeuner, un repas superflu malgré ce que vous diront les céréaliers, pour jeûner de 12 à 16 heures. Étendre la période de jeûne endurée pendant votre sommeil permet en outre d'utiliser le cortisol, une hormone sécrétée par l'organisme dont le taux est le plus élevé 30 à 45 minutes après le réveil. Cette hormone contribue au métabolisme des acides gras, du glucose et des protéines stockés pour produire de l'énergie, ce qui peut donc présenter un léger avantage par rapport à l'omission du dîner (nous y reviendrons au chapitre 9).

Il est par ailleurs plus facile de commencer à s'alimenter plus tard que d'arrêter plus tôt, le dîner étant par ailleurs un repas qui favorise la sociabilité. Toutefois, si vous ne parvenez pas à sauter le petit déjeuner, il peut être intéressant de dîner plus tôt, comme le montre une étude récente menée par l'université d'État de Louisiane. Dans cette étude, des personnes en surpoids devaient consommer la totalité de leurs calories quotidiennes entre 8 et 20 heures, les heures de repas moyennes de la grande majorité des gens. Quand les chercheurs leur ont demandé de sauter le dîner et d'arrêter de manger à 14 heures, la quantité de graisse corporelle brûlée (c'est-à-dire de cétones) a augmenté au détriment du glucose. De plus, les volontaires affichaient une meilleure flexibilité métabolique : ils passaient plus facilement d'un mode « brûleur de glucides » à un mode « brûleur de graisses ». Cela signifie qu'un dîner léger pris plus tôt dans la soirée ou le fait de se passer de dîner une ou deux fois par semaine peut encourager la combustion des graisses. (Manger à une heure tardive peut également perturber la tendance naturelle de l'organisme à ralentir son activité pendant la nuit.)

Parmi les autres protocoles de jeûne étudiés, citons le jeûne « 1 jour sur 2 » (comme le protocole 16:8, il s'agit d'un régime restreint dans le temps) et les régimes hypocaloriques périodiques. Ce dernier part du principe que l'organisme réagit à une carence énergétique en libérant ses stocks de calories qu'il y ait ou non consommation de glucides. Ce soi-disant « régime qui imite le jeûne » (mis au point par le chercheur Valter Longo) peut présenter d'importants avantages, dont une atténuation des facteurs de risque et des biomarqueurs du vieillissement, du diabète, du cancer et de maladies neurodégénératives et cardio-vasculaires [12].

Quel type de jeûne devez-vous suivre parmi les options proposées ? Comme le fit observer Henry David Thoreau [philosophe fondateur américain du XIXe siècle, surtout connu pour ses ouvrages *Walden ou la vie dans les bois* et *La Désobéissance civile* – NDT], « nous empoisonnons notre vie par des détails ». Pour ce qui est du choix (ou du respect) d'un protocole, nous avons tous intérêt, homme ou femme, à ne rien manger pendant 1 ou 2 heures (voire plus) après le réveil et 2 ou 3 heures avant le coucher. Nous pouvons ainsi nous appuyer sur les rythmes naturels du corps pour optimiser la production de cétones, entre autres.

• CRÉATINE : LE BÂTISSEUR DES MUSCLES (ET DU CERVEAU) •

Parmi les produits phares de l'industrie des suppléments alimentaires – marché qui, soit dit en passant, pèse 30 milliards de dollars en Europe et 60 milliards aux États-Unis – la créatine est présentée comme l'une des rares substances à la fois efficaces, sans danger et bien documentées sur le plan de leurs propriétés. Il s'agit d'une molécule naturelle produite par le corps et présente dans la viande rouge et le poisson (500 g de bœuf cru contient environ 2,5 g de créatine). Sa consommation sous forme de supplément augmente de façon substantielle les performances musculaires.

L'adénosine triphosphate (ATP) est la monnaie d'échange énergétique que les cellules utilisent lors de la contraction musculaire. Lorsqu'une cellule utilise de l'ATP pendant des exercices intensifs, la créatine joue le rôle de réserve énergétique et elle est recyclée pour produire plus d'ATP. Aucun ajout de glucose ou d'oxygène n'est nécessaire et la production d'ATP reste constante. Consommer plus de créatine entraîne un stockage plus important d'énergie cellulaire dans les muscles, ce qui permet un réapprovisionnement supérieur en énergie.

La créatine ne sert toutefois pas uniquement à soutenir les efforts pendant les entraînements intensifs en salle. Elle est indispensable au cerveau où elle agit comme une importante réserve d'énergie qui favorise le recyclage rapide de l'ATP. Tandis que l'utilisation de l'ATP est stable en période d'activité mentale, le taux de créatine diminue en raison de son utilisation pour pallier les besoins énergétiques du cerveau, de sorte qu'un taux élevé de créatine dans le cerveau est associé à des performances accrues de la mémoire [13].

Les végétariens et les véganes qui ne consomment ni viande rouge ni poisson n'ont pas accès aux principales sources de créatine alimentaire et présentent de ce fait un taux de créatine sanguin inférieur à celui des omnivores [14]. (Bien que le corps produise sa propre créatine, il en résulte un stress pour le système, ce qui peut augmenter le taux d'*homocystéine*, un acide aminé marqueur de risque pour les maladies cardio-vasculaires et la maladie d'Alzheimer [15].) Les fonctions cognitives des végétariens s'améliorent lorsqu'ils reçoivent un supplément de créatine (20 g par jour pendant 5 jours) [16]. Les mêmes résultats ont été obtenus dans une autre étude ou un supplément de seulement 5 g de créatine par jour pendant 6 semaines a permis d'améliorer la mémoire de travail et la vitesse de traitement, et de diminuer la fatigue mentale chez des végétariens. Selon les chercheurs, ces conclusions soulignent le « rôle dynamique et significatif des capacités énergétiques du cerveau sur ses performances ».

Lors de ces études, les omnivores jeunes et en bonne santé n'ont éprouvé aucune amélioration cognitive significative, contrairement aux végétariens. Comment l'expliquer ? Il suffit à quiconque de consommer de la viande pour arriver au point de saturation du cerveau au-delà duquel toute nouvelle supplémentation de créatine est inutile. Les personnes qui consomment peu de viande rouge ou de poisson, en revanche, peuvent améliorer leurs fonctions cognitives en apportant un complément au cerveau. Les personnes qui mangent peu de viande ne sont toutefois pas les seules qui pourraient y trouver un avantage : la capacité du corps à produire de la créatine et à la fournir au cerveau pourrait diminuer avec l'âge [17]. Une étude surprenante a conclu qu'un supplément de créatine administré à des personnes âgées omnivores améliorait la cognition [18]. Enfin, les porteurs du gène associé au risque de la maladie d'Alzheimer, l'allèle *ApoE4*, présentent un taux plus faible de créatine dans le cerveau [19]. Comme les personnes atteintes de symptômes cognitifs, ou qui risquent de l'être, ils pourront bénéficier du facteur neuroprotecteur et de l'apport énergétique assurés par la créatine. (Avant de prendre des suppléments de créatine, demandez conseil à votre médecin, surtout si vous souffrez de problèmes rénaux.)

Le régime cétogène

Le régime cétogène classique fait figure de référence lorsqu'il s'agit d'augmenter de manière significative la production de cétones sans adopter un régime restreint dans le temps ou réduire son apport en calories. Ce régime cherche à minimiser la sécrétion d'insuline au travers d'une consommation extrêmement réduite de glucides : 60 à 80 % des calories sont tirées des matières grasses, 15 à 35 % des protéines et 5 % des glucides [20]. Les aliments riches en glucides, qu'il s'agisse de fruits sucrés, de céréales ou de féculents tels que la pomme de terre, sont prohibés dans le régime cétogène.

Le régime cétogène est utilisé depuis plus de 80 ans pour traiter l'épilepsie ; il réduit de façon spectaculaire la fréquence des crises et calme l'inflammation du cerveau. Son efficacité est telle et son bilan de sécurité si élevé qu'il est actuellement évalué en tant que traitement thérapeutique pour de nombreuses autres maladies neurologiques. Les migraines, la dépression, la maladie d'Alzheimer, la maladie de Parkinson et même la maladie de Charcot sont autant de pathologies qui ont été associées à une inflammation du cerveau [21]. En théorie, l'utilisation des cétones peut leur être favorable, tant pour le traitement qu'en prévention. (Il a été prouvé que le régime cétogène améliore la mémoire chez les patients souffrant de troubles cognitifs légers – c'est-à-dire de « prédémence » –, voire même du stade précoce de la maladie d'Alzheimer [22].)

• PROTÉINES ET RÉGIME CÉTOGÈNE •

Contrairement aux idées reçues, le régime cétogène n'est pas particulièrement riche en protéines. En effet, un excès de protéines (au-delà de la quantité nécessaire au maintien des muscles) peut être transformé en glucose dans l'organisme sous l'effet de la *néoglucogenèse*. Les protéines alimentaires stimulent par ailleurs l'insuline, de façon bien moindre que les glucides il est vrai, et l'insuline contribue au transport des acides aminés des protéines dans le tissu musculaire squelettique pour aider à sa réparation (utile dans le contexte de la musculation, par exemple, où elle favorise la synthèse protéique des muscles).

Le régime cétogène est par ailleurs à l'étude comme traitement potentiel de certains cancers. Les cellules cancéreuses concernées prospèrent dans des environnements présentant un taux élevé d'insuline et ne disposant pas de la technologie hybride du reste de l'organisme (c'est-à-dire de la capacité à brûler indistinctement des glucides ou des cétones), d'où leur incapacité à survivre avec les seuls corps cétoniques. L'efficacité sur le long terme reste à prouver, sachant que les cellules cancéreuses sont bien connues pour contourner, muter et s'adapter aux environnements les plus toxiques. Au bout du compte, cependant, l'insuline et les protéines apparentées qui lui ressemblent, l'IGF1 et l'IGF2, sont de puissants facteurs de croissance, quelle que soit la cellule, saine ou cancéreuse, présentant des récepteurs [23].

Le régime cétogène est *très* prometteur, tant dans le traitement des problèmes neurologiques, que pour le rééquilibrage métabolique des personnes souffrant de diabète de type 2 (en une seule journée, ce régime est capable de réduire en moyenne de moitié la quantité d'insuline dans la circulation et d'améliorer le contrôle du glucose), ainsi que pour les personnes qui cherchent à perdre beaucoup de graisse rapidement [24].

LE SUPERPROGRAMME

Le Superprogramme (détaillé au chapitre 11) est une déclinaison du régime cétogène. Il combine le jeûne intermittent à une consommation réduite de glucides pour fournir au cerveau une quantité plus importante de cétones. Il présente toutefois quelques différences essentielles avec le régime cétogène décrit dans les ouvrages qui lui sont consacrés.

Première différence : le régime cétogène ne prend pas en compte ce que la science nous a appris récemment au sujet du microbiote et que nous évoquerons au chapitre suivant. Le microbiote se montre reconnaissant lorsque nous consommons de belles portions d'une large gamme de légumes contenant des fibres (avec également des glucides, parfois en quantités infimes), c'est pour cette raison que le Superprogramme leur fait la part belle. (Ces légumes contiennent par ailleurs des vitamines et des minéraux importants dont nous ne voulons pas faire l'économie.)

Une autre différence majeure entre mon Superprogramme et le régime cétogène tient au type de matières grasses : l'impressionnante quantité de graisses consommées dans le régime cétogène classique peut rendre difficile la mise en application de considérations importantes, comme le fait de veiller à un bon rapport entre oméga-3 et oméga-6. Le régime cétogène repose généralement sur des aliments tels que la crème épaisse et le fromage pour le gros des apports caloriques alors que mon programme est adapté pour assurer un bon équilibre entre oméga-3 et oméga-6.

Peut-être plus important encore, l'exercice est un aspect majeur de tout programme optimal pour le cerveau et celui que vous avez en main n'est pas différent. Les personnes en « cétose chronique » résultant d'un régime cétogène de longue durée peuvent connaître une chute de performances pendant l'entraînement, surtout lorsqu'elles cherchent à développer leur masse musculaire ou leur force avec des exercices de haute intensité. La préservation de la masse musculaire est essentielle lorsque nous vieillissons, elle est en effet directement corrélée aux capacités cérébrales [25]. Un repas occasionnel riche en glucides après l'exercice, bien que généralement absent du régime cétogène, est autorisé par le Superprogramme (mais uniquement après avoir retrouvé sa flexibilité métabolique) pour garder une capacité d'entraînement, un métabolisme, des hormones et des lipides à un niveau optimal. Vous trouverez des détails concernant ce type de repas à la page 344.

• GLUCIDES APRÈS L'EXERCICE : UNE DROGUE POUR AMÉLIORER LES PERFORMANCES ? •

Les glucides ne sont pas foncièrement « mauvais », mais nous les utilisons aujourd'hui en dépit du bon sens. Si vous choisissez d'en consommer, il est préférable de choisir un moment où l'exercice physique répond à un objectif fonctionnel du corps, à savoir *améliorer* vos performances et non leur nuire. Le scénario idéal ? Reconstituer le stock de glucides du tissu musculaire après une série d'exercices vigoureux.

La musculation est l'une des méthodes les plus connues pour améliorer la sensibilité à l'insuline et, de manière générale, la période qui suit l'exercice présente l'avantage de rendre les muscles particulièrement aptes à absorber le sucre sanguin. Le récepteur GLUT4 peut apporter une explication à cela. Ces récepteurs qui permettent de transporter le glucose sont dissimulés dans les membranes des cellules musculaires et remontent à la surface lorsque celles-ci se contractent. (Vous vous souvenez des récepteurs des neurotransmetteurs évoqués au chapitre 2 et la façon dont ils émergent à la surface ? Eh bien, c'est exactement le même mécanisme, en version « cellules musculaires ». L'ADN et le génome s'apparentent en effet à un mécano composé de pièces moléculaires interchangeables qui peuvent avoir des fonctions totalement différentes tout en ayant le même assemblage !)

Lorsqu'il est à la surface d'une cellule, un récepteur GLUT4 se transforme en robinet pour permettre au sucre d'entrer dans la cellule, un peu comme l'eau qui se déverse à l'ouverture d'un barrage. Cela signifie qu'une même quantité de glucides nécessite moins d'insuline pour être décomposée et éliminée en toute sécurité lorsqu'elle est consommée après l'entraînement. Quelles conclusions devez-vous en tirer ? Les glucides sont alors moins susceptibles de favoriser le stockage des graisses que vous allez rapidement vous remettre à brûler. Foncièrement, la période qui suit l'exercice est la plus propice à la consommation de glucides – quelle que soit leur nature. Les glucides, ça se mérite !

REMISE DES COMPTEURS À ZÉRO

Il n'est pas forcément évident de se lancer dans un régime pauvre en glucides et ne parlons pas du jeûne intermittent, croyez-moi, j'en sais quelque chose ! Lorsque j'étais enfant, ma mère tentait chaque année (en vain) de me faire jeûner pendant une journée à l'occasion de la fête juive de Yom Kippour, ce que je prenais pour du masochisme inutile. J'aurais encore préféré aller chez l'orthodontiste, le docteur Moskowitz, me faire resserrer mon appareil que de sauter un repas. Les choses ont bien changé depuis et je peux désormais jeûner pendant des heures sans problème.

• VOUS SUPPRIMEZ LES GLUCIDES ? PRENEZ DU SEL ! •

La baisse de l'insuline (une bonne chose en soi) peut provoquer une carence en sodium. C'est un facteur souvent négligé qui peut faire qu'on se sente patraque au début d'un régime pauvre en glucides. Parmi la multitude de tâches qui lui reviennent, le sodium contribue au transport de la vitamine C dans le cerveau où elle entre dans l'élaboration des neurotransmetteurs qui peuvent jouer sur l'humeur et la mémoire. Le sodium est par ailleurs essentiel, lorsque l'on supprime les glucides, pour maintenir sa performance à l'effort.

Si l'on se fie au chercheur James DiNicolantonio, spécialisé dans le domaine de la santé cardio-vasculaire et expert du sodium, pendant la première semaine de restriction glucidique, vous pouvez avoir besoin de 2 g de sel supplémentaires par jour (environ une cuillère à café) pour vous sentir au mieux de votre forme, une quantité pouvant être ramenée à 1 g après cette période. Gardez toujours à l'esprit que rien ne remplace l'expérience personnelle. (Pour en savoir plus sur ce sujet passionnant, si vous parlez anglais, vous pouvez regarder la vidéo d'un entretien de 30 minutes que j'ai eu avec James DiNicolantonio à l'adresse http://maxl.ug/jamesdinicinterview.)

« Mais mon médecin m'a prescrit un régime pauvre en sel en raison de ma tension artérielle ! » Sachez que l'insuline et le sucre ont plus d'impact sur la pression artérielle que le sel. Ils peuvent stimuler la stratégie de lutte ou de fuite de l'organisme, qui peut entraîner l'hypertension et provoquer une rétention plus importante du sodium.

Lorsque l'on a l'habitude d'inonder sans répit son cerveau de glucose, on crée une addiction ; le retrait soudain des glucides va engendrer des maux de tête et de la fatigue. C'est ce qui m'est arrivé à l'époque de ma préadolescence lorsque je me gavais de pizza et de « pop-tarts » [des biscuits ultrasucrés et ultratransformés très répandus aux États-Unis, au Royaume-Uni et au Canada – NDE]. En revanche, quand vous alternez régulièrement des phases « low carb » et des phases de jeûne, vous mettez en place les conditions physiologiques pour « réinitialiser » votre métabolisme. La diminution des taux d'insuline et l'amorçage de la pompe à cétones vous permettent de retrouver votre flexibilité métabolique, incitant par la même occasion votre métabolisme à faire le travail pour vous et non l'inverse : le Graal de la santé métabolique.

Chacune des 7 étapes suivantes de la reconquête de votre flexibilité métabolique nécessite l'adaptation du cerveau pour qu'il puise son énergie dans les cétones ; elles imitent par ailleurs les réactions en chaîne déclenchées par le jeûne. Selon notre théorie, la sensation de faim et l'irritabilité, comme les maux de tête qui surviennent parfois pendant une période du Superprogramme allant de 3 à 7 jours, correspondent à la régulation par le cerveau des enzymes nécessaires à la transformation des cétones en énergie.

Les durées de ces étapes sont approximatives, en partant du principe que l'on n'est pas déjà en état de cétose.

1. Épuisement des derniers glucides consommés (4 à 12 heures).
2. Épuisement des glucides stockés dans l'organisme. Rappelez-vous que le foie peut stocker environ 100 g de glucides sous forme de glycogène, avec de faibles variations selon la taille (12 à 18 heures).
3. Diminution de la dégradation des acides aminés pour préserver les muscles (20 à 36 heures).
4. Dégradation des acides aminés pour la néoglucogenèse (24 à 72 heures).

5. Augmentation de la production et de l'utilisation des cétones (48 à 72 heures ou plus).
6. Régulation des enzymes de combustion des cétones dans le cerveau. Cela peut prendre jusqu'à 1 semaine, mais il est possible d'accélérer le processus en vidant les réserves de glucides avec des exercices physiques de haute intensité et en adoptant un régime globalement pauvre en glucides (low carb) ou en intégrant des *triglycérides à chaîne moyenne* comme nous le verrons par la suite (1 à 7 jours).
7. Entrée en état de flexibilité métabolique. Il est alors possible de réintroduire occasionnellement des glucides sans interrompre l'état céto-adapté, en particulier si on les consomme pendant ou après un entraînement.

LA REMARQUE DU DR PAUL

LES FEMMES ET LES RÉGIMES TRÈS PAUVRES EN GLUCIDES

Nous préconisons de manière générale un régime plus pauvre en glucides que le régime américain standard, mais il ne faut pas oublier qu'il existe des différences substantielles à la tolérance aux glucides liées à la génétique et au genre. Les femmes qui suivent un régime cétogène à très faible teneur en glucides, en particulier, peuvent voir stagner leur perte de poids, connaître des problèmes d'humeur et une perturbation de leur cycle menstruel. La quantité optimale de glucides journaliers ou hebdomadaires devrait normalement varier suivant le niveau d'activité physique et peut être comprise entre 30 et 150 g par jour. Nous reviendrons sur les quantités de glucides et le moment favorable à leur consommation au chapitre 11.

Le secret pour se libérer de la nourriture consiste à rompre notre dépendance au glucose et à retrouver la flexibilité métabolique dont jouissaient nos ancêtres. Après quelques jours d'un régime pauvre en glucides, la sensation de faim et le désir d'aliments riches en glucides commencent à s'atténuer et finissent par disparaître. Les symptômes suivants indiquent que le pipeline de graisse est fonctionnel :

- Vous parvenez à passer plusieurs heures sans manger et sans avoir envie de commettre un meurtre.
- Vous n'avez pas envie de pain, de chocolat ou de gâteaux entre les repas.
- Vous avez l'esprit clair et vif, votre humeur et votre niveau d'énergie sont stables.
- Un exercice modéré ne provoque ni fatigue ni faim de loup.

LES CÉTONES : CANOT DE SAUVETAGE DU CERVEAU VIEILLISSANT ?

Maintenant que vous savez comment entrer en cétose, vous devez savoir que les avantages de la combustion de cétones par rapport à celle du glucose ne se limitent pas au fait qu'elles constituent une source d'énergie plus propre pour le cerveau. L'un des principaux bienfaits de l'apport de cétones, que je n'ai pas encore mentionné, est de permettre au cerveau de certaines personnes de fonctionner de manière *plus performante*. Certains cerveaux seraient tout bonnement incapables d'utiliser efficacement le glucose et ne trouvent donc aucune alternative parmi nos régimes « carencés en cétones », pour reprendre l'expression du chercheur Sam Henderson [26].

Les porteurs du gène le mieux identifié comme étant associé au risque de la maladie d'Alzheimer, l'allèle *ApoE4*, en sont un excellent exemple. Il a été démontré que les personnes porteuses d'un ou deux exemplaires de ce gène, soit plus du quart de la population, présentent un métabolisme du glucose particulièrement bas dans le cerveau [27]. Il semblerait qu'il n'y ait pas de distinction d'âge, avec des débuts dès la vingtaine et la trentaine, *bien avant* l'âge à partir duquel on observe généralement les troubles de la mémoire.

Les porteurs de l'allèle *ApoE4* ont un risque de développer la maladie d'Alzheimer deux à douze fois supérieur selon qu'ils en ont un ou deux exemplaires. Cependant, malgré le risque accru, de nombreux porteurs peuvent ne jamais développer la maladie. Plus étrange encore, un nombre significatif de patients souffrant de la maladie d'Alzheimer ne présentent absolument pas cette variante génétique. Pourtant, le cerveau de ces derniers finit par présenter le même ralentissement du métabolisme du glucose que les porteurs du gène *ApoE4*, ce qui laisse supposer que ce ralentissement pourrait être un facteur causal possible de la maladie. Ce paradoxe nous amène à la question suivante : la relation inquiétante entre le gène *ApoE4* et la maladie d'Alzheimer constitue-t-elle un symptôme supplémentaire de l'alimentation que nous avons été contraints d'adopter ?

Le gène *ApoE4* est considéré comme notre gène « ancestral », le plus ancien du génome humain. Sa fréquence est plus faible au sein des premières populations exposées à l'agriculture (ayant eu accès aux céréales et aux féculents), ce qui laisse penser que nos régimes alimentaires modernes pourraient avoir exercé une pression de sélection ayant abouti à la diminution du nombre des porteurs de ce gène [28]. Aujourd'hui encore, lorsqu'on observe les populations des contrées les moins industrialisées, cette théorie se tient. Prenons les Yoroubas d'Ibadan, au Nigeria, dont le régime alimentaire n'a pas subi les conséquences de l'industrialisation comme le nôtre. La présence du gène *ApoE4* est relativement fréquente au sein de la population, pourtant elle est peu ou pas associée à la maladie d'Alzheimer en comparaison avec les Afro-Américains [29]. La quantité de glucides consommée par personne chez les Yoroubas représente moins d'un tiers de celle consommée par les Américains, de plus les glucides auxquels ils ont accès ont généralement un index glycémique plus faible [30]. Quelles conclusions devez-vous en tirer ? Si vous êtes porteur du gène à risque pour la maladie d'Alzheimer (statistiquement, 1 lecteur de ce livre sur 4), votre cerveau est particulièrement mal adapté au régime « post-agricole » riche en glucides.

Une fois le diagnostic de la maladie d'Alzheimer posé, le métabolisme du glucose du cerveau a déjà diminué de 45 % par rapport à celui d'une personne en bonne santé. Mais, comme je l'ai mentionné, tout cerveau peut avoir des difficultés à tirer son énergie du glucose bien avant que ne surviennent les problèmes de mémoire. En dehors du rôle de l'allèle *ApoE4*, cela peut résulter du régime alimentaire et du stress causé par le mode de vie, comme pour le diabète de type 2 [31]. Selon une étude édifiante, l'apparition d'une insulinorésistance annonce le ralentissement du métabolisme du glucose (ou *hypométabolisme*) dans le cerveau d'adultes sans problème cognitif. « *Les signes de la maladie d'Alzheimer, comme l'hypométabolisme du glucose ou la perte de tissu cérébral, sont néanmoins fortement associés à une insulinorésistance périphérique* », peut-on lire dans un article de la revue *Physiological Reviews.* (Vous trouverez une explication page 118 sur la façon d'évaluer votre propre sensibilité à l'insuline.)

• TRAITER LA MALADIE D'ALZHEIMER COMME UNE MALADIE MÉTABOLIQUE •

Alzheimer est la forme de démence la plus fréquente, et la manière dont elle s'exprime est probablement provoquée par l'interaction de nombreuses variables. Comme l'explique mon ami Richard Isaacson, spécialiste de la prévention de la maladie d'Alzheimer : « Lorsque vous avez vu un cas d'Alzheimer, vous avez vu un cas. » La complexité de la maladie et le fait qu'elle commence bien avant l'apparition des premiers symptômes peuvent expliquer le taux d'échec de 99,6 % des essais cliniques testant des médicaments et le fait que personne n'en a jamais été guéri.

Récemment, le Buck Institute for Research on Aging a annoncé qu'il était capable d'« inverser » dans 9 cas sur 10 les symptômes des patients présentant des degrés différents de troubles cognitifs, dont la maladie d'Alzheimer. Le programme vise à améliorer la santé métabolique : ils ont fait baisser les niveaux de la glycémie et de l'insulinémie et ont invité les patients à adopter un régime pauvre en céréales pour favoriser la production de cétones [32]. Ils se sont parallèlement intéressés à d'autres facteurs ayant un rôle établi sur la santé métabolique, comme les carences en nutriments, les troubles du sommeil et la sédentarité. Au total, 36 interventions personnalisées ont été « prescrites » aux différents volontaires, dont bon nombre sont conformes aux recommandations que vous trouverez dans cet ouvrage.

Après 6 mois, la plupart des patients ont constaté des améliorations dans leur capacité à penser et à se souvenir, ce qui a été corroboré par leurs partenaires. Les tests cognitifs ont également révélé une amélioration. Le rapport indique que des personnes qui avaient dû cesser leur activité en raison de la gravité de leur déclin cognitif ont pu reprendre le travail, et les images du cerveau ont même révélé que le volume de la région vulnérable de l'hippocampe avait augmenté de pratiquement 10 % chez l'un des patients ! [Vous trouverez les détails de ce protocole et des conseils pour le suivre dans l'ouvrage *La Fin d'Alzheimer* du Dr Dale Bredesen, publié chez Thierry Souccar Éditions – NDE]

Peut-on en conclure que la *maladie d'Alzheimer* pourrait être « réversible » ? Bien qu'il soit tentant de tirer des conclusions de ces quelques cas, seule une poignée de patients de cette étude souffrait de la maladie d'Alzheimer. Donc, pour répondre à la question, il faudrait mener des études contrôlées à plus grande échelle en suivant une méthodologie scientifique plus rigoureuse. Cette approche exhaustive illustre néanmoins un nouvel angle d'attaque intéressant pour le traitement des troubles cognitifs, en les considérant comme un problème métabolique.

Il n'est donc peut-être pas surprenant qu'un groupe de recherche de l'université Brown (sous la direction de la neuropsychologue Suzanne de la Monte) ait utilisé l'expression « diabète de type 3 » pour décrire la maladie d'Alzheimer. Ce concept, largement repris dans la littérature médicale depuis, caractérise directement la maladie d'Alzheimer dans ses publications comme étant d'origine métabolique.

Il ne faut pas se leurrer : un cerveau qui manque d'énergie n'est pas une bonne nouvelle. En fait, la perte de mémoire que nous associons au vieillissement classique peut s'avérer être l'un des premiers signes indiquant que le cerveau peine à trouver de l'énergie. La bonne nouvelle, c'est qu'en plus de contribuer à la diminution du stress oxydatif et de l'inflammation, l'apport de cétones au cerveau (grâce à mon Superprogramme ou une version du régime cétogène) peut l'aider à rester fonctionnel jusqu'à un âge très avancé. En effet, contrairement à ce qui se produit avec le glucose, la capacité du cerveau à puiser son énergie dans les cétones n'est apparemment pas affectée par le vieillissement, le gène *ApoE4* ou même la maladie d'Alzheimer [33].

Cerise sur le gâteau, il a même été démontré que le régime cétogène augmente le nombre de mitochondries du cerveau (les centrales énergétiques des cellules) : il en résulte une plus grande efficacité du métabolisme qui diminue généralement avec l'âge et plus particulièrement en cas de troubles neurologiques [34].

ET SI JE MANGEAIS DIRECTEMENT DES CÉTONES ?

J'ai brièvement mentionné un autre mode d'approvisionnement du cerveau en cétones : la consommation d'aliments spécifiques capables de générer des corps cétoniques. Ces aliments contiennent une source naturelle de graisses relativement rares, les *triglycérides à chaîne moyenne* ou TCM. On les trouve en abondance dans l'huile de coco, l'huile de palme, le lait de chèvre et le lait maternel. Les TCM consommés sont envoyés directement dans le foie* où ils sont convertis en cétones, une propriété étonnante capable d'augmenter la cétonémie (taux de cétones dans le sang) à n'importe quel moment de la journée, que l'on soit à jeun ou non [35]. Le chercheur Stephen Cunnane a conclu que lorsque l'on n'est ni à jeun ni en cétose, le cerveau est potentiellement capable d'extraire de 5 à 10 % de son énergie de ces cétones complémentaires. Il est intéressant de noter que ce pourcentage est comparable au niveau de perte d'énergie induite par l'hypométabolisme observé dans des cerveaux jeunes porteurs de l'allèle *ApoE4*.

Sur les 14 g de matières grasses que contient une cuillère à soupe d'huile de coco, 62 à 70 % sont des TCM purs, de l'acide laurique pour l'essentiel. Dans le lait maternel, l'acide laurique constitue également la majeure partie

* La plupart des matières grasses, comme celles de l'huile d'olive ou d'un hamburger de bœuf nourri à l'herbe, entrent dans le système lymphatique dès leur consommation et sont disséminées dans le corps.

des TCM. Outre l'acide laurique, l'huile de coco contient d'autres acides gras comme l'acide caprique et l'acide caprylique, qui peuvent présenter des propriétés cétogènes supérieures (surtout le second, un acide gras recommandé dans le traitement de l'épilepsie résistante aux médicaments) [36]. Ces acides gras sont souvent isolés pour créer des formulations d'huile TCM pure constituées de quasiment 100 % de triglycérides à chaîne moyenne générateurs de cétones.

QUESTION FRÉQUENTE :

« Les suppléments de cétones et l'huile TCM permettent-ils de brûler plus de graisse ? »

L'huile TCM et les suppléments de cétones peuvent être intéressants pour l'amélioration du fonctionnement du cerveau, pourtant ils sont souvent mis en avant pour leur contribution à la perte de poids (ce pour quoi ils ne sont pas idéals). Les cétones élaborées par l'organisme sont dérivées de la combustion des graisses. Lorsque vous ajoutez des cétones exogènes, c'est-à-dire une autre forme d'énergie qu'il faudra brûler, vous empêchez votre corps d'utiliser sa propre graisse. Pour perdre du poids, nous pensons qu'il est préférable et plus cohérent de produire ses propres cétones d'en consommer sous forme de suppléments.

Pour les personnes souffrant de la maladie d'Alzheimer ou d'une autre pathologie neurodégénérative, l'huile TCM peut se révéler particulièrement utile. On observe une évolution des préférences alimentaires en faveur d'aliments sucrés chez les personnes atteintes de la maladie d'Alzheimer [37]. Peut-être faut-il y voir un appel au secours du cerveau dont le métabolisme souffre d'un déficit énergétique et cherche à obtenir du sucre sous forme de glucides assimilables rapidement : exactement le type de nourriture qui fait monter le taux d'insuline, provoque l'inflammation et bloque la production de cétones. Théoriquement, un supplément d'huile TCM ou de coco devrait pouvoir remédier à ce problème pendant la réduction graduelle des glucides alimentaires. Lorsqu'on donne ce type de cétones alimentaires à des personnes souffrant de pertes de mémoire, certaines études concluent à une amélioration de la cognition et au moins un rapport fait état de réactions positives chez un patient à un stade avancé de la maladie d'Alzheimer à qui l'on en a administré seulement 2 cuillères à soupe par jour (voir l'encadré qui suit) [38]. Aux États-Unis, il est également possible de se faire prescrire des suppléments à base d'acide caprylique indiqués par l'autorité régulatrice américaine (FDA) pour le traitement de la maladie d'Alzheimer. (Son utilisation comme stratégie préventive de la maladie d'Alzheimer est actuellement à l'étude.)

• MARY NEWPORT : UNE PIONNIÈRE DE L'HUILE DE COCO •

J'ai découvert assez tôt les travaux de Mary Newport sur l'huile de coco. Son époux, Steve, atteint de la maladie d'Alzheimer, est devenu incapable d'accomplir bon nombre de ses activités quotidiennes, y compris certains de ses passe-temps préférés. Après avoir fait le tour de la pharmacopée disponible sans trop de succès, elle s'est mise à la recherche d'une meilleure solution.

Elle est alors tombée sur un article de presse au sujet d'un d'un supplément composé d'acide caprylique (autrement dit des TCM) en cours de développement. Cet article disait en conclusion que l'apport de cétones au cerveau améliorait la mémoire et la cognition chez pratiquement la moitié des patients atteints de la maladie d'Alzheimer testés. Cela faisait déjà sept ans que la maladie détruisait le cerveau de son époux, et Mary Newport voulait désespérément mettre la main sur ce produit expérimental, mais il fallait attendre encore une année avant l'agrément de l'autorité régulatrice américaine (FDA). C'est alors qu'elle eut une révélation.

Il se trouve que Mary Newport est pédiatre, spécialisée en néonatologie. Présents dans le lait maternel, les TCM n'avaient aucun secret pour elle. Les huiles TCM étaient d'ailleurs couramment utilisées dans les années 1970 et 1980 pour favoriser la prise de poids des grands prématurés. Celles-ci ainsi que l'huile de coco ont depuis été ajoutées dans pratiquement tous les laits maternisés. Les connaissances professionnelles de Mary lui ont ainsi permis de déduire qu'elle pouvait tout aussi bien se contenter de donner à son époux de l'huile de coco au lieu d'attendre la mise sur le marché de la préparation médicale. Elle a donc commencé à donner à Steve un peu plus de 2 cuillères à soupe d'huile de coco par jour, l'équivalent de la quantité de TCM dans une dose du fameux supplément, puis elle lui fit faire le test de l'horloge, parfois utilisé pour évaluer les fonctions cognitives (tous ceux qui ont un proche atteint de démence le connaissent que trop bien). Après seulement 2 semaines de prise quotidienne d'huile de coco, l'horloge de Steve s'était améliorée de façon spectaculaire. Mary a très vite adopté l'huile de coco pour cuisiner et en a donné à Steve à la moindre occasion. L'horloge que Steve a dessinée la cinquième semaine n'avait plus rien à voir avec celle dessinée le premier jour.

- 1 jour avant la prise d'huile de coco

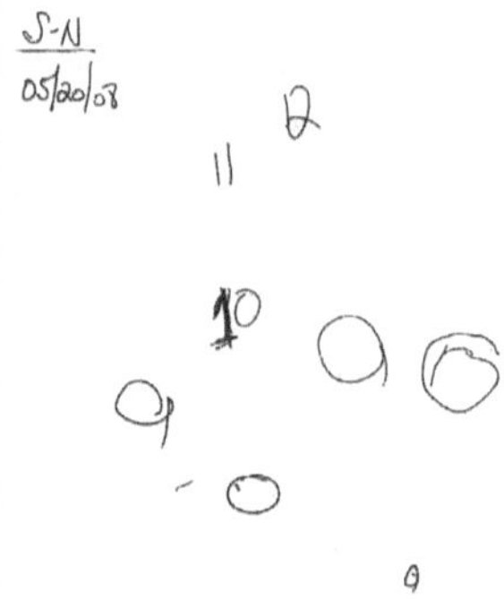

- 14 jours après le début de la prise d'huile de coco

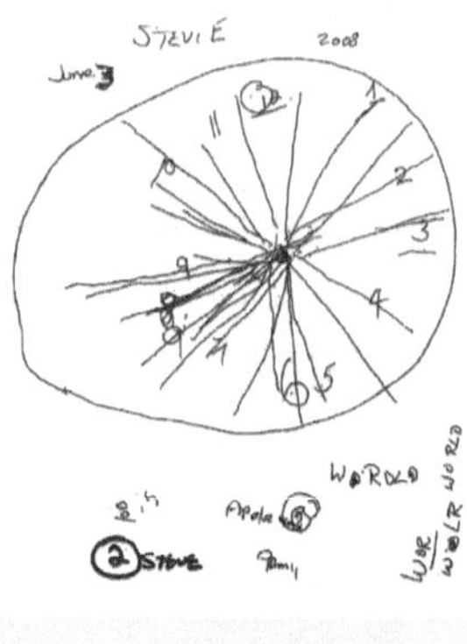

- **37 jours après le début de la prise d'huile de coco**

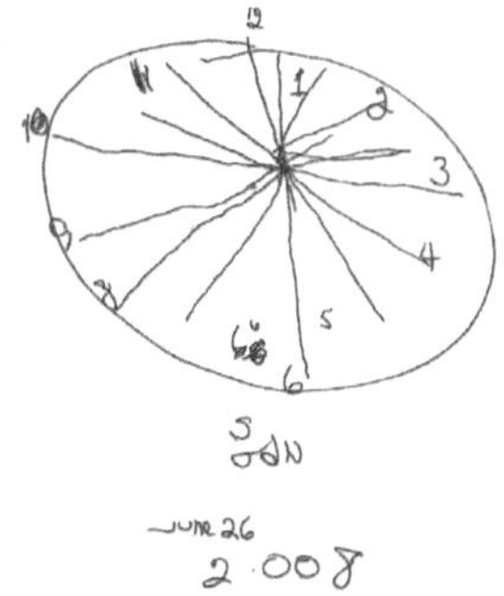

L'année qui a suivi, Mary Newport a progressivement augmenté la dose jusqu'à 11 cuillères à soupe par jour d'huile de coco mélangée à de l'huile TCM (une augmentation trop rapide de cette dernière peut provoquer des diarrhées). D'après ses rapports, la mémoire de Steve s'est améliorée, de même que ses résultats aux tests cognitifs. Il est redevenu capable d'effectuer bon nombre de tâches quotidiennes, « revenant en arrière de 2 à 3 ans dans le processus de sa maladie », selon elle. Les deux jours où sa dose ne lui a pas été administrée, elle a noté une régression significative de ses capacités : signe que l'huile de coco pourrait avoir été responsable de l'amélioration de l'état de Steve. Elle a continué à lui en donner pendant pratiquement 10 ans et a apporté des modifications à son régime alimentaire et à son mode de vie qui s'apparentent à ce que je recommande dans cet ouvrage.
Mary Newport a commencé cette expérience, depuis publiée comme une étude de cas dans la revue *Alzheimer's & Dementia*, 7 ans après le début de la maladie de son époux qui, comme nous le savons désormais, avait pris racine dans le cerveau de Steve des décennies plus tôt. Steve a fini par perdre sa bataille contre la maladie d'Alzheimer et il est décédé en 2015. Son histoire continue néanmoins de vivre au travers du plaidoyer de Mary.

Ce que j'avance n'est qu'une hypothèse éclairée, mais les personnes sans problème cognitif habituées à un régime riche en glucides *devraient pouvoir* alimenter leur cerveau en énergie avec des huiles TCM pendant la phase de réduction des glucides. De nombreuses personnes qui adoptent une alimentation pauvre en glucides pour la première fois souffrent souvent de « grippe cétogène » les premiers jours. Ils ont alors une sensation de léthargie, un brouillard mental et sont irritables, aussi tout ce qui peut potentiellement doper le cerveau et aider à passer ce cap est bon à prendre. Il n'y a pas de mal à essayer et il est possible de tirer certains des avantages que les cétones procurent au cerveau en introduisant ces huiles dans votre alimentation lorsque vous cherchez à réduire votre dépendance aux glucides. Rien ne vous empêche de tenter l'expérience, mais il faut savoir qu'aucun test n'a encore véritablement été réalisé. (N'oubliez pas par ailleurs d'augmenter votre dose de sel, comme je l'ai indiqué page 178.)

Vous pensez peut-être que l'huile TCM serait un assaisonnement idéal pour votre assiette de pâtes ou que vous pourriez l'ajouter aux céréales du petit déjeuner (qui n'a jamais rêvé d'avoir le beurre et l'argent du beurre ?), mais forcer une hausse de cétones dans le cadre d'un régime riche en glucides reviendrait à ignorer bon nombre des problèmes sous-jacents de la neurodégénérescence et du vieillissement du cerveau, à savoir un excès d'insuline. Il est également important de noter que des cétones transitoires provenant d'un supplément n'atteindront jamais les concentrations que procure un régime cétogène ou une période de jeûne. Une supplémentation en huile de coco ou en huile TCM pure disponible dans le commerce sans être à jeun revient à verser de l'eau dans un verre déjà plein. Jeûner ou adopter un régime pauvre en glucides et ainsi permettre au corps de produire ses propres cétones équivaut à boire dans ce verre.

Souvenez-vous : la « liposuccion biochimique » (lorsque votre corps est capable de puiser dans ses propres stocks de graisse et de les utiliser pour produire de l'énergie) survient quand le taux d'insuline baisse suffisamment et non lorsque vous ajoutez des matières grasses dans votre alimentation. Chez des adultes en bonne santé, la production de cétones n'est qu'un marqueur de tous les autres merveilleux processus déjà mentionnés qu'occasionne une période de jeûne. Lorsque vous brûlez vos propres graisses, l'ajout d'huile augmente les calories : ce n'est pas un problème en soi, mais il ne faut pas oublier qu'un surplus de calories trop important, qu'il provienne des glucides, des protéines ou des matières grasses, peut finir par engendrer une prise de poids. En ces temps modernes d'abondance alimentaire, nos cerveaux n'ont pour la plupart jamais eu à s'adapter pour puiser leur énergie dans nos propres graisses. Offrez à votre corps et à votre cerveau la possibilité de brûler ces graisses et votre biologie vous le rendra bien.

Au chapitre suivant, nous redécouvrirons un « organe oublié » caché en nos tréfonds et son rôle essentiel au bon fonctionnement de notre cerveau.

À RETENIR

- Les cétones sont considérées comme une « superénergie » capable de réduire le stress oxydatif du cerveau et de moduler favorablement l'expression des gènes liés à la neuroplasticité.
- Certains cerveaux sont incapables d'utiliser le glucose de façon efficace et les cétones peuvent constituer une source d'énergie de remplacement.
- Une idée reçue répandue voudrait que les cétones soient produites à la suite d'une augmentation de la consommation de matières grasses. Dans les faits, elles le sont lors de la réduction du taux d'insuline résultant d'un jeûne ou d'un régime pauvre en glucides (low carb).
- La flexibilité métabolique est un objectif plus important que la cétose chronique (sauf lors du traitement d'un problème neurologique pour lequel la cétose médicale peut être justifiée). Elle permet de flirter avec la cétose tout en prenant soin de la santé des intestins et en profitant occasionnellement d'un « petit plein » de glucides pour soutenir les performances physiques. Cela ne nuit alors en rien à l'état céto-adapté.
- Une augmentation des cétones avec de l'huile TCM lors d'une consommation excessive de glucides va à l'encontre de l'objectif et dénote une ignorance des nombreux problèmes sous-jacents qui sous-tendent la neurodégénérescence.

SUPERALIMENT N°6

Bœuf nourri à l'herbe

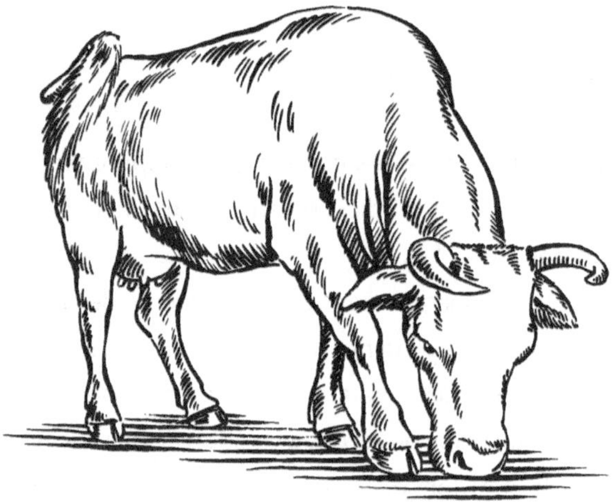

L'industrie de la viande telle qu'elle existe aujourd'hui est cruelle, polluante et franchement indéfendable. Dans le cas du bœuf, la filière produit une viande de mauvaise qualité provenant d'animaux stressés qui sont gorgés d'antibiotiques et nourris avec des aliments contre nature comme des sous-produits de l'industrie agroalimentaire céréalière, voire même avec des sucreries*. Mais

* Vous avez bien lu. Les animaux des parcs d'engraissement (*feedlots*, en anglais) reçoivent régulièrement de la malbouffe comme du sucre, des biscuits et des guimauves, qui permettent de les engraisser avec des glucides bon marché.

ne confondons pas la viande issue de l'élevage industriel avec celle provenant d'animaux sains qui ont pu se nourrir d'herbe (leur alimentation naturelle) et qui n'ont vécu qu'une seule sale journée dans leur vie, comme aiment à le dire les éleveurs.

Le débat autour de la valeur nutritive de la viande se concentre en grande partie sur les protéines, mais il est essentiel à mon sens d'élargir le propos pour inclure les nutriments *autres* que les protéines qui jouent un rôle important dans nos fonctions cognitives. Le bœuf nourri à l'herbe, par exemple, constitue une source importante de minéraux essentiels tels que le fer et le zinc, présents sous une forme facilement assimilable par l'organisme. (Rien à voir avec le fer des épinards ou le zinc des légumineuses [1].) Le bœuf nourri à l'herbe est par ailleurs une bonne source d'acides gras oméga-3, de vitamine B12, de vitamine E, ainsi que d'autres nutriments comme la créatine (voir page 172) qui, sans être essentiels, sont très bénéfiques. Les chercheurs pensent que l'accès à ces nutriments (conjugué à l'apport calorique engendré par la cuisson de la viande) a servi de catalyseur à l'évolution de notre cerveau pour en faire les supermachines cognitives modernes. Toute carence dans l'un de ces micronutriments engendre des troubles du cerveau, notamment un faible QI, l'autisme, la dépression et la démence.

Peu de personnes connaissent aussi bien le lien entre l'alimentation et la santé mentale que la Dr Felice Jacka, directrice du Food and Mood Centre de l'université Deakin (Australie), que j'ai eu le privilège d'interviewer. En 2017, elle a publié les conclusions du premier essai contrôlé randomisé jamais réalisé montrant l'effet antidépresseur d'une nourriture saine (elles sont détaillées page 246). Elle avait précédemment découvert que les femmes qui ne suivaient pas les recommandations nationales australiennes leur enjoignant de consommer 3 à 4 portions de bœuf par semaine avaient *deux fois plus de risques* de souffrir de dépression, d'anxiété ou de trouble bipolaire que celles qui les suivaient [2]. (Elle a par ailleurs découvert qu'il était préférable d'en manger un peu que pas du tout, alors qu'en manger plus n'était pas nécessairement meilleur et que les femmes qui dépassaient les quantités recommandées présentaient également un risque accru.) Il est important de noter qu'en Australie, les bovins sont nourris à l'herbe par défaut.

Quelle est l'importance de la viande pour les fonctions cognitives d'un groupe particulièrement vulnérable comme les enfants ? Tout le monde n'est pas logé à la même enseigne sur la planète. Pendant que certains se préoccupent de l'appli à utiliser pour se faire livrer des repas à domicile, la malnutrition demeure un problème de santé publique dans de nombreuses parties du globe. C'est notamment le cas au Kenya, où Charlotte Neumann, chercheuse au Fielding School of Public Health de l'université de Californie à Los Angeles, a observé de meilleures performances chez les enfants qui consommaient plus de viande, tant sur le plan physique et cognitif que comportemental. Elle a mis en place un essai pour étudier l'effet, le cas échéant, de la consommation de viande sur le développement du cerveau. Elle a constitué 4 groupes avec les enfants de 12 écoles kenyanes. L'un d'eux servait de groupe de contrôle, alors que les enfants des 3 autres groupes recevaient chacun une purée composée de maïs, haricots et légumes verts au petit déjeuner. L'un de ces groupes recevait en plus un verre de lait, un autre du bœuf haché et le dernier prenait la purée seule. Les différentes versions étaient équilibrées pour représenter le même apport calorique. L'expérience dura 2 ans.

Les enfants du groupe consommant de la viande ont gagné plus de masse musculaire que ceux des autres groupes et présentaient moins de problèmes de santé que ceux qui prenaient la purée seule ou avec du lait [3]. Ils montraient aussi plus de signes de confiance dans la cour de récréation, une manifestation de l'amélioration de leur santé mentale. Leurs performances cognitives étaient également renforcées. Même si les résultats scolaires de tous les groupes se sont améliorés, ceux du groupe consommant de la viande ont connu l'évolution la plus rapide dans les matières comme les mathématiques et les langues. Le Dr Neumann et ses collègues ont écrit :

L'amélioration des performances cognitives, l'augmentation de l'activité physique, ainsi qu'une plus grande assurance et un esprit d'initiative manifestés par le groupe qui consommait de la viande pourraient être liés à l'apport de vitamine B12 et à la meilleure disponibilité de fer et de zinc grâce à la viande qui augmente l'absorption de ces deux minéraux présents dans les végétaux riches en fibres et en phytate. Grâce à ses micronutriments et à ses protéines de grande qualité, la viande pourrait faciliter certains mécanismes cérébraux intervenant dans l'apprentissage, comme la vitesse de traitement des informations.

Ces études ont été menées sur des enfants, mais nous savons désormais que notre cerveau évolue sans discontinuer tout au long de notre vie : lui offrir les nutriments dont il a besoin devrait être une priorité absolue. De nombreuses personnes écartent néanmoins la viande sous prétexte qu'elle est nuisible à la santé, ce à quoi je réponds (en citant Carl Sagan) : « Des affirmations extraordinaires nécessitent des preuves extraordinaires. » La viande et les nutriments qu'elle contient ont été essentiels à l'évolution de notre cerveau et l'on trouve des traces de boucherie chez les premiers humains remontant à plus de 3 millions d'années [4]. Nous avons aujourd'hui le luxe de pouvoir étayer de considérations éthiques nos choix alimentaires, privilèges dont ne bénéficiaient pas nos ancêtres ; ils ne seraient pas passés à côté d'une occasion de profiter des nutriments essentiels à la vie présents dans la viande fraîche. Il serait extraordinaire d'affirmer sans preuve tangible à l'appui que des animaux élevés correctement et offrant une foule de nutriments hautement biodisponibles pourraient nous être nuisibles.

Je ne saurai jamais si une vie exempte de viande rouge a pu avoir un impact sur la perte de mémoire de ma mère ou sur les périodes dépressives dont elle souffrait occasionnellement pendant mon enfance, mais ce qui est certain, c'est que cela ne l'a pas protégée non plus.

Conseil d'achat : *Orientez-vous vers du bœuf élevé de façon éthique, en pâturage et 100 % nourri à d'herbe, issu de préférence des fermes biologiques locales. Notez que s'il n'est pas indiqué qu'il est 100 % nourri à l'herbe, le bœuf bio est généralement issu de bovins nourris aux céréales bio. Par ailleurs, sous forme hachée, la viande de bœuf nourri à l'herbe a* tendance à être beaucoup plus économique que les côtes. Si vous avez du mal à trouver du bœuf nourri à l'herbe, vous pouvez vous en faire livrer. De plus en plus de fermes en France proposent un service de livraison à domicile (viande découpée et emballée sous vide ou en barquette). Vous trouverez les coordonnées des producteurs proches de chez vous sur le site https://www.acheteralasource.com/vente-directe-producteur/bovins.

Mode de cuisson : Bien que le bœuf nourri à l'herbe présente trois fois plus de vitamine E que celui nourri aux céréales – ce qui lui confère une meilleure protection contre l'oxydation des graisses polyinsaturées –, je vous conseille de le cuisiner à feu très doux. Vous pouvez utiliser des marinades à base d'ail et d'oignon pour réduire la formation de composés neurotoxiques tels que les amines hétérocycliques [5]. Accompagnez-le toujours de légumes riches en fibres comme le chou kale, les épinards ou les choux de Bruxelles, qui aident à neutraliser les produits oxydants dans les intestins, mais évitez les féculents, les céréales et autres aliments riches en glucides.

Conseil de pro : Mangez des abats et buvez du bouillon d'os ! Ils contiennent des nutriments importants que l'on ne retrouve pas dans le muscle. Le collagène par exemple contient des acides aminés importants qui, eux aussi, ont disparu de l'alimentation moderne. C'est notamment le cas de la glycine, un acide aminé dont il a été démontré qu'il améliore la qualité du sommeil et qui pourrait augmenter le taux de sérotonine dans le cerveau (il agit sur l'humeur et les fonctions exécutives) [6].

CHAPITRE 7

Fiez-vous à votre deuxième cerveau

Tout seul on va plus vite, ensemble on va plus loin.

– PROVERBE AFRICAIN

Les êtres humains savent en fait depuis longtemps ce que la recherche découvre peu à peu : ce que nous sommes, c'est aussi ce que nous avons dans le ventre. Nous avons les foies ou l'« estomac noué » quand nous avons peur (pour ne pas dire : quand nous avons la « peur au ventre »). Nous ne nous « faisons pas de bile » quand tout va bien. Nous « ravalons » notre colère, « digérons » les affronts qui nous sont faits et nos échecs « nous laissent un goût amer ». Et quand nous sommes émus, nous sommes « pris aux tripes ».

– GIULIA ENDERS, *Le Charme discret de l'intestin* (aux éditions Actes Sud, traduction de Isabelle Liber)

Comme la plupart des gens, l'idée que des *milliards* de cellules bactériennes vous colonisent suffit sans doute à vous donner envie de prendre une bonne douche. Cette réaction de dégoût est exacerbée par une culture qui ne rate pas une occasion pour nous vendre des savons antibactériens et des désinfectants. Il faut pourtant se rendre à l'évidence, tout ce qu'on nous raconte sur les bactéries n'est que mensonge : sans elles, nous ne serions pas là.

Vous savez désormais tout sur les mitochondries, ces organites capables d'utiliser le glucose (ou les cétones, un produit dérivé du métabolisme des graisses) et l'oxygène pour générer de l'énergie. Aussi primordiales soient-elles, ces structures n'ont pas toujours été à notre service. Si l'on en croit la théorie de certains scientifiques, elles étaient jadis des bactéries flottant de par le monde jusqu'à ce que l'une d'entre elles soit absorbée par une autre de taille plus conséquente. Plutôt que de la digérer, la cellule hôte décida d'exploiter les capacités à générer de l'énergie de sa nouvelle complice : un avantage non négligeable il y a 1,5 milliard d'années, alors que le taux d'oxygène de la planète augmentait. En contrepartie, la mitochondrie était protégée des éléments et disposait d'un buffet à volonté, sans toutefois pouvoir reprendre sa liberté. Nous avons là probablement le premier cas du syndrome de Stockholm.

Avec le temps, une relation de dépendance mutuelle s'est établie entre la mitochondrie et sa cellule hôte, rejoignant le panthéon des partenaires de légende comme Batman et Robin, Han Solo et Chewbacca, ou Bart et Ernest (enfin, peut-être pas *vraiment* Bart et Ernest). C'était le début des cellules *eucaryotes* qui ont permis à des organismes multicellulaires comme nous de se développer. Après toutes ces années, il est surprenant de réaliser que nos mitochondries parviennent toujours à se multiplier au sein de nos cellules en préservant leur ADN propre (une survivance de leur vie de célibataire).

Sans les bactéries, nous n'arriverions à rien. Et même si notre forme moderne est bien plus complexe que celle de ces organismes unicellulaires des premiers temps, notre lien avec les bactéries n'est pas moins important aujourd'hui. Un nombre infini de microbes évoluent sur notre peau, dans nos oreilles, parmi nos cheveux, dans notre bouche, nos organes génitaux et nos intestins. Nous avons même découvert que certains de nos organes que nous avons cru un temps stériles, comme les poumons et les glandes mammaires, sont en fait des clubs huppés pour microbes [1]. Chaque recoin de notre organisme abrite une population spécifique qui vit en symbiose avec son environnement unique. Les microbes des intestins, par exemple, constitués pour l'essentiel de bactéries adaptées aux milieux dépourvus d'oxygène, périraient instantanément si on les plaçait avec les microbes prospérant à l'air libre qui évoluent sur notre visage.

Le terme général *microbiote* est utilisé pour désigner l'ensemble de tous ces organismes unicellulaires simples. Votre lieu de vie dispose de son propre microbiote, qui correspond à l'ensemble des microbes qui s'y trouvent. Ce microbiote peut être radicalement différent de celui de votre voisin selon que vous avez un chien ou un jeune enfant, et il ne sera pas le même si vous vivez en centre-ville ou en banlieue. Chaque ville dans son ensemble a également sa propre signature microbienne [2]. Le microbiote de Los Angeles, par exemple, est différent de celui de New York. Reste à voir si les bactéries de la côte Ouest préfèrent se produire devant une caméra que sur scène, le *vrai* lieu de prédilection des microbes de la côte Est ! Nous laisserons à la science le soin de répondre à ces questions.

Bien que la surface de notre corps soit couverte de microbes, l'immense majorité des cellules microbiennes dont nous sommes porteurs réside dans nos intestins. Elles constituent le microbiote intestinal. On pensait autrefois qu'elles étaient 10 fois plus nombreuses que les cellules de notre corps, mais nous disposons désormais d'une estimation plus précise d'environ trente billions, soit plus ou moins le même nombre que les cellules contenues dans un organisme humain. Le poids de ces bactéries qui équivaut à celui de notre cerveau (de 1,3 à 1,4 kg) est tout aussi impressionnant !

Tout comme nous sous-traitons certains aspects de notre activité neuronale à nos smartphones (la mémorisation des numéros de téléphone, par exemple, libérant ainsi nos capacités cérébrales pour d'autres tâches), nous confions de nombreux services à notre microbiote. S'il est capable de s'en acquitter, c'est en partie grâce à son matériel génétique pratiquement 100 fois plus complexe que notre propre génome (relativement rudimentaire) constitué de 23 000 gènes. Cela permet au microbiote de remplir un grand nombre de fonctions, comme la préservation de notre système immunitaire, l'extraction des calories de la nourriture ou la synthèse de substances chimiques importantes comme les vitamines.

Cela peut de prime abord ne pas sembler évident, mais les intestins et le cerveau entretiennent également une relation très étroite. Notre microbiote est connecté à nos émotions et à notre comportement. Il communique avec notre cerveau par l'intermédiaire du nerf vague qui offre une ligne directe entre le cerveau et les intestins, mais également au travers de différentes substances chimiques qu'il produit et libère dans le sang. Il n'est pas étonnant de voir les scientifiques désigner cette masse grouillante de matériel génétique sous le sobriquet d'« organe oublié » tellement nous sous-estimons le loyer que nous paie cette population bactérienne.

• QUE CONTIENT LE PETIT BOUDIN AU FOND DE VOTRE CUVETTE ? •

En moyenne, la moitié du poids d'une selle se compose de bactéries, dont chaque gramme comporte 100 milliards de microbes. On a donc pratiquement 14 fois la population humaine de la planète dans un seul gramme d'excréments ! En fait, la densité des microbes dans les matières fécales est telle que chaque fois que vous faites vos besoins, vous évacuez environ un tiers de la population bactérienne du côlon. Il n'y a cependant aucun souci à se faire, la population bactérienne du côlon sera reconstituée dans la journée [3].

Ces microbes contiennent de nombreuses informations et sont chacun porteur d'un matériel génétique unique qui leur est propre. Si l'on considère la quantité totale de matériel génétique que représentent nos bactéries (la longueur de leur ADN va généralement d'une à 10 mégabases, d'un million d'octets d'informations chacune), un seul gramme d'excréments humains renferme 100 000 téraoctets de données ! Et vous qui vous émerveilliez devant la capacité de votre clé USB [4] !

VISITE DES LOCAUX

Nous préférerions ne pas être réduits à de simples tubes digestifs sophistiqués sur pattes. C'est pourtant fondamentalement ce que nous sommes. L'évolution de chaque recoin de notre être a eu pour seul but d'optimiser la transformation de la nourriture en énergie.

Le long tube plein de circonvolutions qui commence au niveau de la bouche et se termine là où vous savez est connu sous le nom de tube digestif. Sa santé et son fonctionnement ne sont pas des sujets que l'on aborde facilement. Il faut dire qu'il émet parfois des bruits étranges, qu'il peut être à l'origine d'inconfort physique chez certains et qu'il excrète des choses que la plupart d'entre vous préféreraient à coup sûr ignorer. Les intestins arbitrent par ailleurs notre relation à la nourriture, parfois dévoyée et déréglée lorsque nous sommes confrontés à des problèmes de poids.

Le voyage pour traverser le tube digestif commence au niveau de la bouche, passe par l'œsophage, arrive à l'estomac, puis à l'intestin grêle et se finit dans le gros intestin (côlon). Chaque portion dispose d'un climat propre unique, un peu comme lorsque vous voyagez du nord-est des États-Unis vers les plages ensoleillées du sud de la Floride. Lorsque vous descendez vers le sud, vous constatez un changement de végétation, de sortes d'oiseaux et d'insectes, qui font tous l'objet d'une sélection naturelle liée à leur capacité d'adaptation à la température, à la cuisine locale, aux variations saisonnières et à d'innombrables autres variables propres à chaque région.

De la même façon, le tube digestif change de climat lorsqu'on le descend, ce que n'ignorent pas les microbes. L'estomac est trop acide pour abriter un microbiote (sauf si, comme des millions d'Américains, vous prenez régulièrement des médicaments anti-acide avec leurs nombreuses conséquences inattendues et imprévisibles) et l'intestin grêle, site actif d'absorption des nutriments, est un environnement trop changeant. On trouve néanmoins des microbes dès ces premières étapes du voyage : environ 10^3 à 10^8 (1 000 à 100 000 000) bactéries par gramme de contenu dans l'estomac et dans l'intestin grêle. Bien que ces quantités soient inoffensives, une surpopulation de bactéries dans ces portions du tube digestif peut se révéler problématique. La colonisation bactérienne chronique de l'intestin grêle (CBCG, ou SIBO en anglais) peut provoquer chez l'hôte des ballonnements, des douleurs abdominales, voire des carences en nutriments. Lorsqu'on arrive au côlon, en revanche, l'atmosphère devient plus favorable et la concentration de microbes y atteint 10^{11} bactéries par gramme. Le véritable Miami du tube digestif !

C'est dans le gros intestin que vos « locataires » s'attendent à trouver une source abondante de nourriture, ce qui explique leur concentration exceptionnelle. Le microbiote des intestins est composé d'un type de bactéries appelées *commensales*, du latin *commensalis* signifiant « compagnon de table ». On les appelle ainsi, car après chaque repas, tels 30 billions de chiens bien dressés, elles attendent silencieusement d'être nourries. Mais que mangent-elles ?

Parachutées dans un restaurant moderne, les bactéries commensales ne s'attarderaient pas sur le menu, mais se dirigeraient sans hésitation vers le buffet de crudités. C'est là que ces petites créatures trouveraient les fibres végétales, leur nourriture de prédilection. Ces fibres renferment une forme de glucides que nous sommes incapables de digérer, elles transitent, intactes, via notre estomac et notre intestin grêle. Lorsqu'elles arrivent dans le gros intestin, c'est l'occasion d'un véritable festin pour les bactéries du microbiote !

• VIANDE ET MICROBIOTE •

Une étude publiée il y a quelques années a fait frissonner plus d'un carnivore soucieux de sa santé. Des chercheurs qui faisaient des études sur des souris ont découvert que certaines espèces de bactéries intestinales consomment la carnitine, un acide aminé présent dans la viande ; cette consommation entraîne une hausse, dans l'organisme, du taux d'*oxyde de triméthylamine*, ou TMAO [5]. On pense que ce dernier contribue à l'athérosclérose, la maladie qui entraîne l'accumulation de plaques dans les artères. On craignait donc que la viande, en plus de ses graisses saturées ou de toutes les autres allégations de santé qui lui étaient précédemment opposées, ne favorise les maladies cardiaques par un mécanisme entièrement nouveau : la fermentation microbienne.

Une analyse plus détaillée de cette étude révèle toutefois quelques points importants. On donnait aux souris étudiées une dose élevée de supplément de carnitine. Cela entraînait une modification du microbiote en faveur des bactéries productrices de TMAO. Par ailleurs, comme le souligne Jeff Leach, un chercheur spécialisé dans le microbiote, les régimes végane et végétarien pauvres en céréales semblent nuire à la flore intestinale friande de carnitine [6]. Dans la partie de l'étude qui a été menée sur des humains volontaires, des chercheurs sont parvenus à convaincre une personne végane de consommer un steak de 230 g pour étudier son effet sur les niveaux de TMAO et ils n'en constatèrent aucun. Certes, cette expérience ne portait que sur une seule personne, mais les résultats suggèrent que jusqu'à un certain point, la composition globale du microbiote est plus importante que chacun des aliments consommés. Quel enseignement faut-il en tirer ? Ne vous forcez pas à manger de la viande si vous n'avez pas envie, contentez-vous de consommer principalement des légumes et mais faites l'impasse sur les céréales.

La relation hôte-microbe peut devenir tendue lorsque l'on est contraint d'adopter un régime de type occidental. Comme indiqué précédemment, les fibres constituent l'aliment de prédilection des micro-organismes de nos intestins, en particulier les *fibres prébiotiques.* On compte au nombre de ces dernières les fibres solubles et une forme d'amidon non assimilable par l'organisme appelée *amidon résistant.* Un petit déjeuner américain standard composé de pancakes à la farine raffinée, de bacon et d'œufs au fromage ne ferait pas les affaires des bactéries intestinales.

Vous avez peut-être envie de faire une croix sur ces alliés par trop difficiles, mais n'oubliez pas que depuis des centaines de milliers d'années, le régime alimentaire de l'homme a toujours été riche en fibres, avec un apport journalier que les scientifiques estiment à 150 g. La moyenne actuelle est de 15 g. Comme les oméga-3 et d'autres nutriments essentiels, les fibres prébiotiques ont été éliminées du régime alimentaire occidental et nous en consommons en quantité insuffisante. Comme nous le verrons, la disparition de ces *glucides assimilables par le microbiote* (*microbiota-*

accessible carbohydrates, terme que l'on doit aux microbiologistes Erica et Justin Sonnenburg de l'université Stanford) n'est pas sans avoir de graves répercussions sur la santé. L'abondance d'aliments riches en fibres prébiotiques permettrait pourtant d'accroître facilement la disponibilité de ces glucides favorables aux intestins. C'est notamment le cas des baies, des poireaux, du jicama (un légume-racine de la famille des fèves), du chou kale, des topinambours, de l'avocat, des épinards, de la roquette, de l'ail, des oignons, du café, de la chicorée, des bananes avant leur pleine maturité, des fruits à coque crus, du fenouil, de l'okra, des poivrons, du brocoli, des radis, du chocolat noir et des choux de Bruxelles.

Maintenant que vous savez où trouver ces fibres nourrissantes, les prochaines pages vont boucler la boucle en les associant définitivement à l'amélioration de l'humeur, la cognition et la longévité.

UNE FONTAINE DE JOUVENCE

À moins d'être une *Turritopsis dohrnii*, vous êtes probablement soucieux de bien vieillir. Si vous êtes l'une de ces méduses immortelles récemment découvertes dérivant nonchalamment en Méditerranée, vous pouvez revenir aussi souvent que bon vous semble à un stade de développement immature. Si vous n'avez pas la chance d'en être une, vous allez vouloir préserver votre corps et vos fonctions mentales aussi longtemps que possible.

Lorsque nous consommons des fibres, nos amies intestinales les métabolisent et les transforment en substances chimiques appelées *acides gras volatils* ou AGV[7]. Le butyrate, l'acétate et le propionate font partie de cette catégorie d'acides gras ayant des liens avérés avec la longévité et les bienfaits sur la santé. Ces acides gras sont en fait les déchets de l'activité des bactéries de notre microbiote, ce qui ne nous empêche pas de leur en être redevables.

Le *butyrate* est l'AGV qui a été le plus étudié. On le trouve en petites quantités dans le bœuf nourri à l'herbe et les laitages, mais il suffit de manger davantage de fibres pour que notre microbiote en produise en quantité plus substantielle. Le butyrate est appréciable, notamment parce qu'il a été démontré qu'il augmente le niveau de BDNF, ce qui favorise directement la neuroplasticité et ralentit le processus de neurodégénérescence [8].

Non seulement le butyrate augmente le BDNF, l'engrais miracle antivieillissement du cerveau, mais il atténue l'inflammation ; c'est l'un de ses effets les plus bénéfiques. De manière générale, plus vous consommez de fibres, plus votre microbiote ressemble à une usine de production de butyrate anti-inflammatoire [9]. En ce qui concerne les fonctions cognitives, une diminution de l'inflammation permet d'avoir les idées plus claires, de mieux se concentrer et se souvenir [10]. Si prendre des mesures pour réduire l'inflammation est essentiel pour réfléchir et agir au mieux de nos possibilités, cela peut également nous prémunir contre la fuite du temps [11].

Concernant la longévité, ce qui compte, c'est l'espérance de vie en *bonne santé*. Contrairement à l'espérance de vie tout court, qui indique le nombre d'années de votre vie, l'espérance de vie en bonne santé indique la part de vie dans vos années. Une espérance de vie en bonne santé plus longue induit de meilleures capacités physiques, de meilleures fonctions cognitives, une meilleure humeur et l'absence de maladie chronique aussi longtemps que possible. Dans l'idéal, nous aimerions voir coïncider notre durée de vie et notre durée de vie en bonne santé. Malheureusement, aujourd'hui, si notre durée de vie augmente (en partie grâce aux prouesses de la médecine moderne), ce n'est pas le cas de notre durée de vie en bonne santé. Nous vivons plus longtemps, mais malades [12].

Il existe néanmoins quelques exceptions : certaines personnes conservent toute leur vigueur et leur santé jusqu'à la fin de leur vie. Dans une étude menée sur plus de 1600 adultes pendant une décennie, les personnes qui mangeaient le plus de fibres étaient, dans 80 % des cas, moins sujettes à l'hypertension, au diabète, à la démence, à la dépression et à l'invalidité, par rapport à celles qui en consommaient peu [13]. En fait, l'impact de la consommation de fibres sur le vieillissement en bonne santé surpasse toutes les autres variables étudiées, y compris la consommation de sucre. Plutôt prometteur pour un nutriment surtout réputé pour aider le transit de nos grands-parents ! Et ce n'est pas tout.

LE MODULATEUR DE L'IMMUNITÉ

L'auto-immunité (lorsque le système immunitaire d'une personne s'attaque à son propre corps) est la cause sous-jacente d'un grand nombre de maladies courantes, comme la maladie cœliaque, la sclérose en plaques, le diabète de type 1 et la thyroïdite chronique lymphocytaire [une forme d'hypothyroïdie appelée aussi maladie de Hashimoto – NDE], entre autres. Comment expliquer le déclenchement de l'auto-immunité et sa fréquence croissante ? Les dommages causés à notre corps et à notre cerveau par notre système immunitaire constituent-ils un tir ami ou s'agit-il d'un symptôme supplémentaire de notre biologie en train de succomber aux pièges de la vie occidentale moderne ? Pour comprendre comment notre alimentation et notre mode de vie peuvent contribuer à la confusion de notre système immunitaire (et donc à l'auto-immunité), il est utile de comprendre la façon dont ce système dynamique est « entraîné » tout au long de la vie.

Imaginez la coupe transversale d'un tunnel, vous aurez une assez bonne représentation de l'anatomie du gros intestin. La couche interne du tube correspond à l'épithélium. Cette barrière de l'épaisseur d'une cellule sépare l'intérieur du côlon (la *lumière*) de la circulation. Son contenu ne faisant pas partie du corps (un peu comme l'air qui remplit nos poumons), les scientifiques considèrent que la lumière fait partie de l'environnement extérieur de l'hôte. En fait, les intestins constituent notre plus grande interface avec l'extérieur (avec une surface bien supérieure à celle de la peau). Si vous sortiez l'intégralité de votre tube digestif de votre corps pour le dérouler au sol, il occuperait toute la surface d'un petit studio.

L'immense majorité des cellules immunitaires du corps est donc sensibilisée pour se concentrer sur ce qui se passe dans le système digestif. Cela peut sembler paradoxal, voire un gaspillage de ressources dans l'univers actuel des aliments industriels, lavés et relavés, mais c'est logique : pendant la majeure partie de notre vie sur Terre, bien avant que n'apparaisse l'alimentation moderne, nos aliments étaient *souillés*. Nous ne disposions pas de supermarchés avec leurs produits frais (et attrayants) à volonté et nous n'avons certainement pas évolué en même temps que l'offre pléthorique actuelle de savons antibactériens ou de nettoyants pour fruits et légumes, avec leurs promesses d'asepsie de premier ordre pour la moindre petite bouchée.

• TRANSPLANTATION FÉCALE •

Même s'il n'est pas très agréable d'envisager la transplantation de matière fécale d'une personne à l'autre, imaginez un instant que vous souffriez d'une *colite pseudo-membraneuse* induite par le *Clostridium difficile*. Il s'agit d'une bactérie pathogène et résistante aux antibiotiques qui provoque des diarrhées chroniques et une inflammation des intestins, responsable chaque année dans le monde de 30 000 décès et 500 000 hospitalisations selon les dernières estimations des Centres pour le contrôle et la prévention des maladies [agence du gouvernement fédéral des États-Unis chargée de la protection de la santé publique – NDT]. Cette bactérie très opportuniste est contagieuse et déjà présente dans 2 à 5 % de la population humaine adulte. L'usage d'antibiotiques présente un risque majeur de propagation du *Clostridium difficile*, car ils déciment la flore intestinale saine et permettent à l'agent pathogène d'exploiter les faiblesses de la communauté microbienne jusqu'à devenir une infection à part entière.

En 2013, des scientifiques ont voulu vérifier si la transplantation du microbiote d'une personne en bonne santé chez un malade atteint de cette infection pouvait remettre de l'ordre et aider à lutter de manière naturelle contre le *Clostridium difficile*. Ils ont eu recours à un procédé appelé transplantation fécale, consistant à transplanter les selles riches en bactéries d'un donneur en bonne santé dans le tube digestif d'un malade, et ont obtenu un taux de guérison supérieur à 90 % : du jamais vu.

La procédure implique généralement des opérations invasives et inconfortables comme les coloscopies, les lavements et des tubes nasaux pour implanter les selles saines. Les chercheurs ont toutefois récemment perfectionné la méthode d'administration du traitement en utilisant des cachets de selles congelés qui se sont révélés aussi fiables et efficaces que les techniques de transplantation classiques. Ah, le doux parfum du progrès !

Le risque d'ingérer un agent pathogène (un microbe capable de nous infecter et éventuellement de nous tuer) chez nos ancêtres du Paléolithique était potentiellement élevé. Notre espèce a donc très tôt été soumise à une forte pression pour s'assurer que nous pourrions opposer une réponse immunitaire efficace si une telle confrontation se produisait. Mais nos intestins sont *remplis* de microbes provenant de l'extérieur : seraient-ils le théâtre d'une guerre dont nous ignorons tout ?

Pas exactement. Un système immunitaire sain doit se comporter comme un agent de sécurité hautement qualifié à l'entrée d'un stade qui n'a aucune difficulté à surveiller d'un œil expert les milliers de détenteurs de billets. Il ne s'arrête pas à la seule allure excentrique d'un individu, son entraînement lui permet de détecter bien en amont si une personne est susceptible de sortir du droit chemin. Comme les visiteurs d'un stade, nos populations microbiennes aiguisent les compétences de nos gardiens et les aident à s'adapter à leur environnement en constante évolution pour leur permettre de détecter facilement la *présence* d'un visiteur hostile. Nos intestins et leurs habitants forment donc un véritable « camp d'entraînement » pour notre système immunitaire.

Lorsque notre système immunitaire n'est pas à la hauteur, non seulement il perd de son efficacité dans le repérage des envahisseurs, mais il peut aussi lui arriver d'attaquer par erreur les cellules de notre propre organisme. Une population diversifiée dans les intestins permet en effet non seulement d'enseigner aux gardiens de notre système immunitaire ceux qu'ils doivent repérer, mais également l'importance de la tolérance. Des intestins en bonne santé peuvent contenir à tout moment des centaines ou des milliers d'espèces différentes, une pluralité qui constitue un avantage pour un système immunitaire sain. C'est d'ailleurs en partie ainsi que les probiotiques (lire page 215) semblent fonctionner : ils se composent d'espèces normalement absentes de nos microbiotes et transitent dans notre organisme pour s'assurer que nos gardiens font correctement leur travail.

Les problèmes comme les allergies et l'auto-immunité surviennent lorsque le système immunitaire commet une erreur et s'attaque à ses

• TROP PROPRE POUR ÊTRE EN BONNE SANTÉ •

Il n'y a pas que notre alimentation qui a changé au cours des deux dernières décennies, nous sommes également devenus plus stériles. Dans notre souci d'éliminer le moindre virus errant ou la moindre bactérie pathogène, nous avons tout simplement fait disparaître bon nombre des interactions positives que nous aurions pu avoir avec des bactéries incontrôlables. Ces interactions permettent d'*entraîner* le système immunitaire adaptatif qui, ne l'oublions pas, a été façonné de cette même façon par la sélection naturelle.
Les recherches indiquent que la raréfaction de l'exposition à des agents pathogènes (et de la fréquence des infections) s'accompagne de l'*augmentation* des maladies auto-immunes et allergiques. L'hypothèse hygiéniste repose sur l'idée qu'il existe une relation de causalité entre ces deux statistiques. Selon cette théorie, certains agents infectieux (notamment ceux qui ont évolué en même temps que nous) nous protègent des troubles liés au système immunitaire. L'absence de ces agents pathogènes conduit aujourd'hui à un affaiblissement de nos systèmes immunitaires qui les rend vulnérables à la confusion et ouvre la voie au diabète de type 1, à la sclérose en plaques, à la maladie cœliaque, entre autres [14].
Le diabète, l'obésité et la maladie d'Alzheimer elle-même sont des pathologies caractérisées par une inflammation chronique aiguë (autrement dit un système immunitaire en vrac) et il ne faut pas un gros effort d'imagination pour conclure que nos vies trop stériles pourraient bien une nouvelle fois avoir leur part de responsabilité. Une étude récente a même exploré le lien entre l'hygiène nationale et l'incidence de la maladie d'Alzheimer. En s'appuyant sur les chiffres relatifs à l'assainissement public et à l'accès à l'eau potable, des chercheurs ont mis en évidence une relation frappante : il existe une corrélation parfaitement linéaire entre les pays où les niveaux d'hygiène sont plus élevés et l'incidence plus forte de la maladie d'Alzheimer.

propres hôtes ; les scientifiques se concentrent désormais sur le microbiote pour comprendre ce mécanisme. Plusieurs hypothèses ont été avancées pour expliquer le dysfonctionnement de notre système immunitaire, notamment une hygiène trop stricte, l'utilisation abusive d'antibiotiques, la consommation insuffisante de fibres et des méthodes d'accouchement qui placent au second plan le microbiote en développement. On estime qu'il suffit de l'un de ces facteurs pour nuire au bon entraînement des gardiens du stade et ainsi augmenter le risque d'auto-immunité.

Le gluten nous offre l'illustration parfaite de la façon dont un système immunitaire perturbé peut conduire à une réponse auto-immune, comme c'est le cas pour une large part de la population. La gliadine, l'une des principales protéines constituant le gluten, a tout d'un microbe pour nos cellules immunitaires. Lorsqu'elle est présente dans les intestins, notre système immunitaire envoie des anticorps qui vont se fixer dessus, car la gliadine est un antigène alimentaire (c'est-à-dire un attribut physique que nos agents de sécurité sont entraînés à surveiller).

Le problème, c'est qu'il existe une ressemblance malencontreuse entre les antigènes des substances étrangères (comme la gliadine) et certaines molécules présentes à la surface de nos propres cellules. On parle de *mimétisme moléculaire*, qui peut correspondre à une tentative d'adaptation des agents pathogènes dans leur environnement hôte afin de se faire passer pour des cellules familières : eux aussi ont la volonté de vivre ! Cela signifie que lorsque le système immunitaire de l'organisme crée des anticorps pour combattre les antigènes, nos propres tissus peuvent être victimes d'un tir ami.

Les *transglutaminases*, une famille d'enzymes, en sont souvent victimes. Présentes dans tout le corps, les transglutaminases contribuent de manière importante à notre santé et leur dysfonctionnement a été associé à la maladie d'Alzheimer, la maladie de Parkinson et la maladie de Charcot [15]. On en trouve également une forte concentration dans la thyroïde où elles sont attaquées en cas de maladie auto-immune de la thyroïde comme l'hypothyroïdie de Hashimoto ou la maladie de Basedow (hyperthyroïdie). Malheureusement, la forme moléculaire des transglutaminases est très proche de celle des antigènes de type gliadine. La consommation de gluten par une personne sensible peut induire une attaque de la gliadine, mais aussi des transglutaminases de leur thyroïde par exemple.

Bien que l'on ne puisse pas généraliser et affirmer que le gluten est responsable du dysfonctionnement du système immunitaire chez tout le monde, une étude récente a révélé que la prévalence de la maladie cœliaque chez les patients atteints de maladie thyroïdienne auto-immune était deux à cinq fois plus élevée que chez les témoins en bonne santé [16]. En fait, d'autres pathologies auto-immunes (y compris le diabète de type 1 et la sclérose en plaques) accompagnent plus fréquemment la maladie cœliaque que n'importe quelle autre maladie auto-immune, ce qui laisse penser que les intestins sont un dénominateur commun dans ce large éventail de maladies sans lien apparent. Tous ces liens peuvent indiquer que le cerveau est sous la menace d'attaques : des études récentes ont montré que les personnes qui souffrent de troubles auto-immuns ont davantage de risques de succomber à la démence [17]. N'oubliez pas que les manifestations de ces maladies n'apparaissent que des mois, voire des années plus tard, souvent sans symptômes apparents. On observe par ailleurs une absence de symptômes gastro-intestinaux chez de nombreux patients souffrant de la thyroïde et de la maladie cœliaque ; c'est l'un des rares cas où l'instinct peut nous induire en erreur [18].

Il ne suffit pas de suivre un régime sans gluten pour prévenir ou contrôler la défaillance du système immunitaire. Il est important de réintroduire dans notre régime un ingrédient qui manque cruellement dans l'alimentation moderne : les fibres. Les fibres nous protègent de la confusion immunitaire en partie grâce aux acides gras volatiles (AGV) tels que le butyrate qui favorisent la production et le développement des *lymphocytes T régulateurs* dans le côlon. Aussi appelés *Treg*, ces lymphocytes constituent un type de cellule immunitaire qui aide à assurer une réponse inflammatoire saine et appropriée en supprimant les réponses des autres cellules immunitaires, notamment celles favorisant l'inflammation [19]. Considérez-les comme les responsables des forces de sécurité qui contrôlent la jeune garde plus belliqueuse. Ils sont essentiels pour permettre à votre corps de mieux cerner ses propres limites et de les distinguer du reste. En cas de défaillance de cette capacité critique, votre système immunitaire peut attaquer votre propre corps et entraîner l'apparition de maladies auto-immunes.

PERMÉABILITÉ INTESTINALE

Comme je l'ai mentionné, la majorité des bactéries du système gastro-intestinal résident dans le côlon, ce qui confère aux cellules qui le tapissent deux fonctions importantes : elles constituent un barrage contre les agents pathogènes et les bactéries qui ne doivent pas passer dans la circulation, tout en permettant l'absorption des fluides et des nutriments qui n'ont pas été absorbés dans l'intestin grêle. Cette barrière physique est une partie intégrante du système immunitaire *inné* de l'organisme.

Le système immunitaire inné joue un rôle majeur dans la médiation de l'inflammation et de l'auto-immunité. Il permet de préserver la séparation entre le microbiote et les cellules immunitaires (notre système immunitaire *adaptatif*) en régulant en permanence les interactions entre les microbes et leur hôte et en assurant le maintien d'une fonction immunitaire appropriée. Pour reprendre la métaphore du stade, cela permet au match de se dérouler comme prévu et d'offrir ainsi une belle journée au public. Les agents de sécurité peuvent effectuer leur travail en toute sécurité, les fans peuvent manger leurs hot-dogs et encourager leurs équipes respectives et les joueurs peuvent concourir et gagner des millions de dollars avec la publicité. Tout cela est rendu possible grâce aux barrières physiques.

Les cellules épithéliales (votre paroi intestinale) sont maintenues par des jonctions serrées qui peuvent s'ouvrir et se fermer comme le pont-levis d'un château fort. Heureusement, elles restent fermées la plupart du temps. Une exposition à des bactéries potentiellement dangereuses, en particulier dans l'intestin grêle, peut cependant entraîner un relâchement des jonctions et provoquer le passage d'eau et de cellules immunitaires dans la lumière intestinale. Il en résulte généralement des diarrhées qui permettent d'évacuer les agents perturbateurs, un mécanisme de défense critique en cas d'infection aiguë [20]. Malheureusement, certains aspects de la vie moderne peuvent également accroître la porosité de notre barrière intestinale et permettre le *transport rétrograde*, c'est-à-dire le passage du contenu du côlon à travers la paroi intestinale. Des conséquences majeures sont à prévoir et cela peut induire le « mimétisme moléculaire » qui pourrait être à l'origine de l'auto-immunité.

Le gluten, la protéine que l'on trouve dans le blé, le seigle, l'orge et de nombreux aliments industriels, est l'un des facteurs susceptibles de provoquer une perméabilité excessive de la paroi intestinale. Le gluten est différent des autres protéines que nous consommons, car contrairement à celles provenant d'un blanc de poulet par exemple, nous ne le digérons pas totalement. La plupart des protéines se décomposent pendant la digestion, libérant leurs acides aminés constitutifs, alors que le gluten se dégrade uniquement en gros fragments appelés *peptides*. Il s'avère que ces fragments stimulent la perméabilité des intestins chez l'homme, et reçoivent du système immunitaire inné un accueil plus proche de celui réservé à un intrus bactérien qu'à une protéine alimentaire classique.

Une autre protéine, la *zonuline*, produite dans les intestins en présence de gluten, est au cœur de cette réaction [21]. Elle joue le rôle de portier cellulaire et régule l'intégrité des jonctions serrées entre les cellules épithéliales. La présence de zonuline induit la perméabilité. (On doit au Dr Alessio Fasano, fondateur du Center for Celiac Research au Mass General et expert de renommée internationale de la maladie cœliaque, la découverte de cet important médiateur de la perméabilité intestinale.) Cette « hyperperméabilité » peut se manifester chez tout un chacun, mais elle est exacerbée chez les personnes atteintes de la maladie cœliaque. Pour elles, le gluten provoque une réponse auto-immune franche, endommageant au fil du temps la paroi de l'intestin grêle.

L'un des dangers de la perméabilité intestinale tient à ce qu'elle permet le passage de l'*endotoxine* bactérienne (*lipopolysaccharide* ou LPS) dans la circulation. Comme je l'ai indiqué dans les chapitres précédents, le LPS est une molécule qui fait partie de la membrane de certaines bactéries et qui vit normalement en lieu sûr, dans le gros intestin. Lorsqu'elle passe dans la circulation, l'endotoxine déclenche une réponse pro-inflammatoire, signe d'une invasion bactérienne systémique. L'exposition au LPS est directement liée à la production de messagers pro-inflammatoires (cytokines) et à une augmentation du stress oxydatif, causant des ravages en de nombreux points de l'organisme, dont le cerveau.

Lorsque les animaux souffrent d'inflammation, généralement à la suite d'une infection, ils manifestent des changements comportementaux inhabituels et affichent des symptômes de léthargie, de dépression, d'anxiété et négligent leur toilette. Ils s'éloignent du troupeau et deviennent plus sédentaires, un moyen pour eux de consacrer leur énergie corporelle à la guérison et de s'isoler des animaux bien portants. Ce phénomène ne concerne pas uniquement les animaux d'élevage, on l'observe également chez les humains. Ils deviennent irritables, la nourriture et les échanges sociaux ne les intéressent plus et ils ont du mal à se concentrer, voire même à se souvenir d'événements récents [22]. Ce phénomène bien connu des fermiers, des gardiens de zoo et des scientifiques porte le nom de *comportement douloureux*. Les psychologues pensent qu'il s'agit d'un état émotionnel et d'une conduite adaptative de la part de notre biologie pour aider à la survie.

La dépression sévère peut se révéler une forme extrême de comportement douloureux. On sait que la dépression est plus fréquente chez les personnes qui souffrent d'inflammations telles que les maladies cardio-vasculaires, l'arthrose, le diabète et le cancer.

De prime abord, ces états n'ont rien à voir avec le cerveau, mais il existe une étroite corrélation entre la quantité de marqueurs d'inflammation dans le sang et le risque de dépression : plus le taux de marqueurs est élevé, plus la dépression est sévère [23]. Cette nouvelle vision révolutionnaire de la dépression, un état qui affecte plus de 350 millions de personnes à l'échelle planétaire, a changé la façon d'envisager le traitement et a suscité l'émergence d'une nouvelle théorie sur ses origines : le modèle des cytokines inflammatoires de la dépression [24]. Savez-vous ce que les chercheurs qui étudient la dépression et d'autres conséquences de l'inflammation injectent le plus souvent aux animaux de laboratoire pour induire un tel état ? Du LPS bactérien.

La zonuline, la protéine qui déclenche l'hyperperméabilité, est également capable de modifier les jonctions serrées au niveau de la barrière hémato-encéphalique (la barrière protectrice qui sépare le cerveau de la circulation sanguine), qui constitue une autre couche de cellules épithéliales spécialisées. C'est important, car la rupture de la barrière hémato-encéphalique a très tôt été associée au développement de la maladie d'Alzheimer. Il n'est donc pas étonnant qu'un régime sans gluten réduise à la fois le taux de zonuline et la perméabilité intestinale, mais pourrait également préserver la barrière protectrice du cerveau [25].

Si vous ne souffrez ni de la maladie cœliaque ni d'une allergie au blé, l'élimination de ce dernier de votre alimentation permettrait-elle d'optimiser le fonctionnement de votre cerveau ? Des chercheurs de l'université Colombia se sont récemment interrogés sur ce point et ont étudié des patients ne souffrant pas de la maladie cœliaque ou d'une allergie classique au blé avérée. Ils présentaient cependant des symptômes tels que la fatigue et des troubles cognitifs lorsqu'ils mangeaient du blé. Les scientifiques leur ont fait suivre un régime sans blé, sans seigle et sans orge (trois céréales contenant du gluten – NDE) et, après 6 mois, les signes d'activation immunitaire et d'endommagement des cellules intestinales avaient disparu. Les questionnaires détaillés remplis par les patients ont par ailleurs révélé une amélioration significative des symptômes gastro-intestinaux et des fonctions cognitives [26]. Alors que la communauté médicale s'interrogeait et remettait en cause l'existence même de l'intolérance au blé, cette recherche passionnante est l'une des premières à valider la réaction de l'organisme au gluten, en l'absence de maladie cœliaque, avec des mesures objectives à l'appui.

• COMMENT FONCTIONNENT LES PROBIOTIQUES ? •

Les boissons et les suppléments probiotiques, voire même les aliments enrichis en probiotiques, ont actuellement vraiment la cote, mais ce n'est en aucun cas un phénomène nouveau. Cela fait des millénaires que nous faisons fermenter des aliments et que nous exploitons les pouvoirs des bactéries vivantes pour conserver les denrées périssables. Le cas le plus ancien de fermentation remonte à plus de 8 000 ans et l'héritage culinaire de pratiquement toutes les civilisations offre au moins un aliment fermenté. Il y a le *natto* au Japon, le *kimchi* en Corée, l'Allemagne aime sa *choucroute* (moi aussi), et le yaourt moderne désormais omniprésent a gardé son nom turc d'origine !

On pense souvent que les probiotiques sont bénéfiques parce qu'ils élisent domicile dans nos intestins, mais en vérité, la grande majorité des probiotiques que nous ingérons ne font que passer, une occasion d'échanges amicaux avec les résidents permanents et nos cellules immunitaires [27]. Notre système immunitaire est plus performant lorsqu'il est en bonne harmonie avec notre microbiote, ce que les probiotiques semblent favoriser, principalement en peaufinant ses réglages lors de leur transit vers le sud. Les probiotiques peuvent également renforcer notre précieuse barrière intestinale en colmatant les fuites éventuelles au niveau des jonctions serrées entre les cellules épithéliales de nos intestins. Cela peut empêcher le passage dans la circulation de composants tels que l'*endotoxine* (LPS), l'une des principales causes d'inflammation systémique. Conjointement, ces deux fonctions expliquent les effets anti-inflammatoires démontrés par les probiotiques. Les innombrables bienfaits qui en découlent viennent confirmer les observations selon lesquelles les personnes qui consomment des aliments fermentés ont tendance à être en meilleure santé et à jouir d'une meilleure qualité de vie.

Il faut toutefois noter qu'il ne suffit pas de prendre des suppléments probiotiques pour réparer les dommages causés par une mauvaise alimentation, mais que les données actuelles indiquent que la consommation d'aliments riches en probiotiques comme le kimchi, le kombucha et le kéfir peut accentuer les bénéfices d'un régime riche en fibres et pauvre en glucides comme celui décrit dans cet ouvrage. Si une supplémentation est souvent inutile, elle ne peut pas faire de mal et peut même faire du bien. Au chapitre 12, je vous expliquerai comment choisir des suppléments probiotiques de qualité si vous décidez d'en prendre.

Avant de clore cette section dédiée à notre grandiose barrière intestinale, il est important de réaliser que le gluten n'est pas le seul responsable potentiel de l'accroissement de sa perméabilité. Voici d'autres facteurs qui peuvent augmenter la porosité des intestins :

- **Alcool.** Un seul abus de vodka chez une personne non alcoolique suffit à augmenter de façon spectaculaire le taux d'endotoxines et de cytokines pro-inflammatoires dans le sang [28]. Il a en effet été démontré que l'alcool entraîne une inflammation et augmente la perméabilité des intestins, ce qui explique en partie les dommages qu'une consommation chronique d'alcool engendre au niveau du foie et d'autres organes [29].

- **Fructose.** Lorsque le fructose est extrait de la matrice des fibres et dissocié des composés végétaux que l'on trouve normalement dans les fruits entiers, il peut augmenter la perméabilité intestinale. Le sirop de glucose-fructose et le sirop d'agave, couramment utilisés pour sucrer les boissons industrielles, peuvent se révéler particulièrement nocifs.
- **Stress chronique.** Il a été démontré que la prise de parole en public (un facteur de stress courant pour de nombreuses personnes) provoque une perméabilité intestinale temporaire chez l'homme, levant le voile sur une autre conséquence néfaste du stress chronique.
- **Excès d'exercice physique.** Les sportifs d'endurance peuvent souffrir de perméabilité intestinale en raison du stress causé par un entraînement aérobie soutenu [30]. Au chapitre 10, je vous présenterai de nouvelles études sur l'exercice qui rendent inutiles ces exténuantes séances d'entraînement cardio.
- **Graisse (quand elle est consommée en même temps que le sucre).** Dans les modèles animaux, il a été démontré qu'une alimentation riche en matières grasses (contenant souvent du sucre) provoque l'hyperperméabilité intestinale et l'inflammation [31].
- **Additifs.** Nous reviendrons sur ce point un peu plus loin.

Il suffit de l'un de ces facteurs pour faciliter le passage d'endotoxines dans la circulation, même si vous suivez un régime sans gluten. Il a en revanche été démontré que différents composés végétaux comme la quercétine (un polyphénol présent dans les oignons, les câpres, les myrtilles et le thé) et l'acide aminé L-glutamine réduisent la perméabilité intestinale et favorisent le bon fonctionnement de la paroi intestinale [32]. Quant aux fibres, ces nutriments miraculeux et sous-estimés, elles pourraient bien se révéler de première importance en raison de leur effet sur la *muqueuse*, une structure capitale que je vais vous présenter maintenant.

MERVEILLEUSE MUQUEUSE

Heureusement, la couche de cellules épithéliales ne doit pas se défendre seule contre les agressions quotidiennes des substances toxiques et des microbes.

Entre l'épithélium et les billions de cellules microbiennes de notre microbiote se dresse la *muqueuse*, une matrice dynamique de mucus, qui contient une forme de glucide appelé *mucine*. Ce mucus est sécrété par les cellules épithéliales et constitue le point critique du microbiote : non seulement il offre un coussin moelleux sur lequel se vautrent les bactéries, mais il agit comme une sorte de « zone démilitarisée », une couche de protection pour les cellules épithéliales.

Le mécanisme qui consiste à préserver la santé et la robustesse de la couche de mucus permet par ailleurs de minimiser l'inflammation dans l'organisme, et probablement dans le cerveau. Nous n'en sommes qu'aux prémices d'une science en pleine évolution et assurer un flux régulier de fibres probiotiques alimentaires semble une stratégie gagnante. Elles nourrissent les microbes qui produisent le butyrate, lui-même nourrissant les cellules qui sécrètent le mucus, renforçant ainsi ses capacités protectrices [33]. En revanche, un régime à faible teneur en fibres affame les bactéries intestinales et les pousse, en désespoir de cause, à *consommer* la couche de mucus.

• « MAIS JE NE SUIS PAS UNE SOURIS ! » •

Lorsqu'il est question de recherche préliminaire, inévitablement menée sur des animaux avant de l'être sur les humains ou lorsque les études humaines sont contraires à l'éthique ou peu pratiques, on se demande invariablement si une transposition aux humains dans le monde réel fonctionnerait. La maladie d'Alzheimer offre un parfait exemple de ce paradoxe : on a réussi à la soigner à de nombreuses reprises chez la souris, mais jamais chez l'homme. À vrai dire, les souris ne développent jamais la maladie d'Alzheimer à l'état sauvage, de sorte que les scientifiques travaillent avec un *modèle* de maladie d'Alzheimer provoqué artificiellement, soit une simulation imparfaite.

Les mécanismes cellulaires de base sont en revanche bien conservés au cours de l'évolution, ce qui signifie qu'ils diffèrent très peu entre les espèces. Plus le processus est primaire, plus il est commun aux différentes espèces et donc on peut s'éloigner de l'homme et continuer d'obtenir un résultat précis. Il est possible d'étudier la division cellulaire en observant la levure, par exemple. De la même façon, il est possible d'étudier comment fonctionne un neurone humain en observant le neurone géant pratiquement identique d'un calamar. Quant au développement du cerveau du fœtus, il est possible de l'étudier en observant les drosophiles. Ces processus sont tellement fondamentaux qu'il existe très peu de différences entre les espèces, ce qui renforce notre confiance dans la transposition des résultats.

Lorsqu'on approfondit l'étude de la paroi intestinale, il est possible de tirer de nombreuses déductions des études sur les animaux, car les cellules qui constituent et qui entourent les intestins sont très proches chez tous les mammifères [34]. Sommes-nous certains que les substances chimiques industrielles produisent les mêmes effets sur les humains que sur les souris ? Il faudra des années à la science pour qu'elle réponde, mais c'est *aujourd'hui* que nous devons prendre des décisions sur la nourriture que nous ingérons.

Le gluten est un bon exemple de protéine qui, à petites doses peu fréquentes, est bien tolérée (en tout cas par la plupart des gens), mais qui, dans le cadre d'une alimentation occidentale pauvre en fibres et riche en pain, pâtes et produits industriels, irrite la paroi intestinale. Les aliments industriels regorgent d'agents émulsifiants, des composés utilisés pour créer des mélanges appétissants à partir de produits qui seraient sans cela insolubles et leur donner une texture homogène. On en trouve couramment dans la sauce pour salade, la glace, les boissons végétales et de nombreux autres aliments transformés. Dans les études animales, l'ajout de petites quantités d'émulsifiants à l'alimentation suffit à causer une modification profonde du microbiote des intestins et l'on observe l'érosion de la muqueuse et une diminution de 50 % de la distance entre les bactéries intestinales et les cellules intestinales.

Mais peut-être que le processus inflammatoire agit d'une pierre deux coups : d'abord par l'érosion du mucus protecteur des intestins, puis par une réaction à l'intérieur de la paroi intestinale. Lorsque la muqueuse est fragilisée, les bactéries intestinales (à la fois celles qui sont bénéfiques en produisant le butyrate mais aussi les agents pathogènes) peuvent s'infiltrer dans la barrière intestinale. La brèche ouverte dans la muqueuse par la population bactérienne habituelle peut provoquer une inflammation des intestins en mettant en trop grande proximité nos bactéries avec notre système immunitaire. C'est exactement le phénomène qui a été observé sur les animaux de l'étude sur les émulsifiants que je viens de mentionner [35].

Il en ressort que cette défaillance des intestins et cette inflammation, que l'on observe chez de nombreuses personnes, ne sont peut-être pas uniquement dues à certaines protéines (comme le gluten ou les lectines, une autre classe de protéines végétales qui a récemment suscité de l'intérêt). Le fait même de consommer des aliments transformés industriellement (dont on a ôté les fibres et auxquels on a ajouté des émulsifiants pour leur donner une texture lisse) peut de manière indépendante altérer nos microbiotes, éroder les muqueuses et nous rendre plus vulnérables aux effets de ces protéines.

UN EFFET SUR LE CERVEAU

Le microbiote intestinal ressemble à une ville habitée par un millier d'espèces différentes qui vivent dans un environnement très complexe et hautement compétitif. On y trouve des espèces de bactéries bénéfiques qui produisent des AGV et du butyrate, ainsi que des espèces de bactéries plus problématiques, notamment des agents potentiellement pathogènes (des bactéries qui pourraient vous rendre malade) qui sont contrôlés par l'ensemble de la communauté.

Les *Bacteroidetes* et les *Firmicutes* sont les deux familles de bactéries régnantes présentes dans le côlon. C'est un peu comme si le drame *Roméo et Juliette* se produisait dans le gros intestin et que l'une représentait les Montaigu et l'autre les Capulet. Bien qu'il n'existe aujourd'hui aucun consensus sur ce que pourrait être la composition microbienne « parfaite », les scientifiques peuvent faire des corrélations à partir de l'observation de la signature microbienne de diverses populations avec des profils de santé différents. Certaines recherches, par exemple, suggèrent que les *Firmicutes* sont plus abondants que les *Bacteroidetes* (ou qu'il y a plus de Capulet que de Montaigu, pour reprendre l'analogie shakespearienne) chez les personnes en surpoids. Actuellement, nous ignorons s'il existe une relation de cause à effet entre cette signature, ou une autre et la santé de l'hôte humain. Les études animales ayant recours à la bactériothérapie fécale jettent cependant les bases d'une meilleure compréhension. Cette méthode permet de répondre à la question suivante : est-il possible d'altérer certains aspects de l'apparence et de la santé d'un animal en modifiant son microbiote ?

Dans l'une des études, les chercheurs voulaient savoir ce qui se produirait s'ils transplantaient les microbiotes d'une souris obèse souffrant d'insulino-résistance dans le système digestif d'une souris mince. Comme par magie, cette dernière a commencé à prendre du poids après avoir reçu les microbes de la souris obèse et à montrer les mêmes dysfonctionnements métaboliques que celle-ci [37]. Les humains sont certes plus complexes que les rongeurs, mais cette étude suggère que les microbes sont déterminants (au moins en ce qui concerne notre poids). Mais qu'en est-il de la santé mentale et de la cognition ?

Une recherche révolutionnaire démontre pour la première fois un lien entre la structure et le fonctionnement du cerveau et les bactéries intestinales chez des humains en bonne santé. Dans cette étude de l'université de Los Angeles, on a analysé la composition des microbiotes de femmes en bonne santé, on leur a fait passer une IRM du cerveau et un test évaluant leur risque de faire une dépression. Les chercheurs ont observé que parmi ces femmes, celles qui avaient une plus grande population de bactéries *Prevotella* dans leur intestin présentaient davantage de connexions entre les zones du cerveau liées aux fonctions émotionnelles et celles liées aux fonctions sensorielles, mais également des centres cérébraux de la mémoire plus petits et moins actifs [38]. La vue d'images négatives déclenchait chez elles des émotions plus fortes s'apparentant à de l'anxiété. En revanche, les femmes qui avaient davantage de *Bacteroides*, un autre type courant de bactéries intestinales, étaient beaucoup moins sujettes aux émotions négatives à la vue de ces mêmes images. Structurellement, leurs centres de la mémoire étaient plus développés et leur cortex préfrontal, le point névralgique des fonctions exécutives, plus volumineux. Les femmes avec une proportion de *Prevotella* inférieure à celle des *Bacteroides* semblaient émotionnellement plus fortes et plus résilientes.

Faut-il en conclure que les bactéries modulaient le cerveau de ces femmes ou, d'une manière ou d'une autre, que leur cerveau modifiait la composition des bactéries dans leurs intestins ? Personne ne le sait. Toutefois, ce qui a été fait pour le métabolisme et le poids, les chercheurs ont réussi à modifier le comportement de souris et ce que l'on pourrait interpréter comme leur santé mentale en altérant leur microbiote, ce qui tend à suggérer que les types de bactéries présentes dans les intestins jouent un rôle dans le fonctionnement du cerveau [39].

Comme je l'ai indiqué, la composition optimale du microbiote intestinal est un mystère loin d'être résolu. Elle est en outre susceptible de varier d'un individu à l'autre. Il est toutefois intéressant de noter que les intestins des personnes qui ont une alimentation riche en glucides à base de céréales ont tendance à contenir davantage de bactéries *Prevotella* [40]. De nombreux scientifiques sur le terrain semblent s'accorder sur le fait qu'un régime alimentaire riche en fibres et en nutriments végétaux comme les polyphénols et pauvre en sucre et en glucides raffinés constitue la meilleure façon pour les bactéries bénéfiques de conserver un avantage compétitif et de survivre aux difficiles conditions de vie de l'environnement colique en perpétuelle évolution. Ce modèle profitera directement au microbiote utile et affamera les agents pathogènes, ce qui rendra difficile l'implantation d'espèces malveillantes dans l'écosystème agité de l'intestin. En attendant d'en savoir plus, il semble raisonnable de remplacer les céréales par des légumes prébiotiques riches en fibres pour améliorer l'état de son microbiote (et de son humeur).

• LA PUISSANCE DES PROBIOTIQUES •

Prêt pour un changement de paradigme ? Des études très intéressantes ont récemment mis en évidence l'intérêt des probiotiques (aliments ou suppléments contenant des bactéries vivantes) pour ceux d'entre nous qui souffrent de dépression, d'anxiété, voire de démence.

Dans une étude néerlandaise menée par le Leiden Institute for Brain and Cognition et portant sur un groupe restreint, des femmes qui prenaient un supplément de probiotiques destiné à favoriser la diversité bactérienne des intestins étaient moins sujettes aux idées noires que celles qui prenaient un placebo. Cette résistance est considérée comme un signe de bonne santé mentale. Ainsi, une mauvaise nouvelle suffit à assombrir un ciel dégagé chez une personne déprimée, alors que chez quelqu'un à l'humeur stable, elle va vite être chassée pour passer à autre chose, sans déclencher d'orage.

Serait-il possible d'atténuer l'anxiété en consommant plus d'aliments fermentés comme le kombucha, le yaourt, la choucroute et le kimchi ? Cela pourrait bien être le cas, si l'on en croit une autre étude qui a démontré que des étudiants qui en consommaient beaucoup étaient moins sujets à la phobie sociale. L'effet était particulièrement marqué chez les personnes névrosées. « Il est probable que les probiotiques présents dans les aliments fermentés opèrent des modifications favorables dans l'environnement intestinal, et que ces changements ont à leur tour un impact sur la phobie sociale », a écrit l'un des auteurs de l'étude menée par le Collège de William et Mary et l'université du Maryland (États-Unis).

Des travaux d'avant-garde qui nous viennent d'Iran suggèrent que les probiotiques pourraient même renforcer les fonctions cognitives d'un groupe particulièrement désespéré comme les patients à un stade avancé de la maladie d'Alzheimer. Les chercheurs ont administré pendant 12 semaines à des patients atteints de démence sévère un cocktail contenant une forte dose de *Lactobacillus* et de *Bifidobacterium* (deux souches de probiotiques courantes), et ont constaté que contrairement au groupe prenant un placebo, ces personnes ont vu leurs performances à un test des fonctions cognitives faire un bond qualitatif de 30 %. Il faudrait pouvoir reproduire ces résultats sur un échantillon plus conséquent, mais ces conclusions préliminaires n'en restent pas moins très prometteuses.

Les scientifiques n'ont fait qu'effleurer la surface d'une décennie qui s'annonce fascinante pour les recherches sur le microbiote avec la révélation de la vaste portée des probiotiques. Certaines souches peuvent aider à combattre des cancers spécifiques, à renforcer la santé cardiaque, à favoriser la neurogenèse du cerveau et même à améliorer l'humeur (ouvrant la voie aux « psychobiotiques » sur lesquels nous reviendrons au chapitre 8)[36].

QUESTION FRÉQUENTE :

« Sachant que les céréales complètes contiennent des fibres, ne devrais-je pas en manger davantage ? »

Les céréales complètes renferment une très faible quantité de fibres prébiotiques. La majeure partie des fibres des céréales sont insolubles et, en ce qui concerne votre microbiote, toutes les fibres ne se valent pas. Les fibres insolubles ne sont pas prébiotiques et les bactéries des intestins ne peuvent pas les métaboliser. Les céréales contiennent par ailleurs une grande quantité d'amidon, c'est-à-dire du glucose pur. Étant donné le peu de fibres prébiotiques et la quantité importante de glucose qu'elles contiennent, les céréales complètes ne sont probablement pas la meilleure façon d'arriver à votre dose quotidienne de fibres.

LE RÈGNE DE LA DIVERSITÉ

Comme je l'ai indiqué, la pluralité bactérienne est bénéfique à notre système immunitaire, et pourtant, la diversité est un autre aspect qui fait défaut à nos microbiotes modernes. De nombreuses études comparant les microbiotes intestinaux des citadins occidentaux à ceux des ruraux et des chasseurs-cueilleurs qui mangent davantage de végétaux (et donc de fibres) ont montré la perte frappante de diversité induite par une telle modernisation. En vous assurant de la présence de différents *types* de fibres dans votre alimentation, sachant que chaque type nourrit des espèces de bactéries différentes, vous favorisez la diversité microbienne de vos intestins. Tous les chercheurs s'accordent sur ce point qu'ils considèrent essentiel à la santé de l'hôte, même à ce stade précoce des études sur le microbiote. Les recherches montrent, qu'à elles seules, les fibres peuvent augmenter ou réduire de façon spectaculaire la diversité microbienne des intestins, une qualité que vous pourriez même transmettre à vos enfants [41]. Voici d'autres façons d'augmenter cette diversité :

- **Évitez d'utiliser des savons antibactériens et des désinfectants pour les mains.** Ne les utilisez que lorsque c'est absolument nécessaire, comme lorsque vous vous rendez dans des lieux à risque d'exposition à des agents hautement pathogènes, comme les hôpitaux.
- **Communiez avec la nature.** Passez plus de temps à l'extérieur en allant dans des parcs, en faisant du camping ou de la randonnée.
- **Buvez de l'eau filtrée.** L'utilisation du chlore pour éliminer le développement d'agents pathogènes d'origine hydrique dans les pays en développement est une excellente chose, mais de nombreuses réserves d'eau des pays industrialisés ont tendance à recevoir un traitement excessif au chlore.
- **Prenez moins de douches.** Ou utilisez moins de savon, par exemple, seulement une fois sur deux. L'augmentation des *phéromones*, les molécules odorantes liées à l'accouplement, qui en résultera pourrait même améliorer votre vie sentimentale. Ne vous lavez pas les cheveux plus deux fois par semaine, il n'y a aucune raison de le faire chaque jour !
- **Achetez des produits biologiques quand vous le pouvez.** Ces produits contiennent davantage de polyphénols antioxydants qui stimulent les bactéries qui produisent du butyrate et favorisent la santé de la muqueuse [42].
- **Évitez de prendre des antibiotiques à large spectre sauf lorsque c'est absolument nécessaire.** Il est indéniable qu'une utilisation appropriée des antibiotiques peut sauver des vies. Une étude récente indique cependant que 30 % des antibiotiques prescrits aux États-Unis sont totalement inutiles et peuvent anéantir l'écosystème microbien [43]. C'est la porte ouverte aux agents pathogènes opportunistes comme le *Clostridium difficile*.

- **Adoptez un animal de compagnie.** Les refuges des États-Unis hébergent des millions d'animaux sans foyer qui ne demandent qu'à vous aider à augmenter votre diversité microbienne. Les femmes enceintes qui ont un chien sont moins susceptibles d'avoir des enfants atteints d'allergie et les enfants qui grandissent dans un tel contexte ont 15 % moins de risques de devenir asthmatiques [44]. Avoir un chien est l'une des meilleures façons d'augmenter la diversité microbienne dans votre maison et dans vos intestins.
- **Ralentissez.** La digestion s'effectue lorsque vous êtes détendu, d'où l'expression « repos digestif ». Manger sur le pouce peut déclencher une déferlante de réactions physiologiques nuisibles, empêchant l'absorption des nutriments ainsi que l'accès à ces mêmes nutriments par les bactéries.

UN AVENIR RADIEUX

Plus on en apprend sur les intestins, mieux on comprend leur rôle potentiel dans l'apparition de certaines maladies. Parallèlement, nous commençons à réaliser que prendre soin de ses intestins peut également aider à traiter ces pathologies.

De nombreux troubles neurologiques, voire psychologiques, sont associés à une inflammation intestinale et sont précédés de symptômes affectant les intestins. Le trouble du spectre de l'autisme (TSA) a été étroitement associé à l'inflammation des intestins, qui coïncide avec l'inflammation du cerveau [45]. De nombreux enfants autistes présentent des problèmes intestinaux tels que les maladies inflammatoires de l'intestin et une perméabilité excessive de la muqueuse intestinale. 37 % des enfants atteints de TSA ont présenté un résultat positif au *test au lactulose-mannitol* (qui mesure la perméabilité intestinale), contre moins de 5 % des enfants du groupe de contrôle, soit une incidence sept fois supérieure. L'ampleur de l'effet suggère qu'il pourrait y avoir un lien de causalité : soit la perméabilité intestinale provoque un comportement autiste, soit l'autisme entraîne l'hyperperméabilité intestinale, ou un troisième facteur lié à l'environnement est à l'origine des deux.

À l'autre extrémité de la pyramide des âges, un lien étroit a été établi entre la maladie de Parkinson, et la santé intestinale. La constipation, souvent ignorée, est l'un des premiers symptômes de la maladie. Bien que les scientifiques cherchent encore aujourd'hui à comprendre ce phénomène, une étude récente portant sur 15 000 patients dont le nerf vague est sectionné révèle un indice important. Le nerf vague envoie directement des messages du tube digestif au cerveau et, en 20 ans, deux fois moins de patients présentant cette infirmité ont développé la maladie de Parkinson, par rapport aux taux observés dans l'ensemble de la population. Il s'agit là d'une preuve solide qui suggère que la maladie de Parkinson pourrait commencer dans le tube digestif et atteindre le cerveau par le biais du nerf vague [46].

La bactériothérapie fécale (la transplantation de selles saines dont 60 % de la masse est composée de bactéries) est une avancée intéressante, car elle permet de réinitialiser le microbiote intestinal. Cette opération consiste aujourd'hui à transplanter des selles intactes pouvant contenir des milliers de bactéries de types variés. Les scientifiques ne savent pas encore exactement quelles sont celles qui détiennent le pouvoir curatif, mais à l'avenir on verra certainement se développer un potentiel d'interventions bactériennes plus sélectives pour un ensemble de problèmes de santé.

Il est important de se souvenir que le microbiote intestinal n'est qu'un des éléments de la symbiose homme-microbes. De nouveaux domaines de recherche s'intéressent aux microbiotes buccal et sinusal. Une mauvaise santé buccale est associée depuis longtemps à différentes maladies systémiques, comme l'AVC, le diabète, les maladies cardio-vasculaires et la démence [47]. Dans un article paru dans *PLOS One*, des chercheurs révèlent que des patients souffrant de démence légère à modérée atteints de parodontite (une inflammation des gencives) présentaient un taux de déclin cognitif six fois supérieur six mois plus tard [48]. Devrions-nous recourir aux bains de bouche antibiotiques qui déciment indifféremment les populations bactériennes favorables et nocives de notre microbiote buccal ? Trouve-t-on sous la ligne gingivale les mêmes espèces opportunistes que celles des intestins, à l'affût du bon moment pour prendre le pouvoir ?

Ce sont là des questions auxquelles les recherches futures devront sans aucun doute tenter de répondre.

Le microbiote du nez et des sinus peut présenter un intérêt particulier pour le cerveau. Les fosses nasales permettent d'accéder directement au cerveau grâce à leur lit vasculaire dense de capillaires hautement perméables. Quelles sont les conséquences pour l'usine chimique microbienne implantée dans cette zone ? Une étude récente de l'université de Harvard suggère que les plaques amyloïdes (qui se forment dans la maladie d'Alzheimer) pourraient, dans certains cas, être une réaction à une infection microbienne du cerveau. Il semble par conséquent qu'il serait intéressant d'explorer le microbiote du nez et des sinus dans les années à venir. Quelle est la palette de microbes la moins avantageuse pour les trublions qui font une intrusion ? Les sprays nasaux probiotiques sont-ils un traitement de stimulation cognitive du futur ? Le fait que l'odorat soit le premier sens affecté par le déclin cognitif est-il une coïncidence ? Je suivrai quant à moi avec enthousiasme les avancées de la science.

À RETENIR

- Avoir des intestins en bonne santé, c'est comme posséder une unité de production de butyrate capable de transformer les fibres alimentaires en l'une des substances les plus importantes pour calmer l'inflammation.
- Il a été démontré que le butyrate favorisait le BDNF, l'engrais suprême du cerveau.
- Chez de nombreuses personnes, le gluten peut déclencher l'auto-immunité (lorsque les cellules de l'hôte sont attaquées par son système immunitaire). Le régime alimentaire occidental classique, pauvre en fibres et riche en émulsifiants, peut exacerber la menace représentée par le gluten.
- La diversité bactérienne des intestins est importante pour « entraîner » un système immunitaire sain : une caractéristique mise à mal par le mode de vie moderne.

SUPERALIMENT N°7

Légumes feuilles vert foncé

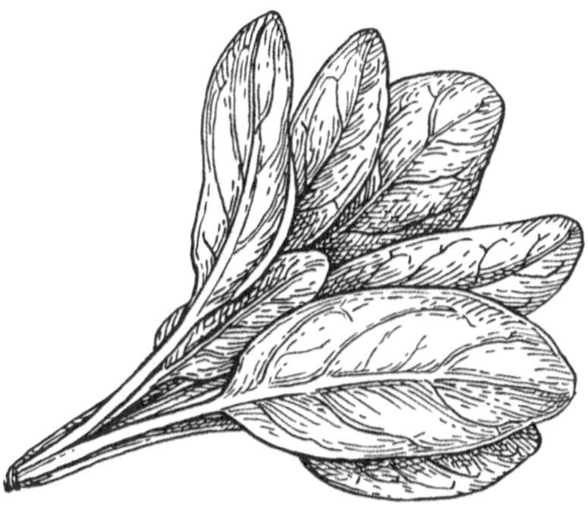

Les légumes sont les meilleurs amis de votre cerveau. C'est comme ça et pas autrement, en particulier les légumes feuilles vert foncé qui sont pauvres en glucides comme les épinards, les blettes, le cresson, la roquette, les fanes de radis, de betterave ou de navets et la laitue romaine, ainsi que les crucifères comme le chou, le chou kale, la moutarde brune (ou moutarde chinoise), la roquette et le pak choï. Ces légumes contiennent peu de sucre et sont bourrés de vitamines, de minéraux et autres phytonutriments dont le cerveau a désespérément besoin pour fonctionner correctement.

Les folates sont l'un des nutriments que l'on trouve en abondance dans les légumes feuilles vert foncé. Le terme *folate* vient du mot latin qui signifie

« feuillage », ce qui ne laisse aucun doute sur la façon de s'en procurer : il suffit de manger des feuilles ! Surtout connus pour leur capacité à prévenir les anomalies congénitales du tube neural, les folates sont essentiels à la méthylation dans l'organisme. Ce processus, qui se produit sans discontinuer dans l'ensemble du corps, est essentiel à la détoxification et pour que les gènes s'acquittent correctement de leurs tâches.

Le magnésium est un autre nutriment important que l'on trouve dans les légumes verts. On parle à son endroit de « macrominéral », car nous devons en puiser une quantité relativement importante dans notre nourriture pour favoriser une santé et des performances optimales (le sodium, le potassium et le calcium sont également des macrominéraux). Pratiquement 300 enzymes comptent sur le magnésium, ce qui le rend assez populaire dans l'organisme. Ces enzymes sont censées vous aider à produire de l'énergie et à réparer l'ADN endommagé, l'une des causes sous-jacentes du cancer et du vieillissement, et intervenant dans la maladie d'Alzheimer. 50 % d'entre nous ne consomment malheureusement pas suffisamment de magnésium. Mais heureusement pour nous, les aliments de couleur verte en constituent généralement une bonne source, car ce minéral se trouve au centre de la molécule de chlorophylle (qui donne aux plantes leur pigmentation verte). Cela pourrait expliquer les résultats d'une étude récente montrant que l'aspect du cerveau des personnes qui consomment des légumes feuilles vert foncé à raison de 2 portions par jour paraît plus jeune de 11 ans à l'IRM !

Les fibres que contiennent ces légumes feuilles constituent également un atout indéniable. Dans ce chapitre, vous avez découvert le microbiote intestinal et sa capacité à produire des *acides gras volatils* comme le butyrate (un puissant inhibiteur d'inflammation). La meilleure façon de nourrir ces microbes (pour ensuite en tirer du butyrate) consiste à augmenter notre consommation de légumes pour garantir à ces alliés un apport diversifié et conséquent de fibres probiotiques fermentescibles. Les légumes feuilles contiennent en outre du *sulfoquinovose* (essayez plutôt de prononcer ça trois fois à toute vitesse), une molécule de sucre liée au soufre récemment découverte qui nourrit directement les bactéries dans un intestin sain.

De manière générale, la consommation de légumes (et en particulier de légumes feuilles vert foncé) est bénéfique pour le cerveau comme pour le corps. Elle réduit le risque de démence et abaisse les taux de différents marqueurs du vieillissement.

Conseil de pro : *Mangez chaque jour une belle salade composée de légumes feuilles bio comme le chou kale, la roquette, la laitue romaine ou les épinards, et arrosée d'huile d'olive vierge extra. Évitez les variétés contenant peu de nutriments comme la laitue iceberg, qui renferment essentiellement de l'eau et des fibres. Le chapitre consacré aux recettes* *(pages 348 à 360)* *propose d'autres idées de salades.*

• CHAPITRE 8 •

Les commandes chimiques du cerveau

Je me souviens très bien de la première fois où j'ai tenté de comprendre le terme *neurotransmetteur* (et les nombreux médicaments qui agissent sur la neurotransmission) ; nous étions dans la voiture de location sur le parking de la clinique de Cleveland juste après avoir reçu le diagnostic de ma mère. Je m'efforçais de prononcer les noms des différents médicaments qui nous avaient été remis à la pharmacie. Il s'agissait d'associations bizarres de phonèmes formant vaguement des mots : consonne-voyelle-consonne, puis voyelle-consonne-voyelle se succédaient en séquences mélodieuses et plaisantes à l'oreille. Ils *ressemblaient bien* à des mots, et *devaient* d'ailleurs en être, mais j'avais l'impression de lire la langue d'un monde parallèle. *Na-men-da. Sin-e-met. Ari-cept.* On aurait pu sans difficulté les glisser dans une conversation.

« Dis-moi frangin, qu'est-ce que tu fais ce soir ? »

« Namenda. »

« Moi non plus. On se fait un Sinemet ? »

« OK, j'Aricept. »

Les noms scientifiques génériques n'étaient quant à eux manifestement pas destinés au grand public et leur énonciation provoquait en moi une inquiétude ambiguë : *mémantine, lévodopa/carbidopa, donépézil.* Comment les prononcer correctement ? Je m'arrêtais sur une prononciation, persuadé d'avoir trouvé la bonne, pour ensuite entendre un médecin en utiliser une autre totalement contre-intuitive. On en apprend des choses à la faculté de médecine ! Mais lorsque je me rendais chez un autre médecin, prêt à l'impressionner avec ma prononciation impeccable, c'était pour l'entendre m'assurer, avec un sourire narquois, que l'on dit *donpézil* (« chacun sait que le premier *é* est muet ! »).

Hormis les problèmes de prononciation, comment ces médicaments agissent-ils ? Ces composés aux noms étranges modifient les taux des neurotransmetteurs. Les médicaments contre la démence ne sont pas les seuls composés à agir sur les taux de ces importants messagers chimiques, c'est également le cas de nombreux médicaments délivrés sur ordonnance, des antidépresseurs aux molécules utilisées dans le traitement du trouble du déficit de l'attention (TDAH) en passant par les anxiolytiques. Ces catégories de médicaments sont parmi les produits pharmaceutiques les plus vendus dans le monde, mais d'autres composés adoptés par différentes cultures fonctionnent de la même façon : les sensations que procurent le café, l'alcool, la cocaïne, l'ecstasy, voire la lumière du soleil, sont dues à leur impact sur le fonctionnement des neurotransmetteurs.

La théorie du « déséquilibre chimique » voudrait que le cerveau ne fonctionne pas comme nous le souhaiterions parce que les niveaux des neurotransmetteurs ne sont pas adéquats. On associe généralement cette théorie à la dépression, qui serait donc due à un faible taux de sérotonine dans le cerveau. Une étude récente suggère toutefois que de nombreux problèmes neurologiques courants ne sont pas causés par le manque de neurotransmetteurs, mais plutôt par l'incapacité de ces derniers à agir comme ils le devraient en raison d'un dysfonctionnement sous-jacent ou induit. De la même façon, la démence *ne résulte pas* d'un faible taux d'acétylcholine, un neurotransmetteur associé à la mémoire, mais le taux d'acétylcholine est bas en raison de la lente disparition des neurones qui la produisent.

C'est pourquoi ces médicaments « ne modifient pas le cours de la maladie » et n'apportent aucune solution aux problèmes sous-jacents à l'origine des différents symptômes de la démence. Il s'agit tout au plus de solutions de fortune. Les déficits de l'attention, les pertes de mémoire et les états dépressifs peuvent être des manifestations de problèmes sous-jacents contre lesquels les produits pharmaceutiques sont impuissants.

• COMMENT FONCTIONNENT LES NEUROTRANSMETTEURS •

Même si c'est à une échelle microscopique, les neurotransmetteurs obéissent à un mécanisme particulièrement élégant. Ces messagers chimiques sont en partie émis par un neurone. Ce dernier porte le nom de cellule *présynaptique*, car il émet le message et vient donc avant la synapse. Le neurotransmetteur passe ensuite dans la *fente* synaptique, qui correspond à l'espace entre deux neurones. Les molécules des neurotransmetteurs traversent alors cet espace à la rencontre d'un récepteur situé sur le neurone receveur, ou *postsynaptique*. Le neurotransmetteur résiduel est soit récupéré par la cellule présynaptique, on parle alors de *recapture*, soit dégradé par des enzymes. En situation normale, ce « nettoyage » de la fente synaptique vise à empêcher la stimulation excessive de la cellule postsynaptique, mais certains médicaments ont pour but d'altérer ce processus. Certains antidépresseurs, par exemple, empêchent la recapture de la sérotonine pour accroître le taux de sérotonine disponible. Les traitements qui stimulent l'acétylcholine (un autre neurotransmetteur important) dans le cerveau empêchent quant à eux sa dégradation enzymatique.

Dans ce chapitre, nous allons nous intéresser à la manière de préserver le fonctionnement optimal de nos neurotransmetteurs en recréant les conditions d'origine propices à leur fonctionnement. Si vous souffrez de troubles de l'humeur ou de problèmes de mémoire, si vous êtes stressé ou manquez de concentration, cette section vous aidera à mieux comprendre comment améliorer votre qualité de vie, vos fonctions cognitives et votre santé cérébrale par le biais du principal moyen de communication du cerveau. Un cerveau en meilleure santé enrichit notre perception de ce qui nous entoure et nous rapproche de notre personnalité véritable, à même de ressentir, d'apprendre, d'aimer et de nouer des liens qui donnent du sel à la vie.

GLUTAMATE/GABA : LES NEUROTRANSMETTEURS YIN ET YANG

La philosophie chinoise antique décrit la vie comme la coexistence en parfaite harmonie du yin (inhibiteur) et du yang (excitateur). Sans le savoir, ces philosophes anciens semblent être arrivés à une description rudimentaire de nos deux principaux neurotransmetteurs, des milliers d'années avant l'invention de la méthodologie scientifique !

Le GABA, ou acide γ-aminobutyrique, est le principal neurotransmetteur inhibiteur cérébral et 30 à 40 % des synapses l'utilisent dans le cerveau. Aussi appelé « Valium naturel » en raison de son effet calmant, il vient contrebalancer le glutamate, le principal neurotransmetteur excitateur du cerveau (si le GABA est le *yin*, le glutamate est le *yang*). Le GABA et le glutamate sont les neurotransmetteurs les plus abondants. Ils régulent la vigilance, l'anxiété, la tension musculaire et les fonctions mémorielles [1].

Glutamate : excitateur

Utilisé par plus de la moitié des neurones, le glutamate est un précurseur du GABA et accroît le niveau global d'excitation du cerveau. Il intervient généralement dans l'apprentissage, la mémorisation et la synaptogénèse (création de nouvelles connexions synaptiques entre les neurones) [2]. Nous avons déjà évoqué quelques-unes des armes à double tranchant les plus connues de la biologie (comme l'oxygène, l'insuline et le glucose) et le glutamate en fait partie. Tout excès de glutamate peut provoquer une excitation dangereuse des cellules à même d'endommager les cellules nerveuses. On parle d'*excitotoxicité*. Un dysfonctionnement des mécanismes complexes qui régissent la libération du glutamate a été observé dans la maladie d'Alzheimer et constitue un facteur aggravant dans la maladie de Charcot, une dégénérescence progressive d'évolution rapide qui s'attaque aux neurones responsables du contrôle des mouvements volontaires. (L'une des deux grandes classes de médicaments utilisées pour le traitement de la démence réduit l'excitotoxicité liée au glutamate, et l'unique médicament autorisé en Amérique du Nord dans la maladie de Charcot est également un agent modulateur du glutamate [3].)

GABA : calmant

Le GABA inhibe le niveau d'excitation générale du cerveau et vous connaissez sans doute déjà les effets de sa modulation. Les anxiolytiques et l'alcool stimulent ses effets tout en réduisant ceux du glutamate. Le côté hautement addictif de ces substances et les conséquences qui s'ensuivent ne sont toutefois pas sans poser des problèmes. Les effets stimulants de la caféine, en revanche, tiennent à sa capacité à augmenter la production de glutamate tout en réduisant celle du GABA. On pense que l'anxiété, les crises de panique, les palpitations et l'insomnie sont toutes dues à un dysfonctionnement du système « GABAergique ».

• LA PERCÉE DES « PSYCHOBIOTIQUES » •

Les chercheurs qui étudient la dépression chez les rongeurs ont fort à faire pour évaluer l'état des animaux et l'un des nombreux moyens pour évaluer leur état psychologique consiste à les soumettre au *test de la nage forcée*. Le principe est le suivant : l'animal, placé dans un bassin rempli d'eau, se met à nager jusqu'à ce qu'il trouve quelque chose à laquelle s'accrocher. Lorsqu'ils souffrent de dépression, les rongeurs ont tendance à abandonner tout espoir et à se laisser couler plus rapidement que ceux qui sont bien portants, qui, eux, se débattent beaucoup plus longtemps : les chercheurs y voient un plus fort attachement à la vie. Aussi étrange que cela puisse paraître, c'est ainsi que sont étudiés et testés certains antidépresseurs.

Les choses ne s'arrêtent pas là. Du *Lactobacillus rhamnosus*, une bactérie probiotique, a été introduit dans le microbiote de certains rongeurs avant de les placer dans le bassin. Ces animaux semblaient plus enclins à rester en vie que les autres. On a même relevé une augmentation significative des récepteurs GABA contre l'anxiété dans certaines parties du cerveau. L'absence d'effet a par ailleurs été notée chez les rongeurs auxquels on *avait* administré le probiotique dans l'alimentation, mais dont le nerf vague (qui innerve les intestins et est directement connecté au cerveau) avait été sectionné. Cela suggère un mode d'action s'appuyant sur la communication microbienne directe avec le cerveau [4].

Si les probiotiques sont utiles aux rongeurs déprimés, serait-il possible qu'ils le soient également pour d'autres symptômes de nature psychiatrique ? Des rongeurs dont la mère avait reçu plusieurs fois par jour une nourriture équi-

valente à celle des fast-foods (une redoutable combinaison de graisse et de sucre) ont présenté des symptômes comportementaux similaires à ceux de l'autisme. Après inspection des populations bactériennes présentes dans leurs intestins, il a été constaté qu'ils abritaient neuf fois moins de *Lactobacillus reuteri*, une famille de probiotique. Après restauration des niveaux de *L. reuteri* à l'aide d'un complément alimentaire probiotique, les scientifiques ont pu « corriger » les troubles du comportement de ces rongeurs ; leur production d'*ocytocine*, l'hormone sociale agissant comme un neurotransmetteur dans le cerveau, a par ailleurs augmenté.
Il est intéressant de noter le parallèle qui existe entre la diminution du *L. reuteri* dans notre organisme, l'augmentation des cas d'autisme dans la population *et* l'augmentation de la fréquentation des fast-foods. Dans les années 1960, lorsqu'elle a été découverte, cette bactérie était présente chez 30 à 40 % de la population. Actuellement, on ne la trouve plus que chez 10 à 20 % des individus, probablement en raison de la diminution de la consommation d'aliments fermentés et de fibres, de la forte consommation d'aliments industriels et de l'usage accru des antibiotiques [5]. Si l'on considère que le *L. reuteri* est normalement transmis par le lait maternel, c'est un peu comme l'ami dont on découvre l'existence au moment où il disparaît.

Comment optimiser l'équilibre glutamate/GABA

L'une des façons de préserver le bon fonctionnement du système consiste à renforcer l'équilibre GABA/glutamate dans nos vies en aménageant délibérément des périodes d'excitation et d'inhibition. Chez l'homme, les exercices physiques intensifs favorisent cet équilibre et optimisent la production de GABA et de glutamate dans le cerveau [6]. Cet effet se prolonge bien au-delà de l'entraînement car il est associé à un taux plus élevé de glutamate au repos une semaine plus tard. En cas de dépression sévère, on observe des taux plus faibles de ces deux neurotransmetteurs ; il a par ailleurs été démontré que l'exercice améliorait les symptômes de la dépression. L'exercice accroît en outre l'efficacité du métabolisme du glutamate, ce qui a pour effet d'en réduire l'accumulation [7].

La méditation, le yoga et les exercices de respiration profonde permettent d'augmenter la production de GABA [8]. Prendre un bain glacé, une douche froide ou faire de la cryothérapie (en pénétrant généralement pendant 3 minutes dans une chambre remplie d'azote gazeux froid) est un excellent moyen de rétablir l'équilibre GABA/glutamate [9]. Malgré le côté stressant et excitateur qui stimule la réponse classique de type « lutte » ou « fuite » du système nerveux sympathique, on observe une réduction significative de l'activité sympathique et une augmentation de la production de GABA lorsque les personnes qui s'adonnent à ces traitements hypothermiques y sont acclimatées. (L'exposition au froid présente en outre l'avantage de stimuler la *noradrénaline*, un autre neurotransmetteur lié à l'apprentissage et à l'attention, sur lequel nous reviendrons plus loin.)

Une autre stratégie pour préserver cet équilibre vital entre les neurotransmetteurs consiste à éviter de consommer de la nourriture industrielle enrichie en glutamate. Le glutamate monosodique (GMS), un exhausteur de goût souvent utilisé dans la cuisine asiatique, en est une source courante, tout comme l'aspartame, un édulcorant de régime non calorique qui devient un excitateur et se transforme en précurseur du glutamate après ingestion [10].

ACÉTYLCHOLINE : LE NEUROTRANSMETTEUR DE L'APPRENTISSAGE ET DE LA MÉMOIRE

L'acétylcholine (prononcé *a-cé-tyl-ko-line*) est un neurotransmetteur du *système cholinergique* impliqué dans de nombreuses fonctions de l'organisme, avec un rôle important dans le sommeil paradoxal, l'apprentissage et la mémoire.

La maladie d'Alzheimer est associée à un faible taux d'acétylcholine en raison des dommages subis par les neurones qui la produisent. Parmi les deux classes de médicaments les plus utilisées actuellement dans le traitement de la maladie d'Alzheimer et d'autres types de démence, la deuxième vise à augmenter la disponibilité d'acétylcholine en empêchant sa dégradation enzymatique au niveau des synapses* (j'ai évoqué un peu plus tôt la première, qui module le glutamate, lire page 236).

Comment optimiser son acétylcholine

En évitant certaines catégories de médicaments « anticholinergiques » très répandus, on peut assurer le fonctionnement optimal de l'acétylcholine. En vente libre, bon nombre d'entre eux sont couramment utilisés pour soigner un large éventail de pathologies allant des allergies à l'insomnie. Comme le suggère leur nom, ils ont pour effet de bloquer le neurotransmetteur acétylcholine et une utilisation prolongée peut engendrer des problèmes cognitifs dès le soixantième jour [11]. Toutefois, un usage même occasionnel d'un puissant anticholinergique peut se révéler hautement toxique. Aux États-Unis, les étudiants en médecine utilisent ce moyen mnémotechnique pour mémoriser les symptômes d'une intoxication : « myope comme une taupe (pupilles dilatées), rouge comme une tomate (rougeurs), chaud comme un lapin (fièvre), sec comme un passe-lacet (peau sèche), fou à lier (confusion et perte de mémoire à court terme), gonflé comme une outre (rétention urinaire) et le cœur bat la chamade (pouls rapide) ».

Le rôle des neurotransmetteurs ne se limite pas aux messages qu'ils envoient : ils sont parfois essentiels à la santé des neurones. Une étude préoccupante publiée dans la revue *JAMA Neurology* indique que des personnes utilisant des anticholinergiques de façon régulière présentent un ralentissement du métabolisme du glucose dans le cerveau et de moins bonnes facultés cognitives (notamment une mémoire à court terme et des fonctions exécutives dégradées). Chez certaines personnes, des examens par IRM ont même révélé une altération de la structure du cerveau, avec une diminution de son volume et l'augmentation des ventricules (cavités naturellement présentes). Ces personnes avaient pris des anticholinergiques

---

* Ces médicaments, dits *inhibiteurs de la cholinestérase*, ne sont pas réputés pour leur efficacité, un faible taux d'acétylcholine étant en effet le résultat et non la cause d'un dysfonctionnement sous-jacent. Ils ne font rien pour remédier à ce dysfonctionnement et n'ont donc aucune incidence sur l'évolution de la maladie.

tels que des médicaments contre le rhume à usage nocturne, des somnifères en vente libre et des relaxants musculaires, qui ont tous pour effet de bloquer l'acétylcholine.

Vous vous demandez si un usage continu de ces médicaments peut augmenter les risques de démence ? La réponse est oui, vraisemblablement. Dans une étude portant sur 3 500 personnes âgées, des chercheurs de l'université de Washington sont arrivés à la conclusion que les volontaires qui avaient recours à ce type de médicament présentaient plus de risques de développer une forme de démence que celles qui n'en utilisaient pas [12]. Plus leur utilisation était régulière, plus les risques étaient importants. La prise d'un anticholinergique sur une période équivalant à 3 ans ou plus était associée à une augmentation de 54 % du risque de démence par rapport à une prise ne dépassant pas 3 mois. Si vous utilisez régulièrement ce type de médicament, il est essentiel de discuter avec votre médecin de l'éventuel impact sur vos fonctions cognitives et sur le risque accru de démence. Si vous êtes porteur de l'allèle *ApoE4* (comme 25 % de la population, voir le chapitre 6) ou s'il existe des cas de démence dans votre famille, votre médecin devrait vous aider à chercher des alternatives plus sûres.

MÉDICAMENTS ANTICHOLINERGIQUES COURANTS À ÉVITER

MÉDICAMENT	INDICATION	IMPACT
Diménhydrinate (Ex. : Nausicalm, Mercalm)	Mal des transports	Anticholinergique puissant
Diphénhydramine (Ex. : Actifed Jour et Nuit)	Antihistaminique/ somnifère	Anticholinergique puissant
Doxylamine (Ex. : Donormyl, DolirhumPro)	Antihistaminique/ somnifère	Anticholinergique puissant
Paroxétine (Ex. : Deroxat et génériques)	Antidépresseur	Anticholinergique puissant
Quétiapine (Ex. : Xeroquel et génériques)	Antidépresseur	Anticholinergique puissant
Oxybutynine (Ex. : Ditropan et génériques)	Hyperactivité vésicale	Anticholinergique puissant
Alprazolam (Ex. : Xanax et génériques)	Anxiolytique	Anticholinergique possible

MÉDICAMENT	INDICATION	IMPACT
Aripiprazole (Ex. : Abilify et génériques)	Antidépresseur	Anticholinergique possible
Cétirizine (Ex. : Virilix, ZyrtecSet, Drill et génériques)	Antihistaminique	Anticholinergique possible
Loratadine (Ex. : Clarityne, Aerius et génériques)	Antihistaminique	Anticholinergique possible
Ranitidine (Ex. : Azantac, Raniplex et génériques)	Contre les brûlures d'estomac	Anticholinergique possible

L'alimentation contribue également à la qualité du système cholinergique. La choline est le principal précurseur alimentaire de l'acétylcholine et toute modification de son taux plasmatique induit des modifications du taux des précurseurs de ce neurotransmetteur dans le cerveau [13]. La choline est en outre un composant essentiel des membranes cellulaires où elle est stockée en vue d'une utilisation ultérieure. On la trouve en abondance dans la volaille et dans les produits de la mer, mais les œufs restent sans doute la meilleure source, avec environ 125 mg dans le jaune d'un gros œuf. Malheureusement, la consommation moyenne de choline aux États-Unis est très en deçà du niveau recommandé, fixé par l'Académie nationale de médecine à respectivement 550 et 425 mg par jour pour les hommes et pour les femmes (voire plus pour les femmes enceintes et allaitantes) [14]. Seul 10 % de la population, voire moins, présentaient une consommation de choline supérieure à ces taux [15].

• ALIMENTS LES PLUS RICHES EN CHOLINE •

- Œufs (mangez le jaune !)
- Foie de bœuf
- Crevettes
- Saint-Jacques
- Bœuf
- Poulet
- Poisson
- Choux de Bruxelles
- Brocoli
- Épinards

(Véganes et végétariens : pour obtenir la même quantité de choline que dans un jaune d'œuf, il vous faudra un petit bol de brocolis ou de choux de Bruxelles.)

SÉROTONINE : LE NEUROTRANSMETTEUR DE L'HUMEUR

Pendant mon enfance à New York, je sentais la déprime m'assaillir dès l'arrivée de l'automne. Les longs mois d'hiver, avec le manque de lumière et la faible exposition au soleil qui les accompagnaient, provoquaient en moi une sorte de dépression connue sous le nom de *trouble affectif saisonnier* ou TAS. Le TAS, parfois appelé *dépression hivernale* ou *saisonnière*, affecte quelque 10 millions d'individus aux États-Unis et, même si la majorité des personnes touchées sont des femmes, tout le monde est concerné.

À l'âge de 17 ans, j'ai appris que la vitamine D était produite par l'exposition de la peau au soleil. J'ai alors réalisé que les sombres mois d'hiver peu propices à une telle exposition pouvaient nuire à la production de la précieuse vitamine. J'avais l'intuition qu'il existait une corrélation entre mon humeur, le peu de soleil auquel j'étais exposé et la faible quantité de vitamine D que je synthétisais. Je me suis donc auto-prescrit un complément de vitamine D pour tenter d'améliorer mon humeur. Surprise, surprise, ça a marché !

S'agissait-il d'un effet placebo ? Comment en être sûr, puisqu'évidemment ce n'était pas une étude en double aveugle. Cependant, pratiquement deux décennies après mon expérience, les chercheurs ont découvert un mécanisme qui pourrait bien expliquer l'amélioration que j'avais ressentie. La vitamine D pourrait avoir un rôle déterminant dans la production d'un taux adéquat de sérotonine, car la vitamine D intervient dans la synthèse de sérotonine à partir de l'acide aminé tryptophane. Cette information prend toute son importance lorsque l'on sait que des études estiment que les trois quarts de la population des États-Unis souffrent d'une carence en vitamine D.

La sérotonine, à la base du *système sérotoninergique*, est connue pour favoriser le sommeil et l'humeur. Vous connaissez peut-être la classe des antidépresseurs dits *inhibiteurs sélectifs de la recapture de la sérotonine*, ou ISRS. Ces médicaments sont censés augmenter le taux de sérotonine disponible au niveau de la synapse en empêchant sa recapture par la cellule présynaptique.

Encore une fois, les médicaments délivrés sur ordonnance ne sont pas les seuls composés à modifier ce neurotransmetteur. La MDMA (ou ecstasy) est une drogue connue pour son rôle sur l'humeur, que l'on attribue à l'effet qu'elle aurait sur le système sérotoninergique. Initialement étudiée pour ses capacités à traiter le stress post-traumatique et d'autres troubles mentaux résistants aux médicaments, la MDMA agit comme de la dynamite sur le barrage qui régule la libération normale de sérotonine. Le fait de libérer de vastes quantités de sérotonine engorge toutefois le mécanisme de recyclage et provoque une oxydation des neurones environnants en les brûlant littéralement, ce qui pourrait expliquer le lien entre une consommation chronique à long terme de MDMA, les troubles de la mémoire et les lésions cérébrales. (Comme je me plais à la répéter dans cet ouvrage, toute action biologique entraîne une réaction opposée et d'égale intensité : en biologie, tout se paie !)

La psilocybine (la substance psychoactive des champignons hallucinogènes) est un autre composé qui empêche la recapture de la sérotonine ; elle imite aussi la sérotonine en activant ses récepteurs. Elle n'agit pas comme la MDMA qui inonde les synapses de votre propre sérotonine. C'est pourquoi la psilocybine pourrait se révéler moins nocive à long terme. Une étude révolutionnaire menée conjointement par l'université de New York et l'université Johns Hopkins a montré qu'une seule dose de psilocybine pouvait soulager l'anxiété et améliorer pendant 6 mois la satisfaction générale de patients souffrant de cancer généralisé [16]. La possibilité d'améliorer la cognition avec de faibles doses, ou *microdosage*, de psilocybine est actuellement à l'étude.

La sérotonine ne sert pas qu'à susciter de bonnes ondes. Elle joue également un rôle important dans les fonctions exécutives (planification, organisation d'une tâche). C'est ce que nous révèlent les travaux de chercheurs qui ont mis au point un moyen astucieux de réduire temporairement les taux de sérotonine chez l'homme, et les résultats ne sont pas jolis. Comme indiqué précédemment, la sérotonine est synthétisée dans le cerveau à partir du *tryptophane*, un acide aminé essentiel. Le tryptophane contenu dans les protéines que nous consommons est acheminé jusqu'au cerveau où des transporteurs lui permettent de passer la barrière hémato-encéphalique. D'autres acides aminés se disputent ces mêmes transporteurs, y compris les acides aminés dits « ramifiés », importants notamment pour le bon fonctionnement du cerveau et le développement musculaire. Lorsqu'ils sont administrés de manière indépendante sous forme de complément, ces acides aminés ramifiés peuvent faire concurrence au tryptophane et nuire à son passage dans le cerveau [17]. (L'exercice stimule votre humeur, notamment en permettant aux muscles d'absorber les acides aminés ramifiés en circulation, ce qui *facilite* la pénétration du tryptophane dans le cerveau. Nous reviendrons sur ce point un peu plus loin.)

Que s'est-il passé lorsque les chercheurs ont donné ces acides aminés aux volontaires de l'étude ? Le taux de sérotonine a momentanément chuté. Cela a donné lieu à un large éventail de changements comportementaux, comme une agressivité accrue, une altération de l'apprentissage et de la mémoire, une perte de contrôle des pulsions, une capacité moindre à résister aux satisfactions à court terme, une dégradation de la planification à long terme et une diminution de l'altruisme [18]. On imagine facilement que ces traits peuvent accentuer les sentiments dépressifs, voire même contribuer à des penchants violents. Si vous me permettez une digression fascinante, il semble qu'une exposition à une lumière de forte intensité pendant un tel traitement atténue certains de ces symptômes, ce qui permet d'envisager une autre méthode pour garantir l'expression saine de la sérotonine : une exposition quotidienne à la lumière du soleil [19].

Comment optimiser la sérotonine

À ce stade, vous commencez à mieux comprendre comment éviter d'exacerber l'inflammation dans votre organisme : en évitant le sucre, les aliments riches en glucides (céréales, pommes de terre…), les huiles oxydées, et en consommant de grandes quantités de nutriments et de fibres d'origine végétale (nous y reviendrons au chapitre suivant avant de définir notre Superprogramme). Si vous avez commencé à intégrer ces principes dans votre mode de vie, vous êtes sur la bonne voie pour optimiser l'expression de votre sérotonine. En effet, l'inflammation peut bloquer la libération de sérotonine par les neurones, comme l'a démontré une étude menée à l'Institut de recherche biomédicale de l'Hôpital pour enfants d'Oakland [20]. Ceci pourrait expliquer pourquoi on parvient à traiter la dépression induite par une inflammation chronique (résistant aux méthodes thérapeutiques traditionnelles) en réduisant l'inflammation dans l'organisme. Les chercheurs d'Oakland ont découvert que l'EPA, un acide gras oméga-3 anti-inflammatoire, contribue à la libération normale de la sérotonine alors que le DHA, également un oméga-3 qui favorise la fluidité membranaire (voir chapitre 2), facilite sa capture par la cellule postsynaptique.

Devant l'envolée des ventes d'antidépresseurs, ce type de recherches gagne en importance, car elles alimentent le faisceau de preuves indiquant que chez beaucoup, un « faible taux de sérotonine » n'est pas dû à la dépression, mais à un problème sous-jacent. Ce type d'information est essentiel, surtout si l'on considère qu'un Français sur quatre se voit prescrire des antidépresseurs et qu'un Américain sur dix en prend au long cours (1 femme sur 4 dans la tranche des 40 et 50 ans) [21]. Qu'en est-il de leur efficacité ? Une méta-analyse récente publiée dans la revue *JAMA* conclut :

> *L'ampleur des bénéfices des antidépresseurs par rapport à un placebo augmente avec la gravité des symptômes de dépression et peut se révéler minime ou inexistante, globalement, chez les patients présentant des symptômes légers ou modérés. Chez les patients atteints de dépression sévère, les bénéfices des médicaments sont significatifs comparés à ceux du placebo* [22].

Autrement dit, pour beaucoup, les antidépresseurs ne valent pas mieux qu'un placebo, sauf en cas de dépression très sévère (mais même alors, des traitements non pharmacologiques ont donné des résultats particulièrement impressionnants, comme l'essai SMILES qui a fait l'objet d'une publication récente [voir l'encadré page suivante], ainsi que des expériences portant sur des composés anti-inflammatoires comme la curcumine, une composante du curcuma) [23].

• L'ALIMENTATION PEUT-ELLE *VRAIMENT* COMBATTRE LA DÉPRESSION ? L'ESSAI *SMILES* •

Le lien entre la dépression et une mauvaise alimentation est bien établi et il ne fait aucun doute que le fait d'être déprimé peut conduire à de mauvaises habitudes alimentaires. Mais une mauvaise alimentation peut-elle provoquer la déprime et inversement, peut-on se sentir mieux en mangeant mieux ? Grâce à l'essai SMILES, publié en 2017 sous la direction du Dr Felice Jacka, directrice du Food and Mood Centre de l'université Deakin en Australie, nous pouvons désormais répondre à cette question.

Felice Jacka et son équipe ont constaté une amélioration de 11 points en moyenne (sur une échelle de 60) du score de patients souffrant de dépression sévère après leur avoir prescrit un régime méditerranéen modifié, à base de légumes frais, de fruits, de fruits à coque crus non salés, d'œufs, d'huile d'olive, de poisson et de bœuf nourri à l'herbe. À l'issue de l'essai, 32 % des patients présentaient un score si faible qu'ils ne satisfaisaient plus aux critères de la dépression ! Les personnes du groupe dont l'alimentation n'avait en revanche pas été modifiée n'ont gagné que 4 points et seulement 8 % d'entre elles se sont complètement rétablies.

Ces données donnent du crédit au lien supposé entre notre alimentation et notre humeur et notre Superprogramme a été concocté en intégrant ces conclusions. Si vous comprenez l'anglais, je vous invite à visionner l'entretien détaillé d'une heure que j'ai eu avec le Dr Jacka à l'adresse http://maxl.ug/felicejackainterview.

Outre la lumière du soleil, la vitamine D et les acides gras oméga-3 DHA et EPA, existe-t-il d'autres supplémentations magiques capables d'augmenter la sérotonine ? Notre organisme fait preuve d'une incroyable capacité à synthétiser des neurotransmetteurs à partir des éléments les plus simples, et *bouger* reste à notre connaissance la façon la plus puissante d'accroître la sérotonine dans le cerveau. Comme indiqué précédemment, l'exercice permet d'augmenter le taux de tryptophane (le précurseur de la sérotonine) dans le sang et de diminuer celui des acides aminés ramifiés qui, même s'ils sont importants, se disputent l'accès au cerveau avec le tryptophane. L'augmentation substantielle du tryptophane mis ainsi à la disposition du cerveau persiste après l'exercice [24]. Une autre étude comparative illustre avec force que pour combattre la dépression, l'efficacité des antidépresseurs inhibiteurs sélectifs de la recapture de la sérotonine (ISRS) ne vaut pas 3 séances d'exercice hebdomadaires. *La messe est dite* !

Vous n'ignorez sans doute pas que la consommation de glucides et de sucre constitue un autre moyen d'augmenter le taux de sérotonine dans le cerveau. L'amélioration momentanée de l'humeur qui en résulte explique l'addiction liée aux glucides. Entre les repas, le taux de glucides baisse de concert avec celui de la sérotonine, ce qui nous pousse à avaler un en-cas riche en amidon ou en sucre : la preuve que la consommation de glucides n'est pas une bonne stratégie pour augmenter la sérotonine.

Dans les études, on a observé que la consommation de sucre par les participants améliore momentanément la volonté et les fonctions exécutives, mais il est difficile de déterminer si le sucre favorise véritablement ces fonctions ou s'il ne fait que traiter les symptômes de sevrage. Il serait utile de refaire ces études sur des personnes céto-adaptés. Quoi qu'il en soit, il est rarement bénéfique à long terme de court-circuiter le système de récompense du cerveau avec des stimuli externes, qu'il s'agisse de sucre, de drogue, de sexe ou de séances prolongées et intensives d'entraînement cardio. Le sucre en particulier provoque des pics d'insuline tout au long de la journée et peut se traduire par une prise de poids et un dysfonctionnement métabolique et ainsi renforcer de nombreux mécanismes inflammatoires engendrant la dépression !

• LA SÉROTONINE ET LES INTESTINS •

Selon une statistique souvent citée, 90 % de la sérotonine du corps se trouve dans les intestins et non dans le cerveau. En effet les cellules épithéliales des intestins produisent de la sérotonine pour faciliter la digestion. La clé du bonheur réside-t-elle donc dans nos entrailles ? Cela ne fait aucun doute, mais pour une raison qui pourrait vous surprendre. La sérotonine produite dans les intestins ne traverse pas la barrière hémato-encéphalique. Toutefois, ce qui se passe dans l'intestin peut influencer l'activité de la sérotonine cérébrale grâce à sa capacité à moduler l'inflammation.

Au chapitre 7, nous avons évoqué la santé intestinale et la nécessité de préserver l'intégrité de la barrière intestinale en consommant des légumes riches en fibres solubles qui aident à la rendre imperméable. Le lipopolysaccharide (LPS), naturellement présent dans un intestin en bonne santé, peut devenir un puissant agent inflammatoire lorsqu'il traverse un intestin poreux. Non seulement le LPS provoque l'inflammation du système immunitaire qui cherche à se défendre, mais sa toxicité affecte directement les systèmes sérotoninergique et dopaminergique. En fait, le LPS est souvent utilisé en laboratoire où il est injecté à des rongeurs pour provoquer un comportement dépressif et une neurodégénérescence. Pour en savoir plus sur la façon de protéger et d'améliorer l'intégrité de votre paroi intestinale, reportez-vous au chapitre 7.

DOPAMINE : LE NEUROTRANSMETTEUR DE LA RÉCOMPENSE ET DU RENFORCEMENT POSITIF

Comme la sérotonine, la dopamine est considérée comme un neurotransmetteur du bien-être. Elle est surtout connue pour son association avec la motivation et la récompense. Elle est produite pendant les rapports sexuels, lorsqu'on écoute sa musique préférée, quand on mange ou lorsque l'on assiste à la victoire de son équipe sportive favorite. On observe également un pic lorsqu'une nouvelle opportunité de travail ou une promotion se profile, lorsque l'on est attiré par une personne ou lorsque notre communauté « like » un billet que l'on a posté sur les réseaux sociaux. Lorsqu'on atteint les objectifs qui ont été fixés, notre système dopaminergique s'anime et nous motive à faire ce que l'évolution a jugé bon pour nous et pour l'espèce. Le monde moderne n'épargne toutefois pas plus ce système que les autres et peut le rendre dysfonctionnel.

Le rôle que joue la dopamine dans la motivation explique pourquoi elle est étroitement liée à certains aspects des fonctions exécutives et intervient dans le contrôle moteur, l'éveil et le renforcement positif. Son taux est réduit chez les personnes dépendantes qui tentent alors de le normaliser en consommant des drogues. Cela explique en partie le côté fortement addictif des stimulants qui augmentent généralement le taux de dopamine dans le cerveau par divers mécanismes. La cocaïne, par exemple, inhibe la recapture de la dopamine, ce qui en augmente la concentration dans l'espace entre les neurones. La méthamphétamine, en revanche, provoque un flot de dopamine à partir du neurone présynaptique tout en empêchant sa recapture. Sa forme cristalline, le « crystal meth », est un neurotoxique puissant qui élimine les cellules assurant la production naturelle de dopamine, ce qui a pour effet de renforcer la dépendance (et fait les affaires de Walter White [héros de la série télévisée *Breaking Bad* – NDT]).

Dans la maladie de Parkinson, les cellules productrices de dopamine d'une région du cerveau appelée *substantia nigra*, ou substance noire, sont endommagées et des médicaments stimulant le taux de dopamine peuvent être administrés aux patients afin de momentanément soulager les symptômes. Ces traitements finissent par perdre toute efficacité, en partie en raison de l'affaiblissement des récepteurs de dopamine dans l'ensemble du cerveau provoqué par le déluge artificiel de neurotransmetteurs[25]. Il s'agit d'un mécanisme autorégulateur associé à l'ensemble des neurones pour leur permettre d'accroître ou de réduire la sensibilité des cellules aux neurotransmetteurs, qui se révèle particulièrement risqué avec la dopamine. L'augmentation potentielle des « comportements à risques », comme le jeu pathologique, les comportements sexuels inadaptés et les achats compulsifs, est un effet secondaire particulier des thérapies dopaminergiques pour la maladie de Parkinson.

En cas de troubles de l'attention type TDAH, l'activité dopaminergique est également réduite en raison du nombre moins important de récepteurs de dopamine dans la cellule postsynaptique. Une quantité de dopamine plus importante est alors nécessaire pour assurer attention et concentration. S'agit-il pour autant d'un désordre, ou simplement d'un cerveau programmé pour la recherche de nouveauté ?

• VOUS ÊTES PLUTÔT UN ANXIEUX OU UN GUERRIER ? •

Certains gènes modifient le fonctionnement des neurotransmetteurs et influencent des aspects majeurs de la personnalité. Le gène *COMT* est l'un des plus étudiés du lot. Il est responsable de la production de catéchol-O-méthyltransférase (COMT), une enzyme capable de dégrader la dopamine dans le cortex préfrontal, la partie du cerveau responsable des fonctions cognitives et exécutives supérieures.

Chacun d'entre nous hérite de deux A, de deux G ou d'un A et un G. Ces lettres représentent des variations appelées *allèles.* Être porteur de deux A équivaut à une activité de l'enzyme COMT trois à quatre fois inférieure à celle de ceux qui portent deux G, et une combinaison des deux allèles divise par deux la différence. Suivant la variation dont vous êtes porteur, la dopamine est dégradée plus ou moins rapidement au niveau de la synapse. Ainsi, en temps normal, une quantité de dopamine plus importante subsiste dans le cortex préfrontal avec deux A (car elle est dégradée moins rapidement), alors qu'on en observe une quantité moindre avec deux G (car elle est dégradée plus rapidement). Les porteurs de la combinaison AG se situent entre les deux.

On pense que l'allèle A est l'allèle de l'« anxieux » et que les porteurs qui en ont deux ont tendance à être plus névrosés et moins extravertis. Ils sont très sensibles aux pics de dopamine, ce qui explique qu'ils éprouvent une plus grande exaltation et qu'ils ont le sentiment d'avoir une vie bien remplie. Bien qu'un taux élevé de dopamine puisse sembler bénéfique, une stimulation postsynaptique trop forte peut nuire aux performances cognitives. Les inquiets sont donc mal à l'aise dans des conditions stressantes, mais présentent des performances cognitives supérieures en conditions normales. Les porteurs de deux allèles A connaissent des déprimes plus sévères et, plus enclins à l'anxiété et à la dépression, ils manifestent moins de résilience émotionnelle. En revanche, ils sont perçus comme étant plus créatifs.

On pense que l'allèle G est l'allèle du « guerrier » et que les porteurs qui en ont deux ont tendance à être moins névrosés et plus extravertis. Leurs prouesses cognitives restant à leur apogée en période de stress et d'incertitude, les guerriers gèrent mieux les situations stressantes que les inquiets. Ils affichent par ailleurs une plus grande résilience émotionnelle et ont une meilleure mémoire de travail. Ils peuvent se montrer plus coopératifs, plus obligeants et faire preuve de davantage d'empathie. En revanche, ces nobles guerriers ont souvent l'impression de moins profiter de la vie.

Force est de constater que la prospérité d'une tribu repose sur les caractéristiques associées à ces deux allèles ; les porteurs d'un allèle A et d'un allèle G (on parle alors d'*hétérozygotie*) ont des traits de personnalité à mi-chemin entre le guerrier et l'inquiet, avec ce qu'il y a de mieux (et de pire) dans les deux groupes. Pour savoir à quoi vous en tenir, inscrivez-vous à un service de test génétique en libre accès permettant de consulter les données brutes et recherchez le SNP rs4680. Il ne faut pas s'arrêter aux termes « belliqueux » et « anxieux » qui ne sont que de simples généralisations. Chacun est unique. Si vous prenez mon cas, par exemple, je suis un guerrier affublé d'un trait créatif !

Un récent article du *New York Times* suggérait que le goût pour la recherche de la nouveauté lié au trouble du déficit de l'attention avec ou sans hyperactivité (TDAH) pourrait être la survivance d'un trait ayant présenté jusqu'à relativement récemment un avantage spécifique pour notre espèce, laquelle a évolué pendant des millions d'années comme chasseurs-cueilleurs nomades [26]. Rien ne saurait être plus sensé : un bon chasseur-cueilleur doit être motivé pour chercher de nouvelles sources de nourriture et recevoir une récompense de son cerveau après les avoir trouvées. Dans le monde actuel où l'éducation est normalisée et le choix de carrière hautement spécialisé, les personnes souffrant de TDAH sont peut-être en train de silencieusement souffrir de la « tranquillité du familier et du répétitif », pour emprunter une tirade de l'un de mes films préférés*, et finissent souvent sous l'emprise de l'Adderall (dextroamphétamine, en vente aux États-Unis) et de la Ritaline (méthylphénidate). Ces médicaments, comme la cocaïne, sont des inhibiteurs de recapture de la dopamine.

Professeur clinicien en psychiatrie à l'hôpital Weill Cornell Medicine et auteur de l'article en question, Richard Friedman écrit sur l'un de ses patients sortis d'affaire : « [Il] a “soigné” son TDAH par un simple changement de

* Le film *V pour Vendetta* qui, selon moi, est la perfection incarnée. *Souviens-toi, souviens-toi…*

ses conditions de travail, abandonnant un environnement routinier pour une activité variée et imprévisible. » Cela pourrait expliquer la raison pour laquelle un nombre disproportionné de personnes atteintes de TDAH et de troubles de l'apprentissage s'orientent vers des carrières de nature plus entrepreneuriale [27].

• FAITES COMME LES MOINES BOUDDHISTES •

En cas de stimulation, il est fréquent de développer une tolérance aux effets de la dopamine. Le phénomène de l'adaptation hédonique illustre parfaitement ce mécanisme. Il suffit de se remémorer ce qui se passe lorsque l'on atteint un objectif que l'on s'est fixé, comme acheter la voiture de ses rêves, obtenir une promotion ou déménager. Ce sont des moments terriblement excitants de la vie, mais aussi sûr que vous êtes humain, le bonheur est retombé une fois l'effervescence initiale dissipée. Cette « tolérance » à la dopamine, en particulier lorsqu'on l'obtient en court-circuitant les voies de la stimulation/récompense du cerveau, peut donner lieu à l'« anhédonie », ou une *incapacité* pathologique à éprouver ou à ressentir du plaisir pour ce qui était précédemment considéré comme agréable. Il existe toutefois une solution. Elle se base sur le fait que *l'absence de dopamine augmente le nombre de ses récepteurs.*

Les moines bouddhistes savent depuis des siècles que l'abstinence est un bon moyen d'échapper à l'adaptation hédonique. Toute diminution prolongée de la libération de dopamine produit une régulation positive des récepteurs et augmente la sensibilité à ce neurotransmetteur. L'ascétisme ne convient peut-être pas à tous, mais faire une pause dans des habitudes qui renforcent la libération de dopamine (le recours à la technologie, par exemple) peut se révéler très efficace pour stimuler la motivation, rétablir des relations saines et accroître le sentiment de bonheur.

Vous n'êtes pas prêt pour la déconnexion totale ? Essayez pendant une semaine cette recette du bonheur : pendant une heure au réveil et une heure avant le coucher, plus d'ordinateur, plus de courriers électroniques, plus de textos. Après réadaptation, vous pourriez bien faire de ce sevrage une habitude.

Comment optimiser la dopamine

La dopamine est produite dans le cerveau à partir de l'acide aminé *tyrosine* et, comme c'est le cas pour d'autres neurotransmetteurs, les éléments qui permettent de la synthétiser ne manquent généralement pas chez les individus ne présentant pas de carence en protéines. Un système dopaminergique en bonne santé pourrait donc être davantage imputable à nos choix et nos actes qu'à un déficit en nutriments. Consommer des aliments raffinés hyperappétissants, s'adonner à des activités à risque et consommer des substances qui détournent et court-circuitent le système de récompense du cerveau peut entraîner des addictions nocives et autodestructrices. Le sucre et les glucides rapidement assimilables, comme les produits à base de blé raffiné, sont de puissants stimulateurs de la dopamine ; ils avaient pour rôle de stocker des graisses lorsque le sucre n'était pas disponible en toutes saisons. La nature addictive du sucre est si puissante qu'il est souvent comparé aux drogues récréatives mentionnées précédemment [28]. Même le système de commentaires des médias sociaux (positif à bien des égards) peut entraîner le dérèglement du système dopaminergique et favoriser la dépendance.

En revanche, se fixer des objectifs à court et à long terme est un bon moyen de favoriser l'anticipation (ingrédient important d'un bonheur durable) et la récompense. Essayez un nouveau programme d'exercice, apprenez à jouer d'un instrument de musique, sortez de votre zone de confort sociale, tombez amoureux ou lancez-vous dans un nouveau projet d'entreprise. Toutes ces initiatives permettent d'augmenter sainement la dopamine.

NORADRÉNALINE : LE NEUROTRANSMETTEUR DE LA CONCENTRATION

La dopamine et la sérotonine sont vraisemblablement les neurotransmetteurs les plus connus, mais la noradrénaline est également remarquable. Son rôle dans la concentration et l'attention est essentiel et elle s'exprime dans le cerveau chaque fois qu'il est nécessaire de se concentrer, en particulier en période de stress où elle peut améliorer la mémoire à long terme. Vous souvenez-vous de l'endroit où vous vous trouviez au moment des attaques du 11 septembre visant le World Trade Center ? Je parie que cette journée est gravée dans votre mémoire dans ses moindres détails. C'est à la noradrénaline que vous devez cette précision époustouflante.

Le gros des neurones synthétisant la noradrénaline est situé dans une petite région du cerveau appelée *locus coeruleus*. Tout stimulus stressant entraîne une augmentation des taux de noradrénaline, qu'il s'agisse d'une attaque terroriste, d'une grosse dispute avec un être cher, ou d'une simple privation de nourriture d'une vingtaine d'heures. Du point de vue de l'évolution, cette adaptation est importante. Depuis que nous foulons cette planète ou presque, les stimuli stressants ont exigé de nous une attention immédiate, et nous avons dû graver de façon durable dans leurs moindres détails ces souvenirs pour éviter la répétition de tels événements (pour peu qu'on ait survécu à la première occurrence). Ce phénomène, appelé *potentialisation à long terme*, joue un rôle important dans le conditionnement à la peur. L'effet de la noradrénaline est si puissant qu'il est très difficile de se défaire d'une peur acquise (les personnes qui souffrent de syndrome de stress post-traumatique, ou PTSD, en savent quelque chose).

Des formes de stress moins sévères peuvent obéir aux mêmes principes. Il a été démontré que le « stress » lié à l'apprentissage d'un nouvel instrument, à la résolution de mots croisés ou à la *nouveauté* (l'exploration d'une ville inconnue ou une promenade traversant des milieux variés, par exemple) est propice à l'augmentation de la noradrénaline dans le cerveau. Elle renforce les connexions entre les neurones et peut ainsi avoir un effet très bénéfique.

LA REMARQUE DU DR PAUL

LA MARCHE ET LA CONVERSATION AU SECOURS DE LA MÉMOIRE

Lorsque je commence à mieux connaître mes patients, je mène mes consultations en déambulant dans Central Park, à New York. Le mouvement et le changement perpétuel de décor nous aident tous les deux, le patient à se souvenir de mes conseils et moi à me souvenir de ce qui a été dit au cours de la discussion !

Optimisation de la noradrénaline

La noradrénaline se révèle parfois contre-productive. Contrairement à notre lointain passé, les stimuli stressants d'aujourd'hui ne nécessitent pas toujours une attention immédiate. Pourtant, les mécanismes physiologiques subsistent et captent notre attention lorsque survient une menace, qu'elle soit réelle ou non. Les médias n'hésitent pas à exploiter ce phénomène (ayant travaillé pour la télévision, j'en sais quelque chose). Les journaux télévisés cherchent généralement à capter leur auditoire avec des images percutantes et présentent en premier les histoires les plus stressantes. Cela a pour effet d'activer des réseaux du cerveau qui canalisent notre attention, comme si notre survie dépendait de ces informations, ce qui est faux. Faire l'impasse sur le journal télévisé est en fait une stratégie gagnante pour améliorer notre concentration et notre cognition, car si une libération soudaine de noradrénaline peut améliorer les fonctions cognitives, sa libération chronique peut les endommager.

L'exercice physique est l'un des moyens les plus efficaces de stimuler la noradrénaline, avec pour corollaire possible l'amélioration de l'apprentissage et de la mémoire. La démonstration en a récemment été faite auprès de jeunes étudiants à qui l'on a demandé d'apprendre une nouvelle langue tout en faisant du vélo d'appartement. Leur mémorisation et leur compréhension se sont révélées meilleures que celles des volontaires du groupe contrôle qui restaient immobiles qui restait sédentaire pendant les cours [29]. Cette stratégie peut être utilisée comme amplificateur cognitif naturel par les millions de personnes atteintes de trouble du déficit de l'attention avec ou sans hyperactivité (TDAH), une maladie souvent soignée avec des médicaments inhibiteurs de la recapture de la noradrénaline (et de la dopamine).

Alors que l'immense majorité des programmes des facultés de médecine n'évoquent jamais l'exercice physique, la recherche confirme qu'il pourrait bien s'agir du traitement le mieux adapté au TDAH [30] : d'innombrables essais démontrent que les performances cognitives et les fonctions exécutives d'enfants soumis à un programme d'activités physiques régulier sont meilleures et que leurs scores en mathématiques et en lecture s'améliorent tandis que dans le même temps, les symptômes de TDAH régressent. Voilà peut-être une information à retenir pour la prochaine réunion des parents d'élèves quand l'éducation physique se verra menacée par les coupes budgétaires.

• BOULE DE FONTE •

Pendant la rédaction de ce chapitre, le Dr Paul et moi-même nous relayions entre l'écriture et le kettlebell swing. [Le kettlebell est une boule de fonte pesant entre 4 à 32 kilos équipée d'une poignée, que l'on balance pour exécuter divers exercices sollicitant les muscles et l'endurance physique – NDE]. C'est un procédé que nous avons tous les deux utilisé pour préparer des examens particulièrement éprouvants pendant notre scolarité. C'était une façon de rompre avec la terrible monotonie des pompes et des flexions, ou des dips entre deux chaises à la bibliothèque, tout en augmentant la circulation sanguine, en améliorant l'acuité mentale, et en intimidant nos pairs.

Curieusement, les températures extrêmes constituent également un facteur de stress physique pouvant induire des effets identiques à ceux de l'exercice. Une étude a conclu que des hommes séjournant dans un sauna chauffé à 80 °C jusqu'à épuisement subjectif voyaient leur niveau de noradrénaline multiplier par trois [31]. (Une étude portant sur les femmes est arrivée aux mêmes conclusions, mais dans une moindre mesure [32].) L'immersion dans l'eau froide est un autre modulateur neurologique puissant utilisé depuis des siècles dans différentes cultures pour améliorer la santé. Lorsque l'on souffre de fatigue mentale, il suffit de prendre une douche froide ou de se plonger dans un bain glacé pour se sentir mentalement revigoré : l'afflux de noradrénaline provoqué par un choc hypothermique (elle serait multipliée par cinq chez les humains) pourrait donner au cerveau la sensation de se « reconnecter » [33]. Ce n'est peut-être pas un hasard si l'une des fêtes majeures du calendrier russe, pendant laquelle on s'immerge dans des lacs gelés après avoir percé un trou dans la glace, porte le nom d'Épiphanie ! [La signification de cette fête religieuse chrétienne est différente pour les chrétiens d'occident et les orthodoxes, l'adoration de l'Enfant Jésus par les mages pour les premiers, son baptême dans les eaux du Jourdain pour les seconds, d'où cette tradition d'immersion en plein mois de janvier chez les Russes – NDT.]

Outre son rôle bien documenté sur la concentration, l'attention et la mémorisation, la littérature sur le sujet évoque d'autres caractéristiques très intéressantes de la noradrénaline. Chez les animaux, son augmentation se traduit par une plus grande résilience face au stress et accroît la capacité à rebondir après des événements traumatiques [34]. La noradrénaline s'accompagne en outre d'une action anti-inflammatoire dans le cerveau et la stimulation de ce neurotransmetteur pourrait renforcer une région du cerveau souvent impliquée à un stade précoce du développement de la maladie d'Alzheimer [35]. Une équipe de chercheurs de l'université de Caroline du Sud a surnommé le *locus coeruleus*, le centre principal de la noradrénaline, le « point zéro » (*ground zero* en anglais) de la maladie d'Alzheimer. Cette dernière s'accompagne d'une disparition pouvant concerner jusqu'à 70 % des neurones qui produisent la noradrénaline et on observe une étroite corrélation entre la diminution de ce neurotransmetteur d'une part, et l'évolution et l'étendue du trouble cognitif d'autre part [36]. Les chercheurs ont démontré qu'il est possible de protéger les neurones des rongeurs de l'inflammation et d'une stimulation excessive (deux facteurs majeurs de la maladie d'Alzheimer) en provoquant la libération de noradrénaline [37].

COMMENT AMÉLIORER LES NIVEAUX DE VOS NEUROTRANSMETTEURS

Maintenant que l'optimisation des différents neurotransmetteurs n'a plus de secrets pour vous, passons en revue quelques mesures pratiques que vous pouvez adopter pour garantir le fonctionnement optimal de votre cerveau à tout moment.

Protégez vos synapses

Une *synapse* est la zone de contact entre deux neurones. Un même neurone peut établir des connexions avec pas moins de 10 000 autres neurones qui s'échangent des signaux au travers de mille billions de connexions synaptiques maximum (1 000 x 10^{12}) [38]. Ce n'est rien en regard du quadrillion de synapses (10^{24}) que peut compter le cerveau d'un enfant de 3 ans ! Éviter une oxydation excessive permet de garder en bonne santé ces zones de contact, ce qui est essentiel à l'optimisation des nombreux processus cognitifs. Un dysfonctionnement synaptique peut se révéler un marqueur précoce de la maladie d'Alzheimer et peut également sous-tendre le déclin classique de certaines performances cognitives lié à l'âge [39]. Voici comment protéger vos synapses du stress oxydatif :

- Consommez des oméga-3 de type DHA présents dans le poisson gras, ou prenez des gélules d'huile de poisson.
- Évitez de consommer des huiles polyinsaturées (voir chapitre 2) et augmentez votre consommation d'huile d'olive vierge extra.
- Consommez de grandes quantités d'antioxydants liposolubles comme la vitamine E (présents dans les avocats, les amandes et le bœuf nourri à l'herbe), de caroténoïdes comme la lutéine et la zéaxanthine (présents dans le chou kale, les avocats et les pistaches) et d'astaxanthine (présente dans l'huile de krill).

Laissez s'exprimer le « drogué à l'émerveillement » qui sommeille en vous

C'est en lisant le roman *Contact* de Carl Sagan que j'ai découvert l'expression « drogué(e) à l'émerveillement » [« wonder junkie » en anglais, traduction de William Desmond, éditions Pocket – NDT] que j'affectionne tout particulièrement. Il l'utilise pour décrire Ellie Arroway, le personnage principal, qui consacre sa vie à l'exploration de l'inconnu. Les nouvelles expériences stimulent la *synaptogénèse*, soit la création de nouvelles synapses, alors que la perte de connexions synaptiques va de pair avec la perte de mémoire [40]. Sortez de votre zone de confort pour explorer de nouveaux territoires inconnus. L'immobilisme, c'est la mort (en particulier lorsqu'il s'agit des cellules du cerveau).

Évitez les substances chimiques toxiques

Les résidus de pesticides toxiques, pratiquement omniprésents dans l'alimentation moderne, constituent l'un des facteurs pouvant potentiellement affecter le fonctionnement des neurotransmetteurs. Chez les insectes, ces pesticides provoquent des dommages rapides et irréversibles du système nerveux et affectent tout particulièrement le système cholinergique (important pour l'apprentissage et la mémoire). Il faudrait une exposition massive et concentrée pour obtenir les mêmes résultats chez l'homme, mais l'altération des fonctions de nos neurotransmetteurs après exposition tout au long de la vie aux faibles taux présents dans des aliments contaminés reste plausible (aucune donnée scientifique à ce sujet n'est aujourd'hui disponible).

On dispose en outre de preuves solides associant les pesticides et les herbicides à la maladie de Parkinson, la maladie neurodégénérative la plus courante après la maladie d'Alzheimer, qui se caractérise par la mort des cellules productrices de dopamine dans la *substantia nigra*. Dans les études menées chez l'humain, le risque de contracter la maladie de Parkinson par les sujets qui ont été exposés à de fortes quantités de ces substances chimiques augmente de façon considérable, et l'exposition à certains fongicides multiplie les risques par deux [41] ! On ne comprend pas encore l'étiologie de la maladie de Parkinson (ce qui provoque sa survenue), mais l'exposition à des substances toxiques est l'une des pistes principales [42].

Les pesticides peuvent également nuire au fœtus pendant la gestation. Des études menées sur des animaux de laboratoire à partir de composés modèles suggèrent que de nombreux pesticides actuellement utilisés peuvent avoir des effets préjudiciables sur le développement du cerveau. Bizarrement, les exigences de sécurité actuelles qui régissent l'utilisation des pesticides n'imposent aucun test de neurotoxicité chez les organismes en développement (in utero et après la naissance).

Soyons clairs, l'incidence sur les humains reste à ce jour incertaine et il faudra sans doute de nombreuses années avant que la science n'apporte un avis conclusif. Compte tenu de l'ampleur des intérêts liés à ces problématiques, espérer des réponses définitives à court terme relève sans doute du vœu pieux, car la recherche va immanquablement s'empêtrer dans les inévitables conflits d'intérêts opposant entreprises et recherche scientifique. En attendant d'y voir plus clair, nous pouvons choisir de consommer des produits issus de l'agriculture biologique afin de mettre toutes les chances de notre côté.

Jeûnez sur de courtes périodes

De nouvelles recherches du Buck Institute for Research on Aging suggèrent que le jeûne peut « réguler » l'activité synaptique et permettre des économies d'énergie cellulaire en mettant au repos ces zones de contact hyperactives. Les chercheurs ont observé que la quantité des neurotransmetteurs libérés par les neurones des larves de drosophile à jeun baissait de manière significative, permettant ainsi le nettoyage des espaces synaptiques. Cette opération est bénéfique, car la subsistance d'un excès de neurotransmetteurs dans les espaces synaptiques peut générer des radicaux libres aux conséquences préjudiciables. Le jeûne peut donc limiter les dommages oxydatifs indésirables dans le cerveau (en plus de réduire sa dépendance au glucose) [43]. Nous reviendrons sur les protocoles de jeûne sûrs et faciles à mettre en œuvre au chapitre 10.

Évitez toute stimulation excessive

La médiation des informations sensorielles passe par plusieurs systèmes. Une trop forte sollicitation de nos sens peut entraîner une diminution substantielle de nos fonctions exécutives (lire page 28). Ce qui se produit lorsqu'on regarde un film en est une parfaite illustration. Nous sommes immergés dans l'univers sonore et visuel du film qui nous plonge dans l'action. L'inhibition des parties de notre cerveau responsables de la conscience de soi lors d'un traitement sensorimoteur intense explique ce phénomène [44]. C'est exactement ce que nous recherchons lorsque nous regardons un film (n'oublions pas que le cinéma se veut un rêve que partagent les spectateurs et le réalisateur). Au quotidien, toutefois, une surcharge involontaire peut se produire au détriment de nos fonctions exécutives. Entre la musique, les affiches électroniques, la lumière de l'écran d'un smartphone, le scintillement d'un téléviseur ou le simple son d'un train entrant en gare, le monde moderne peut se montrer par trop excitateur. La combinaison de tous ces facteurs peut provoquer une surcharge du cortex préfrontal et épuiser notre réserve de neurotransmetteurs.

Quelques astuces pour contrecarrer la stimulation excessive

- **Lorsque vous devez vous concentrer, comme lorsque vous travaillez ou que vous étudiez, veillez à n'écouter que de la musique purement instrumentale.** Les paroles sollicitent le centre du langage du cerveau, ce qui peut nuire à l'utilisation simultanée du langage pour d'autres tâches.
- **Baissez le son de vos différents appareils (télévision, smartphone, etc.).** Gardez le volume aussi faible que possible sans nuire à l'appréciation de vos contenus.
- **Baissez la luminosité de vos écrans.** De nombreuses personnes laissent la luminosité de l'écran de leur smartphone sur le réglage maximal. Choisissez un réglage qui s'ajuste automatiquement en fonction de la lumière ambiante et gardez la luminosité au minimum pendant la nuit.
- **Chez vous, utilisez des ampoules qui émettent une couleur chaude.** Les longueurs d'onde bleues de la lumière, qui peuvent stimuler le cerveau de façon excessive en soirée, sont moins abondantes dans les ampoules dont la lumière tire davantage sur l'orangé.
- **Évitez l'éclairage vertical, en particulier le soir.** Ce type d'éclairage indique au cerveau que le soleil n'est pas couché. En soirée, un éclairage à la hauteur des yeux (avec des lampes, par exemple) est bien plus apaisant pour un cerveau qui essaie de décompresser. Nous nous sommes éclairés avec des feux pendant 400 000 ans (voire plus selon certains), à comparer à moins de 200 ans avec des plafonniers [45].

- **Méditez.** Je vous recommande de bien vous former à la méditation. Quel que soit le style que vous choisissez, les études montrent que c'est un investissement judicieux. Prenez le temps de faire les choses correctement, ce sera un acquis pour la vie ! Si vous comprenez l'anglais, j'ai écrit un guide de méditation pour débutants sur mon site Web (où je donne également des recommandations pour de bonnes formations en ligne) à l'adresse http://maxl.ug/meditation. [Si vous n'avez jamais médité et/ou avez du mal à prendre le temps de le faire, l'ouvrage *5 minutes le matin*, du Dr David O'Hare, publié chez Thierry Souccar Éditions, peut vous être utile. Il présente des séances de méditation très courtes et donne les clés pour parvenir à mettre en place un rituel de méditation au quotidien. – NDE.]

La prochaine étape de notre découverte du mode de vie optimal pour développer notre cerveau va nous emmener au royaume des hormones : comme les neurotransmetteurs, elles dictent nos décisions de chaque instant. De l'humeur au métabolisme, elles sont omniprésentes et leur compréhension sera la touche finale pour bien saisir le rôle de la nutrition dans la réalisation de vos capacités cognitives innées.

À RETENIR

Yin et yang (glutamate et GABA)

- Il est indispensable de reconnaître les états biologiques d'excitation et d'inhibition pour comprendre que l'alternance des deux est nécessaire : exercice et récupération, aventure et relaxation.

Acétylcholine

- Évitez les médicaments anticholinergiques toxiques.
- Veillez à assurer un apport adéquat en choline alimentaire.

Sérotonine

- Veillez à consommer une quantité appropriée d'oméga-3 (voir chap. 2).
- Faites une analyse de sang pour vérifier que votre taux de vitamine D est satisfaisant. Vous n'avez pas besoin d'ordonnance pour cela et cette analyse n'est pas coûteuse. Bien qu'il n'y ait pas de consensus sur la question, les dernières études suggèrent que le taux optimal se trouve dans la fourchette de 40 à 60 ng/ml (vous trouverez des informations complémentaires au chapitre 12).
- Faites souvent de l'exercice pour envoyer directement du tryptophane au cerveau, avec un effet durable après l'exercice.
- Veillez à une bonne exposition quotidienne à la lumière vive du soleil, sans le fixer directement. Même par temps couvert, la lumière extérieure est plus vive que n'importe quelle lumière artificielle et suffit à améliorer l'humeur.
- Suivez le programme proposé au chapitre 7 pour préserver la santé de vos intestins.

Dopamine

- Commencez un nouveau programme d'entraînement physique.
- Apprenez à jouer d'un nouvel instrument.
- Sortez de votre zone de confort sociale.
- Lancez-vous dans un projet d'entreprise.
- Créez un nouveau blog, une lettre d'information ou un groupe Meetup.
- Bannissez la « tranquillité du familier et du répétitif ». Prenez des chemins de traverse pour vous rendre au travail et voyagez davantage.

Noradrénaline

- Mettez un terme à votre addiction aux informations qui provoquent la plupart du temps une flambée de noradrénaline.
- Lorsque vous devez vous concentrer pendant de longues périodes, faites souvent de courtes pauses pour vous adonner à des activités physiques.

SUPERALIMENT N°8

Brocoli

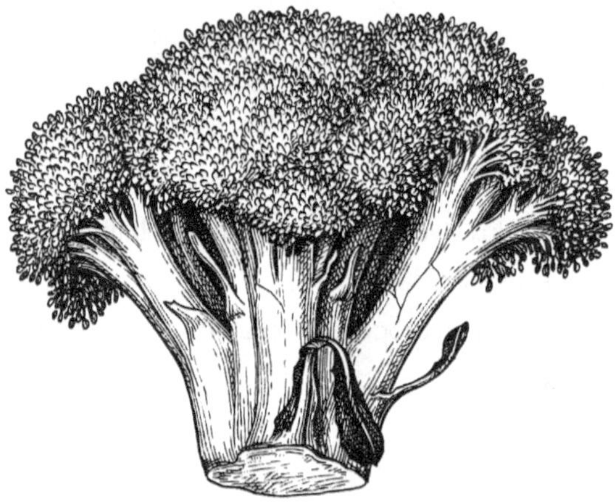

Nos mères avaient raison, il faut manger du chou ! Le brocoli, comme d'autres crucifères (dont les choux de Bruxelles, le le chou rouge, les radis, la roquette, le pak choï et le chou kale) constituent une source alimentaire d'un composé appelé *sulforaphane*, qui offre de nombreux bienfaits pour la santé. Cette substance chimique puissante se forme pendant la mastication : en broyant les cellules du chou avec les dents, on met en contact deux composés normalement séparés dans des compartiments cellulaires distincts de la plante, et on les fait réagir ensemble pour qu'ils forment le sulforaphane.

L'impact du sulforaphane sur différentes maladies est actuellement à l'étude et il se révèle très prometteur dans le traitement et la prévention du cancer, de l'autisme, de l'auto-immunité, des inflammations cérébrale et intestinale et de l'obésité. Une étude fascinante révèle que des rongeurs soumis à un régime qui favorise l'obésité mais qui contient du sulforaphane prennent moins de poids et accumule moins de graisse viscérale (respectivement moins 15 % et moins 20 %) que ceux soumis au même régime mais sans sulforaphane.

Le sulforaphane n'est ni une vitamine ni un nutriment essentiel. C'est un modulateur génétique puissant connu pour son action sur l'activation du facteur de transcription *Nrf2* qui contrôle l'expression des antioxydants naturels de l'organisme. Le *Nrf2* est l'interrupteur général qui déclenche la production de puissantes substances chimiques capables de neutraliser le stress oxydatif dans le corps. D'autres composés bénéfiques comme les polyphénols végétaux stimulent également cette voie, mais le sulforaphane est l'activateur de *Nrf2* le plus puissant que l'on connaisse. Cela nous amène à nous poser la question suivante : quelle est la meilleure source connue de sulforaphane ?

La jeunesse a ses avantages, surtout si vous êtes un brocoli. Les graines germées de brocoli contiennent en effet de 20 à 100 fois plus de composés nécessaires à la production de sulforaphane que la plante à maturité (si l'on s'en tient strictement aux micronutriments, cette dernière reste plus nourrissante). On peut donc en conclure qu'en termes de capacité de production de sulforaphane, 500 g de graines germées équivalent à 50 kilos de brocolis à maturité.

Comment consommer les choux : *Crus ou cuits, invitez les crucifères dans votre assiette. Sachez néanmoins qu'une cuisson à haute température détruit l'un des deux composés nécessaires à la production de sulforaphane (une enzyme appelée myrosinase). La mastication des brocolis et d'autres crucifères cuits ne permet donc pas de produire du sulforaphane. Il est toutefois possible de réintroduire la myrosinase après coup. La moutarde en poudre en contient en effet de fortes quantités . Il suffit d'en saupoudrer vos légumes après cuisson et le tour est joué, il redevient alors possible de produire du sulforaphane*[1] *!*

Conseil de pro : *Il est facile et peu coûteux de faire germer soi-même ses graines de brocoli, même lorsque l'on n'a pas la main verte. Si vous parlez anglais, vous trouverez des instructions détaillées sur mon site (http://maxl.ug/broccolisprouts) pour faire germer les graines de brocolis en trois jours grâce à une méthode simple. Vous pouvez ensuite les intégrer à vos smoothies, les parsemer sur un steak de dinde ou de bœuf nourri à l'herbe, ou encore en agrémenter vos salades.*

PARTIE 3

Prendre les choses en main

• CHAPITRE 9 •

Les bienfaits du sommeil (et ses effets hormonaux)

> Considérez, ne serait-ce qu'un instant, combien le sommeil est une chose merveilleuse... cette chaîne dorée qui cheville la santé au corps. Nulle privation, nulle blessure, nul souci, nulle oppression des puissants, nulle captivité ne vient troubler notre repos ! Les mendiants dans leur lit sont aussi heureux que les rois : est-il concevable d'avoir *trop de cette exquise ambroisie ?*
>
> – THOMAS DEKKER, dramaturge

Vous voulez une « bio-astuce » ? Rien de plus simple : dormez ! Je sais, je sais. *Facile à dire, Max. Je dirige une entreprise, moi ! Je fais des études supérieures, moi ! J'ai deux enfants et demi, moi ! Ce n'est pas comme si j'étais accro à* Game of Thrones *!* C'est bon, j'ai compris. Nous avons tous une carrière, des obligations envers nos amis et nos proches, des activités créatives, les émissions que nous ne voulons pas rater, et bien sûr nos précieux comptes WhatsApp-Instagram-Facebook-Twitter-Snapchat-Tinder. Toutefois, comme vous allez le découvrir, le sommeil contrôle les marées auxquelles obéissent tous les vaisseaux abrités en vos ports et une bonne nuit de repos est garante d'un flux favorable. Le sommeil renforce la mémoire, favorise la créativité, accroît la volonté et contrôle l'appétit. Il rééquilibre les hormones, « nettoie » les neurones et assure le bon fonctionnement des différentes régions de notre si complexe cerveau. Ce n'est pas un hasard si notre intuition nous incite à ne prendre de décision importante qu'après avoir dormi, car la nuit porte conseil !

En revanche, priver le cerveau de sommeil revient à laisser votre bateau s'échouer sur la plage à marée basse. Des recherches récentes vont jusqu'à comparer le manque de sommeil à une substance toxique affectant les mitochondries génératrices d'énergie et le placent au même niveau que les huiles raffinées et le sucre [1]. Dans une étude publiée dans la revue *Sleep*, la privation de sommeil pendant une seule nuit chez des volontaires en bonne santé s'est traduite par une augmentation de 20 % de deux marqueurs de lésion neuronale, ce qui suggère qu'une seule privation sévère de sommeil suffit à endommager les précieuses cellules du cerveau [2].

Cette nouvelle est préoccupante si l'on considère que la moitié des adultes qui ont entre 25 et 55 ans déclarent dormir moins de 7 heures par nuit en semaine [3]. Et c'est sans compter que 50 % des 20-40 ans ont souffert d'au moins une nuit blanche provoquée par le stress au cours du mois passé, si l'on en croit une étude récente de l'Association américaine de psychologie [4].

• UN CERVEAU PRIVÉ DE SOMMEIL DEVIENT PRIMITIF •

Vous avez déjà eu la sensation de « vous perdre » dans un film, un livre ou un jeu vidéo captivant ? Ou peut-être pendant une séance d'exercices, un rapport sexuel ou la pratique de votre instrument de musique préféré ? Nous devons cette incroyable sensation vivifiante d'immersion totale au désengagement du cortex préfrontal. Ce dernier se trouve à l'avant du cerveau, juste derrière le front, et pourrait être responsable de la planification, de la prise de décision, de l'expression de la personnalité et de la conscience de soi. Hormis les périodes de répit que vous lui accordez au travers des activités précitées, le bon fonctionnement du cortex préfrontal est essentiel dans la vie de tous les jours.

Malheureusement, en cas de privation de sommeil, cette région du cerveau (et les tâches associées) souffre, si l'on en croit une étude de l'université de Californie à Berkeley. Cela peut nuire à notre capacité à contrôler nos émotions. Comment l'expliquer ? Le cortex préfrontal aide généralement à replacer les expériences émotionnelles dans leur contexte pour nous permettre de réagir de manière appropriée, mais le manque de sommeil entraîne un dysfonctionnement qui laisse la voie libre à la craintive amygdale primitive (le « centre de la peur » du cerveau).

Matthew Walker, directeur du laboratoire de Berkeley qui travaille sur le sommeil et l'imagerie cérébrale, a déclaré dans un communiqué : « C'est un peu comme si, privé de sommeil, le cerveau revenait à des modes de fonctionnement plus primitifs et se montrait incapable de replacer les expériences émotionnelles dans leur contexte et de réagir de manière contrôlée et appropriée. » Affranchie de la vigilance du cortex préfrontal, l'amygdale se prête parfaitement à une expérience immersive dans un film d'horreur, mais se révèle totalement inadaptée au quotidien, surtout en matière de nutrition. Notre cerveau est programmé pour rechercher le sucre afin de garantir sa survie en période hivernale. Inutile de s'en remettre à la volonté et à la maîtrise de soi lorsque le contexte préfrontal manque de sommeil. Si vous avez tendance à trop manger ou à céder au chant des sirènes de la malbouffe, une seule nuit blanche suffira à contrecarrer vos efforts pour vous alimenter sainement.

LE SYSTÈME GLYMPHATIQUE : L'ÉQUIPE DE NETTOYAGE NOCTURNE DE VOTRE CERVEAU

Les mises à jour des manuels d'anatomie sont désormais plutôt rares. Après l'avènement du microscope, les physiologistes se sont empressés de trancher, découper, teindre, cartographier et dessiner le moindre recoin du corps humain, si bien qu'après quelques brèves décennies, le sujet semblait bel et bien épuisé. Ce fut donc un moment particulièrement enthousiasmant pour les amateurs de biologie lorsque Jeffrey Iliff et son équipe de l'université de Rochester ont découvert le *système glymphatique*, un organe dont on ignorait tout. Ce système propulse un puissant jet de liquide céphalo-rachidien dans le cerveau pendant notre sommeil, offrant ainsi chaque nuit une douche haute pression à notre cerveau.

Le reste du corps dispose d'une structure physique, le système *lymphatique*, qui collecte les globules blancs et les déchets et les évacue lentement des tissus vers la circulation sanguine et les ganglions lymphatiques (leur activation provoque ces fameux renflements au niveau de la gorge lorsque l'on souffre d'un gros rhume). Le système glymphatique, contrairement au système lymphatique, ne dispose pas d'un réseau de vaisseaux et de ganglions. Le cerveau est engoncé dans une cavité rigide qui ne laisse aucune place à un réseau physique d'envergure. Au lieu de cela, les canaux du système glymphatique se greffent sur le système de drainage des artères qui alimentent le cerveau. Le système glymphatique s'approprie de manière sobre et élégante le réseau artériel et, fort des pleins pouvoirs dont il jouit sur le cerveau pendant le sommeil, il augmente de 60 % la capacité des canaux alors que les neurones se contractent pour laisser place au liquide de nettoyage. Pour couronner le tout, il réquisitionne les pulsations artérielles pour faire progresser le fluide dans le système.

J'ai déjà mentionné la protéine amyloïde, cette molécule malveillante qui s'agglutine pour former des plaques dans le cerveau des malades d'Alzheimer. Nous en générons tous mais le système glymphatique, en nous aidant à nous débarrasser des détritus, empêche son accumulation. Ce système est particulièrement actif pendant la phase de sommeil lent profond, mais malheureusement, nos habitudes de sommeil actuelles (comme nos habitudes alimentaires) nuisent à cette activité. Un sommeil de mauvaise qualité est ainsi associé à une plus grande quantité de plaques amyloïdes dans le cerveau [5]. En théorie, l'amélioration du sommeil pourrait améliorer l'évacuation de ces protéines avant qu'elles n'engendrent des problèmes.

Comment faire pour optimiser le nettoyage glymphatique ? La découverte de ce système est relativement récente et nous n'avons pas encore toutes les réponses. Toutefois, comme indiqué au chapitre 6, ne rien manger avant d'aller se coucher (pour réduire le taux d'insuline) pourrait stimuler le devoir de nettoyage du cerveau et du corps. Il a également été constaté que les acides gras oméga-3 (présents en grandes quantités dans la graisse de poisson sauvage et le bœuf nourri à l'herbe) favorisent le bon fonctionnement du système glymphatique [6]. En adoptant notre Superprogramme, vous aurez un apport optimal d'acides gras oméga-3. Il n'en reste pas moins qu'un sommeil régulier de qualité reste la meilleure façon de faire place nette dans le cerveau.

Une multitude de facteurs peut affecter la qualité du sommeil, comme le stress au travail, les obligations familiales et les orgies de télévision qui nous font veiller jusqu'au petit matin. (Qui n'a jamais succombé à un occasionnel marathon Netflix ? Je plaide coupable.) Mais encore une fois, il ne faut pas sous-estimer le rôle de l'alimentation : deux études, l'une publiée dans le *Lancet* et l'autre dans la revue *Nutritional Neuroscience*, ont démontré qu'après seulement 2 jours d'un régime pauvre en graisses et riche en glucides, des hommes de poids normal en bonne santé présentaient une phase de sommeil lent plus courte que les hommes soumis à un régime pauvre en glucides et riche en matières grasses [7]. Les études épidémiologiques, menées aussi bien chez les hommes que chez les femmes, confirment qu'une plus grande consommation de sucre et de glucides est associée à une période plus brève de sommeil lent. Certains nutriments, en revanche, peuvent augmenter la qualité du sommeil (une consommation plus importante de fibres semble par exemple favoriser un sommeil plus profond et plus propice au nettoyage) [8].

Si éviter la formation de plaques amyloïdes dans votre cerveau ne suffit pas à vous convaincre de repenser vos habitudes de sommeil, voici quelques nouvelles révélations : un sommeil de qualité est une condition préalable pour avoir la volonté de changer vos autres habitudes et engendre des modifications hormonales qui renforcent les résultats. Le sommeil joue un rôle crucial dans la mise en œuvre de tous les changements que comporte notre Superprogramme (page 323).

• 12 ASTUCES POUR OPTIMISER LE SOMMEIL •

- **Veillez à ce qu'il ne fasse pas trop chaud dans votre chambre.** Pour dormir, le corps préfère les températures fraîches.
- **Prenez une douche ou un bain chaud avant d'aller vous coucher.** La baisse de température corporelle qui s'ensuit devrait signaler à votre corps qu'il est temps de dormir.
- **Votre lit ne doit servir qu'à dormir (et à faire l'amour, évidemment).** Dès que vous vous réveillez, levez-vous pour ne vous recoucher qu'au moment où vous êtes de nouveau prêt pour une bonne nuit de sommeil.
- **Évitez de boire de l'alcool.** Bien que l'alcool aide à s'endormir plus rapidement, il réduit la durée du sommeil paradoxal, soit la phase du sommeil le plus profond.
- **Évitez l'exposition à la lumière bleue en soirée.** Portez des lunettes filtrant la lumière bleue (voir les recommandations page 261-262). Évitez toute exposition aux écrans et veillez à utiliser une lumière chaude pour éclairer votre maison.
- **Ne laissez pas votre smartphone à proximité de votre lit.** Il ne doit pas être à portée de main.
- **Votre chambre doit être plongée dans le noir.** Toute lumière, même faible, suffit à perturber le sommeil. Une dégradation de la mémoire de travail et des fonctions cérébrales a été observée chez des personnes ayant dormi une seule nuit avec un faible éclairage (10 lux) [9].
- **Instaurez un couvre-feu pour la caféine.** Arrêtez de consommer de la caféine à partir de 16 heures, voire plus tôt si votre avez hérité d'un métabolisme lent (pour le savoir, faites appel à un service de test génétique comme 23andMe).
- **Mangez plus de fibres et d'acides gras oméga-3 et moins de glucides.** L'inflammation nuit à la qualité du sommeil et des sous-produits (comme le butyrate) provenant de la consommation de fibres pourraient favoriser un sommeil plus profond et plus réparateur.
- **Arrêtez de manger au moins 1 heure avant d'aller vous coucher.** Manger en soirée peut nuire au sommeil [10].
- **Exposez-vous à la lumière directe du soleil en faisant une promenade de 20 minutes, en particulier pendant l'heure d'été ou lorsque vous**

voyagez. La lumière vive aide à imprimer le rythme circadien du corps qui règle le flux et le reflux naturels des cycles veille-sommeil.
- **Utilisez une application à la place d'un réveil classique.** Les applications comme Sleep Cycle vous réveillent uniquement lorsque vous entrez dans les phases de sommeil plus léger, ce qui vous évite cette horrible sensation d'être réveillé en plein sommeil paradoxal (la phase du sommeil le plus profond).

[Si vous désirez en savoir plus sur le sommeil et les techniques pour l'améliorer, vous pouvez lire l'ouvrage *14 jours pour bien dormir* de Shawn Stevenson publié chez Thierry Souccar Éditions. – NDE]

HORMONES ET SOMMEIL

Nos comportements sont souvent motivés par notre cerveau, mais notre corps en est parfois à l'origine. La volonté ressemble à bien des égards à une marionnette dont les ficelles sont tirées par des messagers chimiques appelés *hormones.* Contrairement aux neurotransmetteurs qui permettent à chaque neurone de communiquer avec ses voisins, les hormones sont des messagers qui jouissent d'un large rayon d'action : elles sont libérées à un endroit du corps et peuvent agir à un autre. La *leptine*, par exemple, est une hormone qui peut être sécrétée par les cellules adipeuses situées au niveau du ventre et dont l'action vise une région du cerveau qui contrôle la dépense énergétique. Le cortisol, sécrété par les glandes surrénales situées juste au-dessus des reins, peut quant à lui affecter des zones du cerveau liées à la mémoire.

Comprendre l'incidence du manque de sommeil ou du stress sur les hormones peut nous permettre de mieux contrôler notre volonté et de n'avoir que rarement à y recourir.

Insuline : une hormone dédiée au stockage

Au chapitre 4, j'ai expliqué comment un excès d'insuline pouvait transformer notre cerveau en site d'enfouissement de plaques amyloïdes, mais la consommation excessive de glucides n'est pas l'unique ennemi à combattre pour empêcher la formation de plaques dans le cerveau. Le sommeil est un agent régulateur essentiel des hormones, y compris l'insuline. Une étude suggère qu'une seule nuit de privation partielle de sommeil peut momentanément accroître la résistance à l'insuline chez une personne par ailleurs en bonne santé [11].

Il a même été démontré qu'une privation de sommeil sur une courte période augmente le risque de diabète de type 2, mais le tableau n'est pas complètement noir : un rattrapage de sommeil pendant le week-end (environ 9,7 heures par nuit) peut contrecarrer certains effets négatifs du déficit de sommeil [12]. En revanche, jouer au chat et à la souris avec le sommeil est non seulement une mauvaise habitude, mais peut nuire à la santé à long terme.

LA REMARQUE DU DR PAUL

LE MANQUE DE SOMMEIL PEUT VOUS FAIRE GROSSIR… OU VOUS EMPÊCHER DE MAIGRIR !

On ne saurait trop insister sur l'importance du sommeil. Dans ma pratique clinique, si un patient s'adresse à moi pour perdre du poids ou avec un projet de recomposition corporelle [prise de muscle et perte de graisse simultanées – NDE], mais qu'il dort moins de 7 heures par nuit, je lui dis sans détour qu'il gaspille son argent s'il n'est pas prêt à allonger ses nuits et à améliorer la qualité de son sommeil. Des études récentes confirment qu'*une seule* nuit de privation de sommeil (soit moins de 6 heures de sommeil) entraîne une consommation involontaire de 400 à 500 calories supplémentaires le jour suivant (pratiquement toujours sous forme de glucides). Plusieurs nuits à ce régime et vous vous retrouvez avec une bouée autour de la taille en quelques semaines. Vous êtes déjà en surpoids ? C'est la même chose, vous nuisez sérieusement à vos chances de perdre du poids si vous ne dormez pas suffisamment.

Ghréline : l'hormone de la faim

La ghréline est une autre hormone affectée par le sommeil. Elle est sécrétée par l'estomac et, le moment venu, indique au cerveau qu'il est temps d'avoir faim. Le niveau de ghréline augmente juste avant les repas ou lorsque l'estomac est vide et baisse après les repas ou encore lorsque l'estomac est distendu. Cette hormone influe également sur le comportement : lorsqu'on en injecte à des rongeurs et à des humains, le nombre de repas qu'ils consomment augmente.

Le taux de ghréline augmente après une seule nuit de déficit de sommeil [13]. Cela pourrait expliquer qu'après une nuit de privation de sommeil, on observe le lendemain une consommation supplémentaire de 400 à 500 calories en moyenne, surtout des glucides, parallèlement à une augmentation de l'inflammation, de l'hypertension et des problèmes cognitifs. À part dormir plus, comment faire une alliée de la ghréline ? Une réduction du nombre de repas dans la journée (tout en augmentant la quantité de nourriture que comporte chacun d'eux) entraîne le corps à diminuer la production de cette hormone. La science est arrivée à la conclusion que faire des repas fréquents et peu copieux pour « attiser la flamme métabolique » est pure foutaise : les études en chambre métabolique (dans lesquelles des volontaires vivent dans une pièce équipée d'instruments qui mesurent l'utilisation par leur corps de l'air, la nourriture et l'eau sous certaines conditions) montrent que l'intensité du métabolisme reste inchangée que l'on prenne 2 ou 6 repas par jour. C'est un soulagement, car des repas moins nombreux et plus abondants sont propices à un mode de vie plus souple, favorisent le sentiment de satiété, réduisent la fatigue liée à la prise de décision et contribuent à ramener au minimum la durée de circulation de l'insuline. Il faudra toutefois un petit temps d'adaptation de quelques jours pendant lesquels votre estomac continuera de vous envoyer des signaux pour réclamer sa pitance.

Leptine : l'hormone accélératrice du métabolisme

La privation de sommeil peut également nuire à la sécrétion de *leptine*, une autre hormone liée à la faim, et plus particulièrement à la sensation de satiété. Cette hormone aide à réguler l'équilibre énergétique en inhibant la faim, mais le manque de sommeil peut en faire chuter le taux. Son rôle consiste à contrôler la dépense énergétique en agissant sur l'hypothalamus, le principal régulateur métabolique du cerveau. La leptine étant sécrétée par les cellules adipeuses, plus ces dernières sont nombreuses, plus le taux de leptine dans le sang est important. Le cerveau interprète un taux élevé de leptine comme l'autorisation d'accélérer un peu le rythme auquel le corps brûle les calories : après tout, la nourriture n'a pas l'air de manquer ! Comme avec l'insuline cependant, un taux de leptine élevé de manière chronique peut engendrer une résistance à la leptine et faire disparaître le signal de « satiété » et les effets bénéfiques de cette hormone sur le métabolisme.

C'est le malencontreux paradoxe auquel sont confrontées les personnes qui perdent du poids et qui essaient de ne pas en reprendre : elles luttent contre le double revers d'un taux de leptine plus faible et de l'apparition d'une résistance à la leptine. Un faible taux de leptine augmente la sensation de faim tout en diminuant l'activité de la thyroïde, le tonus sympathique et la dépense énergétique des muscles squelettiques, donnant lieu à un sévère ralentissement du métabolisme. Quiconque a subi une importante perte de poids comprend le dérapage du système : une personne de 110 kg qui suit un régime pour descendre à 90 kg brûle entre 300 et 400 calories de moins par jour qu'une personne pesant initialement 90 kg.

Par ailleurs, des études récentes menées par le Dr David Ludwig, spécialiste de l'obésité à Harvard, suggèrent que les régimes très pauvres en glucides peuvent compenser ce désavantage métabolique à hauteur de 100 à 300 calories par jour, soit l'équivalent d'une course à pied quotidienne d'environ 5 km ! La bonne nouvelle, c'est qu'en suivant le protocole décrit dans cet ouvrage, vous bénéficierez de ce « crédit métabolique supplémentaire ».

Lorsque l'on jeûne ou que l'on suit périodiquement un régime très pauvre en glucides, notre taux de leptine baisse, ce qui présente l'avantage d'augmenter le nombre de récepteurs de leptine dans l'hypothalamus. Ainsi, jeûner permet de retrouver sa sensibilité à la leptine et l'introduction occasionnelle d'aliments riches en glucides et pauvres en matières grasses fait ronfler le moteur de notre métabolisme comme celui d'un bolide des années 1960 (pour en savoir plus, consultez l'encadré qui suit).

• UTILISER LA LEPTINE POUR AFFINER SA SILHOUETTE •

Une fois céto-adapté (lire page 179), la prise périodique de repas riches en glucides peut se révéler un redoutable levier pour favoriser une dynamique saine de la leptine. En effet, la consommation de glucides et la sécrétion d'insuline qui en résulte sont de formidables stimulants de la leptine [14]. L'afflux ponctuel de leptine indique à l'hypothalamus qu'il doit faire monter en puissance les moteurs métaboliques du corps, alors qu'une consommation chronique de glucides peut enrayer ce système et entraîner une résistance à la leptine. Combinée à l'exercice, la réintroduction hebdomadaire ponctuelle d'une alimentation riche en glucides peut accroître la dépense énergétique, améliorer l'humeur et accélérer l'élimination des graisses, en particulier chez les personnes dont la perte de poids stagne.

Une quantité de 100 à 150 g de glucides devrait suffire. Cela reste largement en deçà de celle du régime alimentaire standard américain (on estime que les Occidentaux consomment en moyenne plus de 300 g de glucides par jour). Ce n'est pas non plus une excuse pour manger n'importe quoi. Ces repas riches en glucides doivent en revanche être pauvres en matières grasses, car comme nous l'avons vu au chapitre 2, ces dernières peuvent provoquer une augmentation de l'insuline et générer une insulinorésistance temporaire. (Les matières grasses peuvent en outre empêcher la leptine de traverser la barrière hémato-encéphalique [15].) Les glucides les mieux adaptés à ce type de repas sont le riz (les sushis conviennent parfaitement), les féculents comme les pommes de terre ou encore votre fruit préféré.

La leptine joue par ailleurs un rôle majeur dans la fonction cognitive, d'où l'importance de la garder dans ses limites normales (sans en faire baisser le taux avec un régime hypocalorique prolongé ou le manque de sommeil et en l'augmentant avec la réintroduction périodique de glucides). La leptine est surtout connue pour son rôle dans la communication avec l'hypothalamus, mais on a également identifié des récepteurs de leptine dans des zones du cerveau dédiées aux émotions et on observe une forte corrélation entre un faible taux de leptine et les états dépressifs et anxieux. D'un point de vue évolutionniste, c'est tout à fait logique. Par recoupement, la leptine et l'insuline donnent au cerveau une idée de la disponibilité de la nourriture et sa raréfaction l'incite probablement à modifier son comportement afin de préserver l'énergie. L'isolement social, l'incapacité à éprouver du plaisir ou le manque de motivation en sont différentes manifestations. Qu'une résistance à la leptine contribue à la dépression ne devrait pas nous surprendre. Une étude récente a conclu que des femmes en surpoids ou obèses présentaient des symptômes de dépression et d'anxiété nettement accrus malgré des taux de leptine supérieurs à ceux du groupe de contrôle constitué de femmes minces [16]. L'hormone est bien présente chez ces femmes résistantes à la leptine, mais le cerveau est incapable de la détecter.

En termes de santé cérébrale globale, la leptine participe à la plasticité synaptique dans l'hippocampe où elle facilite la potentialisation à long terme, c'est-à-dire la construction de souvenirs forts et durables. Elle a été associée à l'amélioration de la mémoire dans des modèles de souris ou de rats mimant le vieillissement et la maladie d'Alzheimer et peut renforcer l'élimination de la protéine bêta-amyloïde dont l'accumulation avec l'âge peut atteindre des niveaux toxiques. La préservation d'une bonne sensibilité à la leptine est garante d'une bonne santé physique (et mentale).

Hormone de croissance : l'hormone de réparation et de protection

Dans la population adulte, l'hormone de croissance (ou GH, de l'anglais *growth hormone*) est surtout associée à sa fonction réparatrice. On sait que les athlètes en utilisent pour améliorer leurs performances grâce à sa capacité à accélérer la réparation du tissu conjonctif. Mais cette hormone, sécrétée dans le cerveau par l'hypophyse, constitue par ailleurs un puissant modulateur cognitif qui améliore à bien des égards le fonctionnement cérébral, notamment la vitesse de traitement et l'humeur. Chez les personnes âgées,

5 mois de traitement par hormone de croissance ont suffi à renforcer la fonction cognitive de patients atteints de trouble cognitif léger (prédémence conduisant souvent à la maladie d'Alzheimer) mais aussi de volontaires en bonne santé [17]. Toutefois, si l'injection d'un supplément d'hormone de croissance est illégale et potentiellement dangereuse, nous disposons de quelques astuces pour augmenter naturellement cette puissante substance chimique.

Alors qu'une carence en hormone de croissance se manifeste par un retard sévère de croissance et de stature chez l'enfant (ce qui a permis son identification initiale et explique sa dénomination), son principal rôle chez l'adulte est très différent : elle permet de préserver la masse maigre en période de famine ou à jeun. Le jeûne intermittent est par conséquent l'une des meilleures façons de renforcer la production d'hormone de croissance [18]. Lors d'un jeûne de 14 à 16 heures (ou plus) chez les femmes et de 16 à 18 heures (ou plus) chez les hommes, le taux d'hormone de croissance commence à augmenter. Après 24 heures de jeûne, on a même observé une envolée pouvant atteindre 2 000 % [19] !

Hormis le jeûne, la chaleur (comme celle du sauna, par exemple) est un puissant levier pour augmenter le taux d'hormone de croissance. Dans une étude de faible envergure, mais néanmoins révélatrice, deux séances de sauna à 80 °C d'une durée de 20 minutes et espacées de 30 minutes ont permis de doubler le taux d'hormones de croissance chez de jeunes étudiants de sexe masculin, et deux séances de 15 minutes à 100 °C en ont multiplié ce taux par 5. Une autre étude dans laquelle de jeunes hommes ont été soumis à plusieurs séances successives a révélé que 2 heures par jour à 80 °C permettaient de multiplier par 16 le taux d'hormone de croissance, mais que l'augmentation commençait progressivement à s'atténuer après le troisième jour. Il peut être intéressant d'espacer les séances pour contrecarrer cette adaptation.

S'il est simple d'augmenter le taux d'hormone de croissance, il est encore plus facile d'en épuiser les stocks, surtout à notre époque. Le stress chronique est l'un des principaux ennemis actuels de l'hormone de croissance et va à l'encontre de la préservation de nos précieux tissus musculaires maigres. La consommation de glucides arrête instantanément la production d'hormones de croissance, ce qui explique la perte de masse musculaire pouvant accompagner la perte de graisse lors d'un régime hypocalorique sans restriction des glucides.

Enfin, il a été démontré que des nuits de moins de 7 heures de sommeil nuisent à la production d'hormone de croissance. L'hormone de croissance est en fait essentiellement produite dans notre corps pendant le sommeil lent, d'où l'importance de cumuler au minimum 4 à 5 cycles de sommeil complets chaque nuit (tablez sur 8 heures par nuit, un cycle de sommeil durant à peu près 90 minutes).

Cortisol : l'hormone du *carpe diem*

Le cortisol, l'un des principaux régulateurs du cycle circadien, est à son apogée au réveil, induisant un catabolisme (ou dégradation des muscles) temporaire. On l'a souvent considéré comme une simple hormone du stress, mais il joue également un rôle en sa qualité d'hormone du « réveil » en libérant de l'énergie sous forme de glucides, de lipides et d'acides aminés pour pallier les besoins des premières heures de la journée. Lorsque l'insuline et le cortisol sont présents simultanément (comme après un petit déjeuner riche en glucides), le cortisol perd sa capacité à brûler les graisses pour ne conserver que son effet catabolique sur les muscles, ce qui ne fait clairement pas nos affaires.

Renoncer au petit déjeuner matinal peut aider le cortisol à remplir sa fonction. Mais si vous choisissez malgré tout de manger le matin, choisissez des aliments riches en graisses, en protéines et en fibres végétales et *faites une croix* sur les glucides. Cela va à l'encontre du dogme populaire qui voudrait que l'on commence la journée avec un généreux bol de céréales ou de muesli, sans parler des croissants, des muffins, des pancakes, des viennoiseries et autres joyeusetés couramment servies au petit déjeuner.

Le côté obscur du cortisol

Dan Buettner, journaliste au *National Geographic*, est parti à la découverte des cinq régions du monde (qualifiés de zones bleues) où la longévité des habitants est la plus élevée et les a étudiées. Nous pouvons nous appuyer sur les différents modes de vie de ces populations pour formuler des hypothèses sur ce qui peut favoriser un vieillissement en bonne santé. Bon nombre de ces communautés, par exemple, intègrent des interruptions de travail non négociables dans leur journée (nous ne parlons pas ici d'une simple pause déjeuner). « Les personnes qui vivent le plus longtemps dans le monde ont des rituels qui leur permettent de soulager le stress », écrit Dan Buettner dans son livre *Blue zones*.

Il poursuit :

> *Les habitants d'Okinawa parlent d'ikigai et ceux de la péninsule de Nicoya [au Costa Rica] de plan de vida ; dans les deux cas, on pourrait traduire par « ce qui me fait me lever le matin ». Dans toutes les zones bleues, les gens ont des aspirations qui ne se limitent pas au seul travail. La recherche a montré que connaître le but de son existence peut augmenter d'au moins 7 ans l'espérance de vie.*

En l'absence de moyens efficaces pour désamorcer le stress (une réalité inhérente de la vie au XXIe siècle), le taux de cortisol peut rester élevé pendant de longues périodes, ce qui peut avoir de sérieuses répercussions physiologiques.

Avant de nous pencher sur la question, intéressons-nous à ce qu'est vraiment le stress chronique. Ce *n'est pas* ce que vous ressentez lorsque vous faites une présentation orale occasionnelle, lorsque vous déménagez ou lorsque vous êtes bloqué dans un embouteillage alors que vous êtes déjà en retard. Le stress chronique apparaît sous les formes suivantes (gardez à l'esprit celles qui vous semblent familières) :

- Se rendre jour après jour à un travail que l'on déteste
- Avoir des difficultés financières persistantes
- Devoir travailler pour un patron qui nous est antipathique
- Être coincé dans une relation à long terme qui s'est dégradée
- Côtoyer une brute à l'école

- Avoir des obligations militaires
- Vivre et/ou travailler dans un environnement bruyant
- Avoir un trajet quotidien stressant entre son domicile et le travail
- Être en faculté de médecine (Dr Paul)

Déplaisant, prolongé et récent du point de vue évolutionniste, ce type de stress chronique active l'amygdale, la région primitive du cerveau dédiée à la survie et associée à la peur. Elle permet de déclencher de nombreux processus biochimiques initialement destinés à nous protéger du danger en cas de menace physique (comme la charge d'un lion dans la savane). Imaginez un peu la scène : chasseur-cueilleur, vous passez tranquillement votre journée à la recherche de baies sous le chaud soleil d'Afrique de l'Est. Soudain, un lion fait son apparition (disons, pour les besoins de l'histoire, qu'il s'appelle Mufasa). Cela fait des jours que Mufasa n'a rien mangé, tout comme son petit affamé resté avec la meute (que nous appellerons Simba). Pour Mufasa, vous êtes la proie idéale pour rompre son jeûne et nourrir son petit (riche en protéines, en calories et en oméga-3) et il vous charge à toute vitesse.

Ni une ni deux, votre amygdale, le poste d'observation de votre cerveau, déclenche la réaction de votre système nerveux sympathique et prépare votre corps à l'action. Elle active l'*axe hypothalamo-hypophyso-surrénalien* (ou axe *HHS*), ce qui provoque la sécrétion de cortisol et d'adrénaline par les glandes surrénales, et soudain votre belle journée bucolique se transforme en une course effrénée pour sauver votre peau.

La présence de cortisol et d'adrénaline dans le sang s'accompagne de plusieurs conséquences physiologiques. Le rythme cardiaque et la tension artérielle augmentent considérablement. Les pupilles se dilatent. La sécrétion salivaire s'arrête et la digestion ralentit (la digestion est un processus fort laborieux et il serait malvenu d'utiliser de précieuses ressources pour absorber des nutriments quand fuir Mufasa constitue clairement une priorité). Le sang est carrément évacué de la zone digestive et envoyé en des régions plus importantes, comme les muscles. Le foie libère du sucre dans le sang et les parties du corps qui ne sont pas essentielles pour fuir le danger deviennent insulinorésistantes, ce qui permet aux muscles d'obtenir tout le glucose dont ils ont besoin. Le système immunitaire est inhibé et le sang devient plus visqueux du fait de l'agrégation des plaquettes (le type de globules intervenant dans la coagulation), une précaution contre une éventuelle perte de sang.

• L'AXE HHS, LA PLAQUE TOURNANTE DE LA RÉACTION AU STRESS •

Une fois activé, l'axe HHS commence dans le cerveau au niveau de l'hypothalamus (le premier *H* de *HHS*). Outre son rôle de principal contrôleur métabolique, une des fonctions les plus importantes de l'hypothalamus est d'établir le lien entre le cerveau et le système hormonal par le biais de l'hypophyse (le deuxième H de *HHS*). L'hypothalamus envoie de la corticolibérine, ou CRH de l'anglais *corticotropin-releasing hormone*, à l'hypophyse. Lorsqu'elle reçoit le message de désarroi de l'hypothalamus, l'hypophyse sécrète dans le sang une substance appelée *hormone corticotrope* (ou ACTH, de l'anglais *adreno corticotrophic hormone*). (N'oubliez pas que les hormones sont des messagers longue distance, contrairement aux neurotransmetteurs qui n'opèrent que de neurone à neurone.) Maintenant qu'elle circule dans le sang, l'ACTH agit sur les glandes surrénales qui, comme leur nom l'indique, sont situées au-dessus des reins. Il en résulte un afflux de cortisol et d'adrénaline.

Axe HHS : **H**ypothalamus ➜ **H**ypophyse ➜ glandes **S**urrénales

Amygdale (centre de la survie) ➜ Hypothalamus (corticolibérine [CRH]) ➜ Hypophyse (hormone corticotrope [ACTH]) ➜ Glandes surrénales (cortisol) ➜ Circulation sanguine

Le risque d'être pris en chasse par un lion est assez faible de nos jours. Vous avez de la chance, les vraies menaces de nature physique sont plutôt rares. Mais si les causes de stress ont changé, ce n'est pas le cas de la réaction qu'il induit. Le même effet domino se produit dans votre corps lorsque vous vous accrochez avec un collègue, quand vous courez pour attraper votre métro et que vous le voyez s'éloigner en arrivant sur le quai, ou lorsque vous sursautez au son du klaxon d'un poids lourd qui fait une embardée juste à côté de vous. La réaction de votre corps à l'accumulation de stimuli stressants peut engendrer de sérieux problèmes. C'est ce qui fait du stress un tueur vicieux et aveugle : l'activation chronique de ce système archaïque autrefois destiné à nous sauver la vie favorise désormais l'inflammation, une glycémie élevée, la résistance à l'insuline, des carences en nutriments, une plus grande perméabilité intestinale, entre autres. Que dire du *cumul* stress chronique et glucides ? C'est la catastrophe assurée.

À ce stade, vous ne serez pas surpris d'apprendre que l'augmentation de notre tour de taille s'accompagne de la diminution du volume de notre cerveau [21]. Nous avons déjà exploré de nombreux facteurs pouvant expliquer cette surprenante observation, sauf un : un taux de cortisol perpétuellement élevé en raison du stress.

Vous est-il déjà arrivé de rencontrer un individu à l'abdomen proéminent affublé de bras et de jambes étonnamment minces ? Voilà le portrait du stressé chronique. Cela n'a rien à voir avec l'obésité classique où le corps dans son intégralité (jambes, bras, fesses) grossit dans des proportions comparables. Cette différence est due au fait que la graisse abdominale profonde, celle qui entoure le cœur, le foie et d'autres organes importants, non seulement reçoit plus de sang, mais possède quatre fois plus de récepteurs de cortisol que la graisse sous-cutanée (celle que vous pouvez « pincer » sous la peau) [22]. Lorsque le taux de cortisol est élevé, toute ingestion de glucides favorise instantanément le stockage des graisses abdominales profondes, ou *graisses viscérales*, le type le plus dangereux et le plus propice à l'inflammation. Chez un individu stressé, la consommation d'aliments riches en glucides est donc particulièrement nocive. (Raison de plus pour éviter de manger des glucides au réveil, alors que le taux de cortisol est naturellement au plus haut.)

En cas d'accès de stress, réagissez en deux temps : commencez par gérer ce stress, puis veillez à maintenir une consommation d'aliments riches en glucose et/ou fructose la plus basse possible.

Voici une série d'astuces importantes pour apaiser le stress :

- **Méditez.** Au début, la méditation peut intimider, mais cela vaut la peine de se familiariser avec cette pratique. Une étude thaïe portant sur un groupe restreint d'étudiants en médecine stressés a révélé que 4 jours de méditation avaient permis de baisser de 20 % leur taux de cortisol [23].
- **Prenez l'air.** Notre lien avec la nature s'est distendu, mais il suffit d'un environnement verdoyant pour atténuer la réponse physiologique au stress et améliorer les fonctions cognitives [24]. Le contact avec la nature peut aussi aider à chasser les idées noires, voire à renforcer le taux de BDNF [25].
- **Faites de l'exercice de manière plus efficace.** Alternez les séances aérobies lentes et de faible intensité (une balade à vélo ou une randonnée dans la nature) avec des moments d'exercices physiques plus intenses. Les interminables séances de cardio de moyenne intensité (45 minutes de tapis de course, par exemple) peuvent au contraire *augmenter* le taux de cortisol. Nous y reviendrons au chapitre 10.
- **Faites-vous masser** (quitte à payer pour le service, c'est un bon investissement !). Une étude de 2010 du Cedars-Sinai Medical Center à Los Angeles a révélé que 5 semaines de massage suédois vigoureux avaient permis de réduire de manière significative le taux de cortisol dans le sang des volontaires par rapport à ceux soumis à un massage léger.
- **Faites des exercices de respiration profonde.** C'est simple, mais efficace. L'expiration active le système nerveux parasympathique responsable des processus de repos et digestion.

On sait depuis un certain temps qu'une augmentation chronique du taux de cortisol nuit à l'alimentation du cerveau en BDNF et peut atrophier les structures vulnérables comme l'hippocampe, et même provoquer une réduction du nombre de dendrites (les supports physiques des souvenirs) [26]. Cela vient s'ajouter aux aspects négatifs du stress, car normalement, l'hippocampe « oppose son veto » aux réactions de stress inappropriées.

La répétition du stress nuit par conséquent à notre capacité à le contrôler, ce que confirme la recherche. La mémoire de souris soumises à des relations sociales problématiques chroniques (ce qui pourrait se passer si on les obligeait à partager leur cage avec une souris agressive et brutale par exemple a payé un lourd tribut. Si l'on compare les circuits neuronaux générés par l'apprentissage à des voies ferrées en perpétuel développement, on pourrait dire que les souris soumises à de telles pressions avaient du mal à élargir leur réseau.

Une étude récente a également mis en lumière de nouveaux mécanismes par lesquels le stress chronique peut nuire à la santé à long terme du cerveau. Il a été démontré que le stress chronique active le système immunitaire du cerveau et génère une inflammation, un peu comme si le cerveau réagissait à une infection. Comme indiqué à plusieurs reprises dans cet ouvrage, l'inflammation est la pierre angulaire de nombreuses maladies neurodégénératives. L'exposition chronique aux hormones du stress a toutefois récemment été associée aux fameuses plaques qui caractérisent la maladie d'Alzheimer. Il a été démontré qu'une administration prolongée de cortisol réduisait le taux d'enzyme de dégradation de l'insuline (IDE) dans le cerveau des singes [27]. Cette enzyme dégrade l'insuline dans le cerveau, ainsi que les protéines bêta-amyloïdes (constituant les plaques amyloïdes). (Pour en savoir plus sur l'IDE, reportez-vous à la page 115.)

Comme vous pouvez le constater, le stress chronique fait peser une grave menace sur notre santé cognitive. Mais toutes les formes de stress n'agissent pas de manière identique ! Au chapitre suivant, nous verrons qu'un type de stress bien particulier peut se révéler le meilleur ami de votre cerveau.

À RETENIR

- Le sommeil, c'est sacré ! Il garantit le bon fonctionnement hormonal, aide le cerveau à mieux contrôler les émotions et peut même favoriser la perte de poids.
- C'est également pendant le sommeil que le système glymphatique récemment découvert donne chaque nuit au cerveau une douche haute pression pour faire place nette.
- Un régime pauvre en glucides et riche en fibres permet d'améliorer le sommeil et d'optimiser le système glymphatique.
- Le jeûne peut augmenter de façon significative la production d'hormone de croissance, qui protège la masse maigre.
- Chez une personne céto-adaptée qui suit un régime pauvre en glucides, une entorse occasionnelle avec un repas riche en glucides et pauvre en matières grasses peut permettre d'augmenter le taux de leptine et ainsi favoriser l'élimination des graisses et améliorer l'humeur.
- La gestion du stress est essentielle à la santé : le stress chronique provoque une augmentation du tour de taille, une réduction du volume du cerveau et génère une inflammation qui nuit aux performances.

SUPERALIMENT N°9

Saumon sauvage

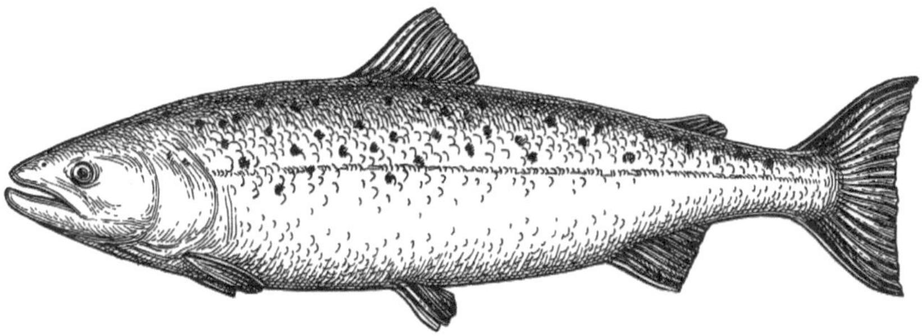

On connaît depuis longtemps les vertus du poisson sauvage pour lutter contre le risque de maladie cardio-vasculaire, de cancer et même de mortalité toutes causes confondues, mais quel est son impact sur le cerveau ? Voilà une bonne question. Les consommateurs de poissons sauvages présentent en effet un meilleur vieillissement cognitif et une meilleure mémoire, sans compter que leur cerveau est plus gros [1] ! Une étude récente a montré que, sur une période de 5 ans, des personnes âgées sans problème cognitif qui mangeaient des produits de la mer (notamment du poisson, des crevettes, du crabe ou du homard) plusieurs fois par semaine étaient moins sujettes au déclin de la mémoire verbale et leur vitesse de perception avait baissé moins vite que des personnes qui en mangeaient moins d'une fois par semaine. L'effet protecteur de ces aliments était même renforcé chez les porteurs du gène associé au risque de la maladie d'Alzheimer, l'allèle *ApoE4*.

Le saumon sauvage occupe une place de choix, car il présente un faible taux de mercure et constitue une source abondante d'oméga-3 EPA et DHA et d'un puissant caroténoïde appelé *astaxanthine*. Ce dernier provient du krill (une variété de crevette qui constitue le principal aliment du saumon) et on en trouve en quantité beaucoup plus importante dans le saumon sauvage que dans le saumon d'élevage qui le reçoit dans son alimentation sous forme de complément, ce qui lui donne sa couleur rose caractéristique (moins soutenue toutefois que chez le saumon sauvage). L'astaxanthine est bénéfique pour l'ensemble du corps et présente notamment les avantages suivants :

- Elle renforce la fonction cognitive et favorise la production de nouveaux neurones.
- Elle protège la peau du soleil et améliore son aspect.
- Elle protège les yeux et réduit l'inflammation.
- Elle convertit les lipides du sang pour une meilleure protection du cœur.
- Elle neutralise les radicaux libres grâce à ses puissants effets antioxydants.

La structure moléculaire unique de l'astaxanthine qui permet de protéger les membranes cellulaires du stress oxydatif semble favoriser certains de ces bienfaits. Il a par ailleurs été démontré qu'elle active les gènes qui protègent des dommages causés à l'ADN et du stress lié au vieillissement, comme le *FOX03* lié à la longévité décrit à la page 113. Les crevettes, le crabe et le homard contiennent également un taux élevé d'astaxanthine et sont de bonnes alternatives pour varier un peu votre consommation de poissons sauvages.

Comment le consommer : *Grillé, saisi à la poêle, poché ou cru (s'il est de qualité sashimi).*

Conseil de pro : *Tous les poissons gras, y compris les sardines, le hareng, le maquereau et les anchois sont de bonnes alternatives. J'opte souvent pour les sardines en boîte, parfaites pour un en-cas rapide ou pour agrémenter un repas. Vous les retrouverez dans ma recette Superbol pour le cerveau (page 348). Veillez seulement à choisir des conserves au naturel ou à l'huile d'olive (de préférence vierge extra).*

• CHAPITRE 10 •

Les vertus des stress (ou comment renforcer son organisme)

Considérez que la Nature n'est pas simplement « sûre ». Elle est agressive puisqu'elle détruit et remplace, sélectionne et redistribue. Quand il s'agit d'événements fortuits, il ne suffit certes pas d'être « robuste ». À longue échéance, tout ce qui a la moindre vulnérabilité finit par se casser, eu égard de la nature impitoyable du temps ; et pourtant, notre planète tourne depuis quelque quatre milliards d'années, et ce n'est pas, à l'évidence, qu'une question de robustesse : il faudrait que celle-ci soit parfaite pour qu'une fissure ne finisse pas par anéantir le système. Puisque la parfaite robustesse est inatteignable, il nous faut un mécanisme grâce auquel le système se régénère sans cesse en tirant profit d'événements fortuits, de chocs imprévisibles, du stress et de la volatilité, plutôt qu'en les subissant.

– NASSIM NICHOLAS TALEB, *Antifragile : les bienfaits du désordre*, traduction de Christine Rimoldy et Lucien d'Azay, éditions Les Belles Lettres

Pour faire simple :

Ce qui ne me tue pas me rend plus fort.

– FRIEDRICH NIETZSCHE

Observer la stagnation dans l'univers n'est pas chose facile. C'est même impossible. Les corps célestes sont soit en cours de création soit en cours de destruction, un processus lent dans les deux cas. Sur terre, la stagnation rime avec pourriture et putréfaction, comme dans un étang dont les eaux sont devenues stagnantes. Pour le cerveau, la stagnation revient à un arrêt de mort.

Comme toute matière dans l'univers, nous sommes soumis à l'entropie, le second principe de la thermodynamique. Cette loi fondamentale de la physique veut qu'au fil du temps, tout système passe de l'ordre au désordre. Ce lent passage de l'ordre au désordre affecte les étoiles, les planètes et des galaxies entières, et ne nous épargne pas pendant le processus de vieillissement.

Pourtant, les puissantes capacités régénératives dont font preuve les enfants pourraient de prime abord laisser croire que la vie humaine défie ce principe. Les enfants sont rarement atteints de maladies cardio-vasculaires (arrêtez les rotatives : on commence à voir les premiers symptômes apparaître chez des enfants d'à peine 8 ans en raison des ravages de l'alimentation occidentale !). Ils sont épargnés par la démence et pratiquement 90 % des cas de cancer pédiatrique se guérissent. Quand on devient vieux, ces capacités « surhumaines » sont apparemment perdues.

Et si nous pouvions remonter le temps et retrouver le niveau de résilience de notre jeunesse ? « Rager, s'enrager contre la mort de la lumière », en quelque sorte [vers du poème *N'entre pas sans violence dans cette bonne nuit* de Dylan Thomas, traduction d'Alain Suied, éditions Gallimard – NDT]. Laissez-moi vous expliquer en quoi un état qui a longtemps été diabolisé dans la littérature médicale pourrait rendre cela possible : le stress, comme antidote à la stagnation.

Avant de baisser les bras sous l'effet du choc, laissez-moi vous donner une petite explication : il existe deux formes de stress. Le stress chronique, provoqué par un travail peu gratifiant, une relation qui se délite, de longues difficultés financières, voire ce que mon ami Mark Sisson, auteur d'ouvrages sur la santé et le sport, et lui-même super athlète, appelle le « cardio chronique » (nous y reviendrons un peu plus loin). Ce type de stress accélère l'entropie et le déclin. Il provoque une augmentation prolongée du cortisol, ce qui empêche le développement de la masse musculaire, oriente l'accumulation de graisse vers la zone abdominale, provoque l'atrophie de zones importantes du cerveau et même accélère le processus de vieillissement.

Le stress aigu (ou temporaire) n'a strictement rien à voir et peut se révéler l'une des armes les plus puissantes de notre arsenal pour lutter contre l'entropie. Ce type de stress peut prendre différentes formes. Il peut s'agir du stress mental lié à l'apprentissage d'un instrument de musique, à un jeu vidéo particulièrement stimulant et réaliste ou à un cours exigeant. Il peut également s'agir du stress physique lié au sport, à de brèves périodes de jeûne, aux températures extrêmes, voire même à certains types de nourriture.

L'hormèse, un principe biologique que j'apprécie particulièrement, est le mécanisme qui permet à de faibles doses de stress pouvant résulter d'un exercice physique soutenu, d'une grosse suée au sauna ou d'une restriction calorique temporaire (jeûne intermittent) par exemple, de favoriser l'efficacité cellulaire et la santé à long terme. À fortes doses, certains facteurs de stress peuvent nuire, alors qu'à petites doses, ils suscitent l'adaptation et le renforcement des cellules. Dans les pages qui suivent, nous allons explorer les différentes façons d'optimiser la puissance de l'hormèse pour renforcer votre cognition et vous aider à rester plus fort plus longtemps.

BOUGER

> Ici, voyez-vous, il faut courir aussi fort qu'on le peut simplement pour rester au même endroit. Si on veut se rendre ailleurs, il faut courir encore au moins deux fois plus vite !
>
> – LA REINE ROUGE dans *De l'autre côté du miroir* de Lewis Carroll

J'ai toujours été nul en sport. Les quelques étés où mes parents ont trouvé le courage de m'envoyer en colonie de vacances, j'ai toujours préféré les ateliers de céramique, de construction de fusée et de tir à l'arc aux matchs de foot et aux parties de balle aux prisonniers. (Lorsqu'il était question d'aller nager, j'ai toujours été trop timide pour retirer ma chemise, un manque de confiance en soi dont je me suis heureusement défait depuis.) Au lycée, au lieu de rejoindre l'équipe de basket comme bon nombre de mes pairs, j'étais plutôt attiré par la programmation informatique.

Les salles de sport n'ont commencé à m'intéresser que lorsque j'ai compris que l'exercice permettait de devenir plus fort. Je me suis alors mis à considérer la nourriture et le sport comme un « code » de programmation biologique. Rétrospectivement, je réalise que j'ai retrouvé dans le fitness ce qui m'avait attiré dans la programmation informatique, à savoir la possibilité de simplifier une tâche et de résoudre des bugs. Ces savoir-faire déclenchaient suffisamment de pics de dopamine pour rendre accro un jeune programmeur de 16 ans timide et introverti (et au passage, attirer l'attention des filles).

Vous ne serez sans doute pas surpris d'apprendre que le sport est l'un des meilleurs moyens pour améliorer les fonctions cognitives, l'humeur et la plasticité du cerveau. À la base, notre espèce est faite pour bouger. Néanmoins nos régimes alimentaires et nos modes de vie ont évolué de façon radicale. Lorsque nous étions chasseurs-cueilleurs, nous parcourions des milliers de kilomètres à pied et lorsque nous ne marchions pas, nous courions (nous n'étions pas assis derrière un bureau, dans un train ou dans une voiture bloquée dans un embouteillage).

Jusqu'à quel point sommes-nous adaptés au mouvement ? Des empreintes fossiles aborigènes récemment étudiées montrent une foulée indiquant que nos ancêtres étaient, en *moyenne*, au moins aussi rapides que le champion olympique Usain Bolt. Notre corps présente d'autres signes manifestes, comme notre remarquable capacité à dissiper la chaleur grâce à la transpiration. Nous avons de longues jambes, des genoux larges et un tendon d'Achille qui agit comme un ressort et qui, contrairement à ce que laisse penser son nom, est l'une des structures souples les plus solides du règne animal. De plus, nos fesses relativement volumineuses et notre pourcentage élevé de fibres musculaires à contraction lente (résistantes à la fatigue) pourraient bien faire de nous les athlètes d'endurance hors pair.

Au lieu de cela, on se prépare un tupperware pour manger au bureau seul face à son ordinateur. On reste assis la majeure partie de la journée, on rentre en voiture du travail et on finit la journée calé sur le canapé pour faire une orgie de télé. Ces dernières années, la recherche a confirmé qu'il est mauvais pour la santé de rester assis en permanence. À tel point d'ailleurs que certains experts n'ont pas hésité à comparer cette habitude de rester assis à celle de fumer. Bien que cela puisse paraître exagéré, rester assis trop longtemps, trop souvent a été associé à une mortalité précoce. Cette station assise excessive pourrait être impliquée dans près de 4 % des décès chaque année dans le monde [1]. Ce taux décroît de façon significative dès lors que l'on bouge un peu plus au cours de la journée [2] : une étude de l'université de l'Utah a conclu que 2 minutes de marche pour chaque heure passée assis réduisaient fortement (de 33 %) le risque de mort précoce et une étude de l'université de Cambridge est arrivée à la conclusion que 1 heure par jour d'exercice de moyenne intensité éliminait complètement ce risque [3].

L'activité physique apparaît donc comme une panacée pour le cerveau ; ceci est validé par toute une série de travaux de recherche menés sur des personnes souffrant ou non de troubles cognitifs. Elle tient lieu de médicament et de tonique et abreuve notre cerveau vulnérable d'un cocktail d'antioxydants puissants et de facteurs de croissance des nerfs. Après avoir lu ce chapitre, vous saurez exactement comment tirer les plus grands bienfaits cognitifs de l'exercice physique.

L'engrais du cerveau

Vous voilà désormais convaincu par le bien-fondé de l'activité physique. Mais par quoi commencer ?

Il est possible de travailler selon deux filières énergétiques différentes : l'une est aérobie et nécessite de l'oxygène, l'autre est anaérobie et n'a pas besoin d'oxygène. Pour simplifier, disons qu'un long parcours à vélo ou une longue randonnée sont des exercices en aérobie, alors que l'haltérophilie et le sprint sont des exercices en anaérobie. Lors des premiers, vous brûlez de la graisse et de l'oxygène tandis que que lors des seconds, vous brûlez du sucre.

Les exercices en aérobie accélèrent le rythme cardiaque et peuvent durer longtemps.

Toute activité physique favorise le flux sanguin vers le cerveau, apportant l'oxygène et les nutriments dont ont désespérément besoin nos centres de contrôle biologiques, mais l'exercice en aérobie en particulier est reconnu comme l'un des meilleurs moyens d'augmenter le facteur neurotrophique dérivé du cerveau (ou BDNF). Dans cet ouvrage, j'ai parfois utilisé des expressions comme « engrais miracle du cerveau » et « engrais ultime du cerveau » pour évoquer les effets puissants du BDNF sur la neuroplasticité et la protection des cellules cérébrales, mais je reconnais que ces concepts sont peut-être encore un peu abstraits. (Contrairement à nos muscles, nous ne pouvons malheureusement pas bander notre hippocampe devant un miroir.) Si vous pouviez faire une IRM, toutefois, vous seriez en mesure de constater les profondes modifications engendrées par le BDNF.

EXERCICES EN AÉROBIE

Doux et peu intenses !

- Randonnée
- Vélo
- Marche nordique
- Yoga doux

C'est ce qu'ont pu faire les chercheurs après une étude clé publiée en 2011 [4]. Elle portait sur 120 volontaires adultes sans problème cognitif, dont la moitié a effectué des exercices en aérobie réguliers trois fois par semaine pendant une année. Grâce aux IRM, les scientifiques ont pu constater que la taille de l'hippocampe des participants qui avaient pratiqué un sport aérobie avait augmenté en moyenne de 2 %. Avant que vous ne commenciez à dénigrer cette augmentation somme toute modeste, sachez que, passée la cinquantaine, l'hippocampe *perd* généralement chaque année de 1 à 2 % de son volume. C'est d'ailleurs ce qui s'est produit dans le groupe de contrôle dont les IRM ont révélé une perte de volume équivalente. Comme l'ont souligné les chercheurs, l'exercice en aérobie a pour effet de ramener de 1 à 2 ans en arrière l'horloge biologique de l'hippocampe, la zone du cerveau qui intervient dans la mémoire. Au moment où j'écris ces lignes, aucun médicament connu à ce jour n'est aussi performant. Et, atout supplémentaire, cette augmentation de la taille de l'hippocampe a coïncidé avec une amélioration de la mémoire qui permet de se repérer dans les lieux familiers.

• COUVREZ VOTRE CERVEAU D'UN VOILE DE KLOTHO •

La klotho est une protéine liée à la longévité qui emprunte son nom à Clotho, l'une des Moires de la mythologie grecque, une déesse qui tisse le fil de la vie. Si cette dernière existait vraiment, elle serait sans doute heureuse d'apprendre son affiliation avec ce super anti-âge chargé, entre autres, de renforcer et d'améliorer les connexions entre les neurones au niveau des synapses, ces espaces microscopiques entre les neurones où se produit une foultitude de réactions biochimiques.

Cette protéine protège le cerveau des effets de l'âge, mais aussi la cognition [5]. Environ 20 % de la population a la chance de présenter une variation génétique qui lui permet de produire cette protéine en plus grande quantité. Une étude récente a conclu que ces individus obtenaient un score moyen de 6 points supérieur aux autres à un test portant sur plusieurs fonctions cognitives, dont le langage, la fonction exécutive, l'intelligence visuelle et spatiale, ainsi que l'apprentissage et la mémoire. Vous pourriez être tenté de conclure que « tout est dicté par les gènes », mais ce serait sans compter sur la faculté des exercices en aérobie à augmenter la production de klotho. De plus, comme dans le cas du BDNF, l'expression de la klotho semble être liée au niveau de forme physique, si bien que plus vous pratiquez (et donc plus votre forme s'améliore) et plus vous produirez facilement de la klotho en faisant du sport [6].

Mais l'augmentation de la taille de l'hippocampe n'a pas pour seul effet de protéger du vieillissement. L'hippocampe est l'une des premières zones du cerveau touchées par la maladie d'Alzheimer, mais elle est également très vulnérable au stress chronique. Un taux de cortisol perpétuellement élevé en raison de stress répétés peut endommager l'hippocampe. Il en résulte un mécanisme de rétroaction négative, car l'hippocampe dicte en grande partie le degré de calme (ou de frénésie) avec lequel le cerveau réagira à un événement donné. Les régions du cerveau associées à la peur et aux émotions consultent en effet l'hippocampe avant de décider de la réaction la plus appropriée. Comme l'ont montré les recherches, le renforcement de cette structure de la mémoire par le biais d'une activité physique aérobie nous permet d'améliorer notre cerveau pour le rendre plus résilient face au stress psychologique.

• L'EXERCICE PHYSIQUE : UN EFFET ANTIDÉMENCE ? •

L'un de nos gènes en particulier, l'allèle *ApoE4*, fait régulièrement son apparition dans cet ouvrage. Loin d'une sentence de démence assurée, c'est néanmoins le seul gène dont l'association au risque de développer la maladie d'Alzheimer est scientifiquement bien établie et en posséder un ou deux exemplaires accroît en effet les probabilités d'être victime de déclin cognitif. Les recherches suggèrent que l'exercice peut contrecarrer certaines des influences de ce gène observées sur le cerveau. Il permet notamment de rétablir le métabolisme du glucose dans le cerveau (ralenti chez les porteurs de l'allèle *ApoE4*, comme nous l'avons évoqué au chapitre 6) et de minimiser l'accumulation de plaques amyloïde qui au contraire semble accélérée. Curieusement, l'allèle *ApoE4* est considéré comme une variante « ancestrale » (donc plus vieille) du gène *ApoE*, apparue à une époque où nous devions chasser pour nous procurer de la nourriture. Le fait qu'il soit lié aujourd'hui à une pathologie moderne pourrait n'être qu'une conséquence de notre transition récente vers un mode de vie relativement sédentaire exacerbée par une alimentation vidée de sa substance par l'industrie.

Si le déclin neurologique est une conséquence de l'inactivité, serait-il possible d'*inverser* les troubles cognitifs en devenant plus actif ? Des chercheurs ont tenté de répondre à cette question dans une étude publiée en 2013. Cette étude a montré que des personnes qui étaient sédentaires au départ et qui présentaient un déficit cognitif léger (ou MCI pour mild cognitive impairment en anglais) sont parvenues à améliorer leur mémoire et l'efficience de leurs neurones dès lors qu'elles se sont mises à avoir une activité physique régulière. Et ces améliorations ont été observées au bout de 3 mois seulement. [7]. Cette étude portait également sur un groupe de personnes en bonne santé qui ont tiré les mêmes bénéfices de l'activité physique. Les volontaires de l'étude ont par ailleurs amélioré de seulement 10 % leur capacité cardio-respiratoire, ce qui indique des gains appréciables sur le plan cognitif pour une amélioration relativement faible de la forme physique.

Une étude de suivi publiée en 2015 a révélé que l'exercice augmente l'épaisseur du *cortex* (la couche externe du cerveau qui rétrécit considérablement au stade avancé de la maladie d'Alzheimer) aussi bien chez les personnes âgées en bonne santé que chez celles atteintes de MCI. Si je peux me permettre cette métaphore simpliste, on pourrait comparer le cortex au disque dur du cerveau où sont stockés les souvenirs formés par l'hippocampe, le clavier du cerveau. Les volontaires dont la condition physique s'est le plus nettement améliorée présentaient la croissance du cortex la plus importante. Les études comme celle-ci sont essentielles, car le déficit cognitif léger est considéré comme un stade critique du déclin cognitif pouvant mener à la maladie d'Alzheimer ou à d'autres formes de démence.

L'amplificateur métabolique

> Aucun homme ne peut rester un amateur en matière d'entraînement physique. C'est dommage qu'un homme vieillisse sans voir la beauté et la force dont son corps est capable.
>
> – SOCRATE, environ 400 av. J.C.

Si l'activité physique en aérobie et la régénération neuronale qu'elle induit restent le principal moyen de fortifier le cerveau, l'exercice en anaérobie constitue la meilleure façon de permettre aux cellules cérébrales de rester saines et efficaces sur le plan métabolique.

Contrairement à l'exercice en aérobie qui peut potentiellement durer des heures (en particulier s'il est d'intensité basse à modérée), le métabolisme anaérobie est utilisé pour une activité physique fractionnée, d'intensité beaucoup plus soutenue (et donc plus brève). C'est le cas d'un sprint à effort quasi maximal pendant 10 à 20 (voire 30) secondes, suivi d'une pause avant de recommencer. La musculation (l'haltérophilie, par exemple) est également un exercice en anaérobie. Chacun possède un « seuil anaérobie » différent, mais le principe reste le même : la surcharge momentanée du corps génère un puissant stimulus qui force les cellules à s'adapter, à se renforcer et à devenir plus efficaces.

• EXERCICES EN ANAÉROBIE •

Rapide et intense !

- Tous les types d'exercices brefs et intenses (comme le sprint, le VTT, l'aviron, les exercices de cordes ondulatoires)
- L'haltérophilie
- La marche ou la course sur pentes raides
- L'entraînement fractionné (alternant exercices à vitesse rapide et exercices à vitesse lente)
- Les exercices isométriques (exercices musculaires statiques)
- Yoga dynamique

La prise de masse musculaire avec l'entraînement est un avantage visible des exercices en anaérobie. Ils sont particulièrement bénéfiques pour garder la ligne. Bien que les exercices en anaérobie brûlent beaucoup moins de calories que les exercices en aérobie (comme une longue séance sur un tapis de course), une augmentation même infime de la masse musculaire est bénéfique pour la perte de poids à long terme. En effet, plus la masse musculaire du corps est importante, plus votre capacité à l'effort est élevée, plus vous pouvez prolonger une activité d'intensité élevée et plus vous pouvez absorber de calories sans les stocker sous forme de graisse corporelle. Chaque fois que vous atteignez le *seuil lactique* pendant votre entraînement, c'est-à-dire le moment où les muscles commencent à brûler et à trembler et qu'ils arrivent à la limite de la défaillance, vous videz les stocks de glucides des muscles et votre corps devient une véritable éponge à énergie. À ce moment-là, si vous consommez un féculent comme du riz ou une patate douce, les glucides ont plus de chance d'être envoyés directement dans vos muscles où ils resteront en attendant de servir lors de votre prochain entraînement. L'augmentation de la masse musculaire entraîne par ailleurs une augmentation du nombre de calories brûlées au repos pour justement alimenter ces muscles, même lorsque vous faites la queue à la caisse du supermarché.

Réussir à repousser ses limites physiologiques présente de nombreux avantages, qui vont bien au-delà de celui de pouvoir parader en maillot de bain sur la plage. Au niveau microscopique, vos mitochondries, les organites qui génèrent l'énergie cellulaire, sentent le fardeau d'une demande accrue. Ceci s'explique en partie par la montée en flèche de la production de dérivés réactifs de l'oxygène, un sous-produit normal du métabolisme. Vous connaissez peut-être ces dérivés sous un autre nom : les radicaux libres. En temps normal, nous cherchons à limiter autant que possible ces radicaux libres, mais pendant l'exercice, leur augmentation constitue un puissant mécanisme de signalisation qui déclenche une série d'événements aux niveaux génétique et cellulaire à seule fin de nous protéger (et accroître notre résilience au stress).

LA REMARQUE DU DR PAUL

OBÉISSEZ À VOS IMPÉRATIFS BIOLOGIQUES

Se laisser gagner de temps en temps par la mélancolie est parfaitement normal, c'est même sain. Toutefois, si la mélancolie se transforme en monologue intérieur négatif, souvenez-vous que si vous ne faites pas régulièrement de l'exercice, il ne faut pas juger trop hâtivement vos réflexions ou votre humeur. Si vous ne sortiez pas chaque jour votre chien ou si vous ne le laissiez pas jouer ou courir, on vous accuserait de cruauté animale, mais bizarrement, nous semblons penser que notre propre privation d'activités physiques n'est pas problématique. Lorsque vous vous sentez débordé ou submergé, l'exercice devrait être la dernière chose à laquelle renoncer, et non la première. Les études comparatives avec plusieurs antidépresseurs montrent qu'une activité physique modérée 3 fois par semaine se révèle *aussi efficace* que les médicaments ! Accordez-vous au moins le même traitement que celui que vous réservez à votre chien, vous le méritez bien !

L'AMPK (pour *AMP-activated protein kinase*) est une enzyme activée pendant les exercices en anaérobie. Elle tient lieu d'interrupteur général du métabolisme et agit comme un diapason sur les mitochondries, augmentant la combustion des graisses et l'absorption de glucose tout en activant le mécanisme de traitement des déchets afin d'éliminer les débris cellulaires (avec notamment le recyclage des mitochondries âgées et endommagées). L'incroyable efficacité de l'AMPK sur le renforcement de la vigueur cellulaire a conduit des chercheurs à étudier la metformine, un médicament contre le diabète qui stimule la production d'AMPK, comme un anti-âge potentiel. (Une étude préliminaire laisse penser que la metformine pourrait améliorer les symptômes au stade précoce de la maladie d'Alzheimer et minimiser les risques de la développer.) Inutile toutefois de vous en remettre aux médicaments, avec leurs effets secondaires potentiels ; pour activer l'AMPK, de brèves séances d'exercices intenses feront aussi bien l'affaire.

L'un des principaux moyens d'action de l'AMPK pour améliorer le métabolisme, c'est de favoriser la synthèse de nouvelles mitochondries. Le fait d'avoir plus de mitochondries est plutôt une bonne chose car on sait que leur nombre et leur fonctionnement sont affectés par le vieillissement, la sédentarité et l'absence prolongée d'activités musculaires.

La synthèse de nouvelles mitochondries dans les muscles améliore notre condition physique et notre santé métabolique, notamment la sensibilité à l'insuline. C'est pourquoi la stimulation de l'AMPK grâce à des exercices en anaérobie (comme la musculation et le sprint) est l'un des meilleurs moyens avec le changement d'alimentation de contrecarrer l'insulinorésistance*. L'AMPK ne se contente toutefois pas d'impulser cette augmentation spectaculaire des mitochondries dans notre tissu musculaire. Elle le fait également dans nos cellules adipeuses, un processus appelé *brunissement*. La graisse brune, que l'on pensait autrefois présente seulement chez les nouveau-nés, est un tissu adipeux riche en mitochondries dont la principale

* De nombreux patients obèses ou insulinorésistants sont invités à « faire plus de cardio » pour perdre du poids, en oubliant qu'il serait plus pertinent d'augmenter leur masse musculaire pour les faire retrouver leur sensibilité à l'insuline.

fonction est de brûler des calories afin de nous réchauffer lorsque nous avons un peu froid (un mécanisme connu sous le nom de *thermogénèse*).

Le phénomène de biogenèse mitochondriale favorisée par l'exercice a également été observé au niveau des cellules cérébrales dans des études menées sur des animaux [8]. Les conséquences sont évidentes, non seulement dans la lutte contre la fatigue mentale et le déclin cognitif, mais aussi dans le cadre des maladies neurodégénératives liées à un dysfonctionnement des mitochondries, comme la maladie d'Alzheimer, la maladie de Parkinson et la maladie de Charcot. C'est sans doute pourquoi une étude d'envergure du King's College de Londres portant sur des jumeaux a montré un lien étroit entre la force des jambes (un témoin de l'entraînement physique) et le volume du cerveau, avec une diminution du vieillissement cognitif sur 10 ans [9].

• LES EFFETS PERVERS DES ANTIOXYDANTS À HAUTE DOSE •

L'exercice physique incite toute la machinerie cellulaire à s'activer ce qui provoque une augmentation temporaire du stress oxydatif. Éliminer ce stress enlève de son efficacité à l'exercice. Une étude de l'université de Valence a démontré ce phénomène en administrant à des athlètes des doses élevées de vitamine C, un antioxydant, juste avant leur entraînement. Non seulement leurs performances ont été impactées, mais cela a annulé plusieurs bénéfices de l'exercice physique cités précédemment (défenses antioxydantes accrues et augmentation du nombre de mitochondries) bon nombre des avantages liés à l'exercice mentionnés plus tôt (couverture accrue des antioxydants et biogenèse mitochondriale) [10].

Ce type d'étude met en lumière un effet pervers potentiel d'une supplémentation de vitamine à forte dose, qui peut bloquer sans discernement le stimulus dont a besoin notre corps pour se renforcer. C'est pourquoi je déconseille les suppléments excessifs de vitamines au profit d'une approche plus sage qui consiste à stimuler naturellement la production de composés antioxydants beaucoup plus puissants par notre corps grâce à l'exercice et avec des aliments comme les avocats, les baies, le chou kale, le brocoli et le chocolat noir (tous des superaliments du cerveau).

Tout ceci mis bout à bout explique pourquoi l'exercice en anaérobie constitue une part essentielle de l'équation santé cérébrale-amélioration cognitive. On ne pourrait mieux l'exprimer qu'Arthur Weltman, responsable du laboratoire de physiologie de l'exercice de l'université de Virginie à Charlottesville, dans une interview pour le site Web ScienceNews : « Pour que les systèmes physiologiques s'adaptent, ils doivent être surchargés. » Qu'il s'agisse d'aller à la salle de musculation pour « soulever des objets lourds », d'atteindre vos limites sur un vélo stationnaire pendant quelques minutes (puis recommencer) ou de tout donner dans un sprint lors de votre séance de cardio, l'introduction d'exercices en anaérobie dans votre quotidien est un excellent moyen d'optimiser vos fonctions cognitives.

Comment tirer le meilleur parti de l'exercice physique

Comme nous l'avons vu, les exercices en aérobie et en anaérobie apportent chacun des bienfaits uniques au cerveau et au corps, et ceux-ci outrepassent largement la combustion de calories. Mais quel degré d'effort faut-il consentir pour un profit maximal ? Étonnamment, beaucoup moins que vous ne l'imaginez. Les dernières recherches suggèrent que les exercices en aérobie devraient durer longtemps et être de faible intensité, contrairement aux exercices en anaérobie qui devraient durer moins longtemps et être plus intenses. Il faut éviter à tout prix le « cardio chronique » (entraînement soutenu prolongé), comme une course difficile de 45 minutes plusieurs fois par semaine. Il existe un point optimal qui provoque un stress suffisant dans le corps pour stimuler l'adaptation et au-delà duquel on ne tire pas de bénéfices supplémentaires. Les marathoniens qui courent depuis des années, par exemple, perdent de leur masse maigre, ont des taux bas de testostérone, développent une hyperperméabilité intestinale, voire même une cicatrice et des problèmes électriques au niveau du muscle cardiaque pouvant entraîner des arythmies dangereuses et mortelles, pour ne rien dire de l'usure des articulations provoquée par des milliers de foulées.

Où se situe ce point optimal, ce juste équilibre ? Préférez une randonnée de 1 heure 30 à 2 heures pendant laquelle vous pourrez converser et sourire à une course épuisante de 45 minutes qui vous fera grimacer de bout en bout. Les mouvements lents et doux, comme la marche, aident également à faire circuler la lymphe dans le corps, développent le réseau de capillaires et assurent la santé de vos articulations. Par ailleurs, il a été démontré qu'une séance de sprints à 90 ou 95 % de son effort maximal est très rentable. C'est aussi efficace pour la santé cardio-respiratoire et l'endurance qu'une séance de course à pied à vitesse lente mais ça nécessite beaucoup moins de temps (20 % de moins).

QUESTION FRÉQUENTE :

« Je suis une femme. Je prends du muscle très facilement. Des exercices de musculation ne risquent-ils pas de me rendre moins féminine ? »

Les muscles sont durement acquis et quelques semaines ne suffisent pas à les développer, il faut des années ! Si vous avez peur de ressembler à Arnold Schwarzenegger, croyez-nous quand on vous affirme que ça ne risque pas d'arriver. Le Dr Paul et moi-même essayons depuis 20 ans. De plus, le profil hormonal de la plupart des femmes ne leur permet pas de devenir des armoires à glace sans l'aide de substances illicites.

Aussi longtemps que vous gagnez en masse musculaire, que vous ne mangez pas trop et ne prenez pas trop de poids, votre composition corporelle n'en sera qu'améliorée. Vous allez perdre en tour de taille et, même s'ils deviennent plus forts, vos bras vont mincir. La pratique régulière de la musculation atténue les effets négatifs des glucides qui se faufileraient dans votre assiette. Rappelez-vous ceci : les nouveaux minces sont des costauds.

Votre mode de vie devrait intégrer une activité physique régulière qui comprend des exercices d'endurance (comme les longues promenades, les randonnées et les trajets domicile-travail à vélo) et des exercices de musculation. Vous pourrez ainsi optimiser la plasticité de votre cerveau grâce au BDNF favorisé par l'exercice en aérobie et améliorer votre métabolisme grâce à l'exercice physique en anaérobie.

Il est également possible d'associer ces deux formes d'exercice dans un même entraînement. Si vous aimez la musculation, mais pas la course à pied, par exemple, vous pouvez introduire un exercice en aérobie dans votre entraînement simplement en réduisant la période de repos entre les séries. Vous pouvez également choisir de pratiquer vos exercices en anaérobie certains jours de la semaine et vos exercices en aérobie d'autres jours. Quoi que vous fassiez, tenez-vous-en à ce qui vous fait plaisir et veillez à varier les niveaux d'intensité. Par ailleurs, en prenant un ou deux jours de repos par semaine, vous êtes certain d'éviter le surentraînement qui pourrait avoir des conséquences néfastes.

Voici à quoi pourrait ressembler une semaine type :

LUNDI	JEUDI
Musculation	Musculation
Option A : Squats (flexions des jambes), soulevés de terre, kettlebell swings, développé couché (bench press), pompes, dips, tractions, rowing barres, fentes avant	Option A : Squats (flexions des jambes), soulevés de terre, kettlebell swings, développé couché (bench press), pompes, dips, tractions, rowing barres, fentes avant
Option B : Exercices de traction : développé couché (bench press), développé couché incliné, développé militaire, cordes ondulatoires (battle ropes)	Option B : Exercices de traction : développé couché (bench press), développé couché incliné, développé militaire, cordes ondulatoires (battle ropes)
MARDI	**VENDREDI**
Yoga	Yoga
MERCREDI	**SAMEDI**
Trajets domicile-travail à vélo	Sprints dans le parc
	DIMANCHE
	Longue marche ou randonnée

LE STRESS PAR LA CHALEUR

Si une culture peut se targuer d'avoir à elle seule réussi à imposer le conditionnement hyperthermique (par la chaleur), c'est bien la culture finlandaise. En Finlande, les habitants utilisent le sauna quotidiennement et l'on y dénombre en moyenne un sauna par foyer [11] ! Les Finlandais en installent partout, dans des lieux aussi improbables qu'une cabine téléphonique désaffectée, un bateau, une ancienne caravane… C'est ce qu'on découvre avec étonnement dans le documentaire un peu décalé *Miesten vuoro.* Dans le reste du monde, on trouve plutôt les saunas dans les spas et les salles de sport haut de gamme.

Si vous pensez que le sauna c'est juste une sorte de hammam qui permet de passer un moment agréable, sachez que la science commence à s'y intéresser et à découvrir ses bienfaits pour la santé. Une étude récente a montré que s'exposer à la chaleur équivaut à une séance d'entraînement pour le cerveau et pourrait avoir un effet anti-âge puissant en le protégeant du vieillissement.

Protéines de choc thermique : les gardes du corps

Une séance de sauna occasionne un certain stress pour le corps appelé (vous n'allez pas le croire) *stress thermique.* Le corps humain qui sait parfaitement s'adapter (l'homme a été façonné par le climat de l'Afrique de l'Est d'où il est originaire), sait que la chaleur peut tuer et mettre en œuvre des moyens pour s'en protéger. L'activation des *protéines de choc thermique* (ou HSP) fait partie de ces moyens. Comme leur nom l'indique, la chaleur est le principal facteur qui active les HSP, même si l'exercice et le froid constituent également des éléments déclencheurs.

Les HSP préservent les autres protéines en empêchant qu'elles se dénaturent c'est-à-dire qu'elles se déforment et perdent leur structure initiale, ce qui pourrait avoir de graves conséquences. En effet, chaque protéine a une conformation dans l'espace très particulière. Cette configuration tridimensionnelle unique, lui permet de se fixer spécifiquement à certains récepteurs. De la même façon qu'une clé ouvre un seul type de serrure, une protéine peut pénétrer dans certaines cellules et y accomplir de nombreuses tâches importantes. Non seulement les protéines dont la structure a été modifiée ne peuvent plus faire leur travail correctement, mais elles peuvent être perçues comme des corps étrangers par le système immunitaire et provoquer des maladies auto-immunes.

Cette dénaturation des protéines est également directement en cause dans des maladies que vous connaissez bien : la maladie d'Alzheimer, la maladie de Parkinson et la démence à corps de Lewy. Ces pathologies sont toutes classées dans la catégorie des maladies « protopathiques », où des protéines subissent une dénaturation et s'agglomèrent en plaques : la bêta-amyloïde dans la maladie d'Alzheimer et l'alpha-synucléine dans les deux autres cas. Néanmoins, ces plaques se forment en chacun de nous et pas uniquement chez personnes malades, d'où l'intérêt de tout faire pour empêcher qu'elles apparaissent (surtout s'il s'agit simplement d'aller s'asseoir quelques minutes dans un sauna).

Une étude publiée en 2016 dans la revue *Age and Ageing* a fourni pour la première fois des preuves à l'échelle d'une population qu'une fréquentation régulière des saunas pourrait bien en effet contribuer à freiner le déclin cognitif. Avec plus de 2 000 participants suivis pendant plus de 20 ans, cette étude a montré que 4 à 7 séances de sauna par semaine réduisaient de 65 % le risque de développer la maladie d'Alzheimer ou une autre forme de démence, même après avoir contrôlé d'autres variables telles que le diabète de type 2, le statut socio-économique et les facteurs de risque cardio-vasculaire.

Stimulation du cerveau avec du BDNF

Qui rechignerait à se faire offrir un repas de temps à autre ? Si l'exercice physique est un excellent moyen d'offrir du BDNF au cerveau, le stress thermique (provoqué par une séance de sauna après l'entraînement, par exemple) peut en produire un taux bien supérieur [12].

Pour démontrer la synergie qui existe entre l'exercice et la température ambiante, les chercheurs de l'université de Houston ont étudié les effets neurologiques survenant chez des souris lorsqu'elles couraient sous des températures basses ou élevées (respectivement 4,5 et 37 °C) [13]. Dans les deux cas, on pouvait observer une production supérieure de neurones dans l'hippocampe malgré des courses beaucoup moins longues que celles du groupe de contrôle qui courait à température ambiante. On peut en déduire que de brèves séances de sport dans le froid ou au contraire sous la chaleur pourraient amplifier les bienfaits de l'exercice physique sur le cerveau, une info qui intéressera sans doute les « accros » à la performance et les personnes à mobilité réduite. (Consultez votre médecin avant de tenter l'expérience, surtout si vous êtes malade.)

Elle est pas belle ma myéline ?

La prolactine est une hormone aux rôles multiples chez l'homme comme chez la femme, mais elle est surtout connue pour être le déclencheur de la lactation chez les jeunes mamans. Elle pourrait par ailleurs avoir des effets bénéfiques sur le cerveau : elle aurait la capacité de reconstituer la myéline, la gaine protectrice qui isole les nerfs et les neurones, et elle pourrait accélérer le fonctionnement du cerveau [14]. Les femmes enceintes voient leur prolactine monter et lorsqu'elles souffrent de sclérose en plaques, une maladie auto-immune au cours de laquelle la myéline est attaquée, elles connaissent une rémission à ce moment-là.

Rassurez-vous, la grossesse n'est pas le seul moyen d'augmenter la production de cette hormone. Le stress thermique provoque également une augmentation spectaculaire de la prolactine. Une étude a révélé qu'après un sauna à 80 °C, des hommes avaient vu leur taux de prolactine multiplié par 10. Une autre étude a montré que des femmes habituées aux saunas ont présenté une augmentation de 510 % de leur taux de prolactine immédiatement après une séance de sauna sec de 20 minutes [15].

Peut-on soigner la sclérose en plaques en stimulant la prolactine avec des séances de sauna ? Il convient de se montrer prudent si la maladie est déjà déclarée, car on a observé un déclin momentané des fonctions cognitives après un sauna chez des personnes atteintes de sclérose en plaques supportant mal la chaleur. Pour ce qui est de la prévention contre la sclérose en plaques, le recours au sauna n'a jamais été exploré, mais ce qui précède laisse penser que c'est probable.

• ÊTES-VOUS ACCRO À LA CLIMATISATION ? •

Les primates et les premiers humains ont connu des facteurs de stress physiologiques pendant des millions d'années, y compris les changements de température. L'absence de telles variations thermiques dans notre mode de vie moderne pourrait nuire à notre santé et au fonctionnement de notre cerveau. Jusqu'à quels extrêmes faut-il aller pour susciter une réponse positive du corps ? Pas bien loin finalement.

Une température ambiante légèrement fraîche provoque une *thermogénèse sans frisson* : le corps se réchauffe pour éviter une baisse de la température corporelle. Pour ce faire, il augmente la combustion de calories dans les mitochondries génératrices d'énergie du tissu adipeux brun. Il nous faudrait davantage de ce type de graisse qui favorise la santé métabolique. Le tissu adipeux brun se montre si empressé de brûler les calories que la thermogénèse sans frisson peut représenter jusqu'à 40 % des dépenses énergétiques liées au métabolisme, ce qui en fait une forme d'exercice physique très efficace pour laquelle vous n'avez même pas à lever le petit doigt. Dans une étude particulièrement édifiante des effets hormonaux d'une exposition au froid, il a été demandé à des personnes souffrant de diabète de type 2 de passer 6 heures par jour à une température relativement basse de 15,5 °C. Après seulement 10 jours, leur sensibilité à l'insuline enregistrait une amélioration impressionnante de 40 % [16]. Comme nous l'avons évoqué au chapitre 4, la sensibilité à l'insuline est étroitement liée à une santé et des capacités cérébrales optimales. D'autres études suggèrent que la thermogénèse (combustion de calories pour produire de la chaleur) et ses bienfaits métaboliques sont compatibles avec une température plus douce (18,3 °C). Si la simple pensée d'avoir un peu froid vous donne envie d'enfiler un pull, dites-vous que notre santé a tout à gagner d'une exposition plus fréquente à des températures plus basses. Ces avantages augmentent par ailleurs lorsque nous nous adaptons mentalement à ces basses températures. Alors la prochaine fois que vous vous demanderez comment régler votre thermostat, souvenez-vous qu'un trop grand confort thermique peut s'avérer aussi néfaste pour le métabolisme que le sucre.

JEÛNE INTERMITTENT

Le jeûne intermittent est en train de s'imposer aujourd'hui comme l'une des meilleures façons d'accroître sa vitalité et sa vigueur. J'ai évoqué au chapitre 6 comment le jeûne intermittent peut entretenir la combustion des cétones (l'énergie préférée du cerveau) en réduisant le taux d'insuline. En tant que facteur de stress modéré, le jeûne est également capable d'activer un grand nombre des gènes de réparation dont il a déjà été question, ce qui a pour effet d'augmenter le taux d'antioxydants et la production de BDNF.

Le corps semble profiter de ces périodes de privation de nourriture pour faire le ménage, recycler les protéines endommagées et éliminer les cellules immunitaires dysfonctionnelles. Jadis, les périodes de jeûne étaient courantes, car on ne trouvait pas de nourriture en abondance tout au long de l'année. Je suis le premier à admettre qu'il est beaucoup plus facile de « ne pas manger » quand on n'a rien à se mettre sous la dent que de planifier des périodes de jeûne dans nos vies bien remplies. Toutefois, comme nous allons le voir, il ne fait aucun doute que l'effort est bien récompensé.

Les bénéfices du jeûne

Qu'il s'agisse d'un jeûne intermittent ou d'un régime hypocalorique périodique (voir plus loin), le jeûne présente de nombreux avantages :

- **Amélioration de la prise de décision** [17]. Rien de plus logique d'un point de vue évolutionniste : quelles seraient nos chances de survie si nous devenions *plus bêtes* à la moindre privation de nourriture ? En tant qu'espèce, nous n'aurions probablement pas fait long feu !
- **Amélioration de la sensibilité à l'insuline.** Le jeûne peut améliorer les marqueurs de santé métabolique, y compris notre capacité à utiliser plus efficacement le glucose (et la graisse) pour produire de l'énergie.
- **Augmentation de la perte de graisse.** Le taux de cortisol est naturellement élevé au réveil afin de pouvoir mobiliser les stocks d'acides gras et de sucres mis à la disposition de nos organes pour produire de l'énergie. Le jeûne permet au cortisol d'accomplir sa tâche.

- **Activation des gènes de protection et de réparation qui font appel aux antioxydants.** Le jeûne intermittent est l'un des moyens les plus efficaces d'activer la voie Nrf2, un interrupteur général génétique permettant d'augmenter les antioxydants.
- **Activation de l'autophagie.** L'autophagie est le système de traitement des déchets du corps qui nettoie les détritus cellulaires (y compris les cellules endommagées susceptibles de devenir cancéreuses) [18]. Ces débris sont en grande partie pro-inflammatoires et chez l'animal, tout ce qui favorise ce processus de nettoyage est associé à une augmentation spectaculaire de l'espérance de vie et de la santé.
- **Amélioration du profil hormonal.** Le jeûne est l'une des meilleures façons d'augmenter l'hormone de croissance qui protège les neurones et aide à préserver la masse musculaire.
- **Augmentation du BDNF et de la neuroplasticité.** Le jeûne est un stimulant puissant du BDNF ce qui favorise la neuroplasticité à tout âge. La neuroplasticité est la capacité à produire de nouvelles cellules cérébrales et à conserver celles qui existent, et peut contribuer à l'amélioration de l'humeur.
- **Recyclage plus efficace du cholestérol.** Peu après le début d'un jeûne, le cholestérol en excès commence à être métabolisé en acides biliaires bénéfiques [19].
- **Réduction de l'inflammation et amélioration de la résistance au stress oxydatif** [20]. Des études menées pendant la fête religieuse du ramadan qui dure 1 mois et consiste à jeûner pendant la journée ont montré que les marqueurs d'inflammation baissent considérablement pendant cette période.
- **Renforcement de la protection synaptique.** De nouvelles études suggèrent que le jeûne pourrait contribuer à la réduction de l'activité synaptique en empêchant la libération excessive de neurotransmetteurs [21].

Le protocole de jeûne intermittent le plus courant, c'est le 16:8. Il revient à jeûner pendant 16 heures et à s'alimenter sans restriction pendant les 8 heures restantes (ou 10 pour le protocole 14:10). Vous pouvez choisir la fenêtre pendant laquelle vous vous alimentez en fonction du moment de la journée qui vous convient le mieux ; les femmes peuvent par ailleurs tirer les mêmes bénéfices en jeûnant moins de 16 heures. (Comme évoqué précédemment, leur système hormonal peut se montrer plus sensible au manque de nourriture. Ce n'est à ce stade qu'une théorie, mais les femmes semblent réagir différemment des hommes aux jeûnes plus longs.)

Ne vous privez pas dans l'intervalle pendant lequel vous vous alimentez. C'est le moment de consommer toutes ces graisses, ces protéines et ces légumes riches en fibres bénéfiques dont ont besoin chaque jour notre cerveau et notre corps. Le but, ce n'est certainement pas la dénutrition ! L'objectif, c'est simplement retrouver l'équilibre indispensable entre les états anaboliques (stockage) et cataboliques (dégradation). Pendant la période de jeûne, vous pouvez boire autant d'eau que vous le souhaitez, ainsi que du thé ou du café noir, tous deux dépourvus de calories.

Le jeûne un jour sur deux est un autre protocole qu'a étudié Krista Varady, chercheuse à l'université de l'Illinois. Il consiste à s'alimenter un jour sur deux pendant quelques heures (entre midi et quatorze heures par exemple). Cela permet de prendre un seul grand repas le jour de jeûne et de manger normalement le lendemain [22]. Il existe d'autres protocoles tout aussi efficaces, comme celui qui consiste à manger très peu plusieurs jours d'affilée (le *régime qui imite le jeûne*, pour reprendre les termes du chercheur Valter Longo). Pour certains, il suffit de suivre un jeûne de 24 à 36 heures tous les 2 mois pour ressentir un bon « nettoyage de printemps » biologique.

Ces méthodes de jeûne intermittent sont certes différentes, mais les mécanismes sous-jacents sont identiques et chacun peut donc choisir celle qui lui convient. N'hésitez pas à faire des expériences et notez que pour beaucoup (dont les auteurs de cet ouvrage), il est plus facile de ne rien manger pendant quelques heures supplémentaires chaque jour que de compter les calories.

ALIMENTS « STRESSANTS »

> Sola dosis facit venenum. (Tout est poison, rien n'est poison. Seule la dose fait le poison.)
>
> – PARACELSE

Aliments stressants ? Voilà qui ne présage rien d'agréable. Bon nombre des aliments utiles que vous consommez déjà au quotidien confèrent leurs bienfaits par le stress qu'ils génèrent au niveau *cellulaire*.

Comme tout organisme, les plantes n'ont pas particulièrement envie qu'on les mange. Elles sont cependant plutôt désavantagées, ne pouvant fuir leurs prédateurs ou les combattre à coups de dents ou avec des armes. Elles ont donc recours à la chimie pour se défendre et développent des composés toxiques pour lutter contre les insectes, les champignons et les bactéries. Vous connaissez probablement déjà bon nombre de ces substances chimiques naturelles utilisées par les plantes pour se défendre : l'*oléocanthal* de l'huile d'olive, le *resvératrol* du raisin et même la *curcumine* du curcuma. Une alimentation riche en légumes nous fait régulièrement consommer des milliers de ces substances chimiques et nous commençons tout juste à comprendre leur impact sur notre organisme ; la plupart d'entre elles n'ont même pas encore de nom !

Les polyphénols sont au nombre de ces substances chimiques et constituent une grande famille de nutriments d'origine végétale connus pour leurs bienfaits sur notre santé. Une étude récente a montré que les polyphénols sont globalement anti-inflammatoires, nous protégeant contre les inflammations liées au vieillissement et les maladies chroniques telles que le cancer, les maladies cardiaques et la démence. Bien que l'on connaisse mal les mécanismes par lesquels les polyphénols agissent, l'hormèse semble une explication possible.

Voici quelques polyphénols courants classés par catégories :

SOURCES DE POLYPHÉNOLS ALIMENTAIRES	
Catéchines	Thé vert et blanc, raisin, cacao, baies
Flavanones	Oranges, pamplemousses, citrons
Flavanols	Cacao, légumes verts, oignons, baies
Anthocyanes	Baies, raisin noir, oignons rouges
Resvératrol	Vin rouge, peau des grains de raisin, pistaches, arachides
Curcumine	Curcuma
Oléocanthal	Huile d'olive vierge extra

Ces composés nous prodiguent leurs bienfaits en partie en générant un léger stress au niveau cellulaire. Lorsque nous consommons des polyphénols, nos cellules réagissent de manière défensive en actionnant l'interrupteur des gènes qui augmentent la production d'antioxydants. En fait, les antioxydants stimulés par les polyphénols neutralisent de manière beaucoup plus efficace les radicaux libres que les antioxydants plus connus comme les vitamines E et C. Ces derniers opèrent de manière unitaire : une molécule de vitamine C anéantit un radical libre. Les molécules antioxydantes produites par notre organisme sous l'effet des polyphénols, comme le glutathion, peuvent en revanche neutraliser un nombre illimité de radicaux libres [23]. Consommer des aliments riches en polyphénols revient donc en quelque sorte à entraîner nos cellules à se détoxifier, s'adapter et renforcer leur résilience au stress. (Vous pouvez encore renforcer la production de glutathion, le roi des antioxydants, en consommant des aliments riches en soufre comme le brocoli, l'ail, les oignons, les poireaux, les épinards, le chou kale, le bœuf nourri à l'herbe et les fruits à coque [24].)

Chaque polyphénol a un avantage qui lui est propre, mais la science nous a révélé que certains d'entre eux sont particulièrement bénéfiques. Il a été démontré, par exemple, que l'oléocanthal de l'huile d'olive vierge extra aide le cerveau à éliminer les plaques amyloïdes en encourageant l'autophagie, le processus d'autonettoyage décrit précédemment. Un autre composé phénolique, l'*apigénine*, que l'on trouve en abondance dans le persil, la sauge, le romarin et le thym, favorise la neurogenèse et renforce les connexions synaptiques. Les artistes Simon and Garfunkel ont peut-être bien été inspirés par l'apigénine lorsqu'ils ont écrit leur tube ! [*Parsley, Sage, Rosemary and Thyme*, soit persil, sauge, romarin et thym en français, refrain du chant traditionnel *Scarborough fair* figurant dans leur troisième album dont le nom reprend ce refrain – NDT]

Voici d'autres polyphénols connus, ainsi que les bienfaits associés :

PHÉNOL	SOURCE	AVANTAGES
Resvératrol	Vin rouge, chocolat noir, pistaches	Améliore le métabolisme du glucose par le cerveau et les fonctions cognitives
Quercétine	Oignons	Renforce l'intégrité de la barrière intestinale et réduit la perméabilité
Anthocyanes	Myrtilles	Réduit le vieillissement cognitif et le risque de développer la maladie d'Alzheimer
Fisétine	Fraises, concombres	Réduit l'inflammation du cerveau, protège du déclin cognitif

• UNE RAISON DE PLUS DE MANGER BIO •

Il est désormais bien établi qu'en optant pour une alimentation biologique, on évite de s'exposer aux herbicides et aux pesticides de synthèse qui peuvent perturber le fonctionnement des neurotransmetteurs et accroître le risque de maladies neurodégénératives [25]. Voici une raison supplémentaire de manger bio : l'utilisation de pesticides et d'herbicides de synthèse peut nuire considérablement à la production par les plantes de leurs propres mécanismes de défense, ces précieux polyphénols [26]. De nombreuses études qui comparent la teneur en vitamines des produits issus de l'agriculture conventionnelle et des produits biologiques négligent cet aspect. Les nutriments des plantes les plus bénéfiques à la santé ne sont pas toujours les vitamines, mais les composés défensifs naturels qui activent en nous les voies de la restauration génétique lorsque nous les consommons.

Les glucosinolates sont une autre catégorie bien connue de substances chimiques de défense des plantes. Ces composés sont particulièrement abondants dans les crucifères comme le brocoli, le chou et le chou kale, les graines germées de brocoli en étant la source la plus connue, avec une teneur de 20 à 100 fois celle du brocoli à maturité. Lorsque l'on mâche l'une de ces plantes, ces composés sont combinés à une enzyme, également présente dans la plante, qui génère une autre substance : le *sulforaphane*.

Heureusement que Darwin n'était pas un insecte, sinon la toxicité du sulforaphane aurait eu raison de lui ! Chez les humains toutefois, le sulforaphane est un agent anticancéreux, qui active par ailleurs l'importante voie de détoxification du *Nrf2* qui augmente considérablement la production de glutathion [27]. Des études sur les animaux ont montré que le sulforaphane contrecarrait directement l'inflammation dans le cerveau, même en présence de toxines hautement inflammatoires [28]. C'est pour cette raison que le sulforaphane a été étudié en tant qu'agent thérapeutique et préventif potentiel pour la maladie de Parkinson, la maladie d'Alzheimer, les traumatismes crâniens, la schizophrénie et même la dépression (une oxydation et une inflammation excessive du cerveau ayant été observées pour toutes ces pathologies). Un essai fascinant a même montré que le sulforaphane (extrait de graines germées de brocoli) améliorait les symptômes d'autisme modéré à sévère chez des individus jeunes. L'atténuation des symptômes n'a pas perduré après l'arrêt du traitement [29].

Voilà, vous savez maintenant que les bons types de stress peuvent s'avérer bénéfiques. Ces facteurs de stress positifs sont des éléments clés pour devenir mentalement et physiquement plus robuste. Dans tous les cas, vous devez écouter votre corps et savoir que ces stress ne sont pas sans risque. Mais si vous y allez doucement en amenant votre corps à être de plus en plus résilient, vous découvrirez rapidement l'immensité des pouvoirs qui sont en vous.

• LÉGUMES CRUCIFÈRES ET THYROÏDE •

Les légumes crucifères crus comme le brocoli, le chou-fleur, le chou kale, le pak choï et le chou ont acquis une mauvaise réputation, en particulier en raison de leurs composés supposés perturber le fonctionnement de la thyroïde. Les glucosinolates, ces mêmes composés qui produisent le précieux sulforaphane lorsqu'on mâche les choux crus, sont les vilains de l'histoire.

Les glucosinolates empêchent temporairement la thyroïde d'absorber l'iode, ce qui n'est pas bon dans la mesure où l'iode est indispensable à la production des hormones thyroïdiennes. Dans les années 1950, alors que la carence en iode était courante, la consommation de légumes crucifères, par ailleurs excellents pour la santé, a provoqué de nombreux cas d'hypothyroïdie, conduisant les gouvernements à rendre obligatoire l'ajout d'iode dans le sel de table. Problème résolu ? À l'époque, oui. Aujourd'hui, néanmoins, les consommateurs qui se préoccupent de leur santé délaissent le sel iodé au profit d'autres produits non iodés comme le sel de mer [qui, naturellement, ne contient pas d'iode – NDE], réintroduisant par la même occasion le risque de carence en iode. Pour lutter contre ce phénomène, il est important de consommer des algues marines (comme les noris séchés ou les nouilles de varech) et d'autres aliments riches en iode comme les Saint-Jacques, le saumon, les œufs et la dinde. Environ 85 g de crevettes ou de filet de dinde rôtie fournissent respectivement 34 µg de cet iode indispensable. Cela représente environ 23 % de l'apport journalier recommandé. Par comparaison, environ 7 g d'algues fournissent 4 500 µg d'iode, soit 3 000 % de l'apport journalier recommandé.

Il n'y a aucun problème à manger des légumes crucifères crus en l'absence de carence en iode. Il est fondamental de se souvenir qu'un grand nombre de ces composés répondent au même credo biologique : ce n'est pas parce qu'il en faut peu qu'il est *bénéfique* d'en consommer beaucoup. Consommez des crucifères crus en quantité généreuse, mais n'exagérez pas !

À RETENIR

- Les exercices en aérobie doivent être « doux et lents » pour favoriser la formation de nouveaux neurones en évitant les pics de cortisol du « cardio chronique ».
- Les exercices en anaérobie doivent être « rapides et intenses » pour favoriser l'adaptation métabolique au niveau des muscles et du cerveau.
- Ces deux types d'exercice sont essentiels !
- Le recours au sauna peut être un formidable complément de l'activité physique comme il peut être utilisé seul en tant que stimulant du cerveau.
- Le jeûne aide le corps à retrouver son équilibre anabolique/catabolique en activant des gènes de réparation, en brûlant les stocks d'énergie et en réduisant le stress oxydatif.
- Mangez des légumes et des fruits peu sucrés : riches en polyphénols et autres composés, ils constituent un puissant moyen de détoxication pour vos cellules.

SUPERALIMENT N°10

Amandes

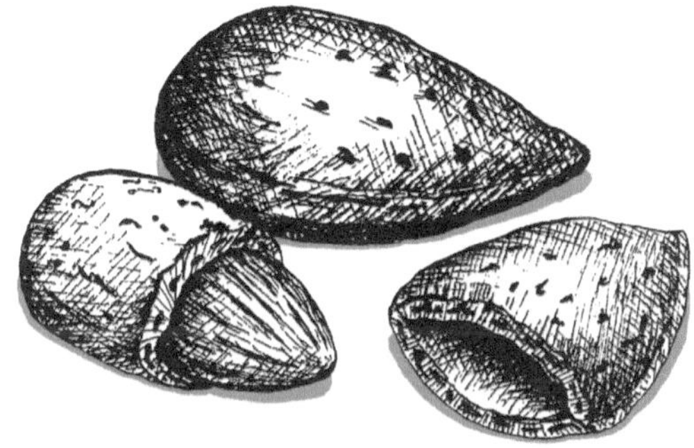

En plus d'être un snack bien pratique, les amandes sont un superaliment du cerveau pour trois raisons. La première tient à leur peau et son effet probiotique qui, comme nous l'avons vu, contribue au développement des bactéries qui colonisent le gros intestin. Des chercheurs ont fait manger des peaux d'amande ou des amandes entières à des volontaires et ont constaté dans les deux cas une augmentation des populations bactériennes bénéfiques et une réduction des espèces pathogènes. La deuxième raison, c'est que les amandes constituent une source importante de polyphénols, des composés de défense des plantes qui ont un effet antioxydant pour vous comme pour les bactéries de vos intestins [1]. Enfin, les amandes sont très riche en vitamine E, un antioxydant liposoluble. La vitamine E protège les membranes synaptiques de l'oxydation et favorise de ce fait la neuroplasticité [2]. Les chercheurs ont établi un lien entre la baisse du taux de vitamine E dans le sang et une dégradation de la mémoire chez les personnes âgées [3]. Une étude de 2013 publiée dans le *Journal of the American Medical Association* a même révélé

qu'à fortes doses, la vitamine E permettait de considérablement ralentir le déclin de patients atteints de la maladie d'Alzheimer.
Les amandes contiennent une quantité substantielle de graisses polyinsaturées qui, comme nous l'avons vu, peuvent s'oxyder facilement. C'est pourquoi je préfère les consommer crues, comme d'ailleurs tous les autres fruits à coque. Néanmoins, si cela peut rassurer les personnes qui préfèrent les noix grillées, sachez que les graisses des amandes ne souffrent pas trop de la torréfaction, ce qui signifie que ce type de fruit contient également une grande quantité d'antioxydants [4]. Pour mettre toutes les chances de votre côté, choisissez des fruits à coque grillés à sec, mais gardez à l'esprit que la majorité l'aura été avec de l'huile végétale de mauvaise qualité.

Comment les consommer : *Mangez-les crues en en-cas, mélangées à du chocolat noir à haute teneur en cacao et à des baies pour vos trails ou encore mélangées à une salade. N'oubliez pas qu'en raison de leur teneur en matières grasses, les fruits à coque sont très caloriques, un aspect qu'il ne faut pas négliger. Essayez de ne pas dépasser 1 à 2 poignées par jour.*

Conseil de pro : *Tous les fruits à coque sont bons pour la santé. Si les amandes sont incontournables, les noix de macadamia, les noix du Brésil et les pistaches sont également excellentes. Les pistaches contiennent plus de lutéine et de zéaxanthine (deux caroténoïdes bons pour l'acuité mentale) que les autres fruits à coque. Elles contiennent également du resvératrol, un puissant antioxydant connu pour préserver et améliorer la mémoire [5].*

• CHAPITRE 11 •

Le Superprogramme

Ce chapitre reprend les principaux points développés précédemment et présente un programme qui va vous permettre de créer les conditions pour un fonctionnement optimal de votre cerveau. Nous vous proposerons différents ajustements pour adapter ce programme à votre physiologie et à vos objectifs.

Pour que votre cerveau fonctionne de façon optimale, il est essentiel de consommer des aliments riches en nutriments (comme les œufs, les avocats, les légumes feuilles vert foncé et les fruits à coque). Il faut aussi éviter tout ce qui pourrait provoquer un dérèglement hormonal, du stress oxydatif et une inflammation (comme les huiles raffinées et les produits à base de céréales). En renonçant aux huiles et aux glucides raffinés, vous allez constater des bienfaits immédiats :

- **Vous allez perdre du poids.** La stimulation de l'insuline sera en effet considérablement réduite, ce qui permettra à votre métabolisme de brûler les réserves de graisse pour produire de l'énergie. N'oubliez pas que l'insuline est une hormone anabolisante (de croissance) qui commande le stockage des graisses dans les cellules adipeuses, et qu'une réduction du taux d'insuline est indispensable pour que la combustion des graisses ait lieu.
- **Vous aurez plus d'énergie et plus d'endurance.** La consommation de sucre apporte souvent un coup de fouet pour le mental chez les personnes dont le régime alimentaire est riche en glucides. Faut-il en conclure que le sucre peut améliorer les performances ? Pas du tout !

Il ne fait que traiter les symptômes de sevrage d'un organisme en manque de sucre. Rompre le cycle de l'addiction aux glucides est le meilleur moyen d'optimiser ses performances de façon *durable*.

- **Vous réduirez les risques liés au prédiabète et au syndrome métabolique, et donc au diabète de type 2** [1]. Une sollicitation moins intense du pancréas améliorera votre sensibilité à l'insuline.
- **Si vous êtes déjà prédiabétique ou si vous souffrez d'un diabète de type 2, la réduction de la consommation de glucides peut aider à inverser l'insulinorésistance.** Il a été observé une accumulation de plaques amyloïdes dans le cerveau des personnes insulinorésistantes, associée à une dégradation de leurs fonctions cognitives. De plus, des études ont montré qu'un régime sans céréales (faisant la part belle aux légumes et aux matières grasses de bonne qualité) était bien plus efficace sur la santé des diabétiques que le régime classique qui leur était habituellement prescrit (et qui comprend des pâtes pauvres en graisses).
- **Vous allez générer moins de produits de glycation avancée.** Les AGE (pour *advanced glycation endproducts*, produits de glycation avancée en français) sont des *toxines du vieillissement* qui, comme leur acronyme le suggère, accélèrent le vieillissement. Si la perspective de protéger vos yeux, vos reins, votre cerveau, votre foie et votre cœur ne suffit pas à faire passer la pilule, celle d'une peau moins ridée et plus ferme y parviendra peut-être.
- **Vous réduirez l'inflammation en général, ce qui pourra atténuer les symptômes des maladies associées.** L'inflammation est le dénominateur commun de nombreux troubles neurodégénératifs, comme les maladies d'Alzheimer, de Parkinson et de Charcot. C'est l'un des principaux facteurs de vieillissement qui agit au niveau génétique pour vous faire paraître, sentir et véritablement *être* plus vieux que votre âge.
- **Vous serez plus heureux et plus sociable.** L'inflammation engendre des « comportements douloureux » qui sont une sorte de

comportement adaptatif qui existe chez tous les mammifères et qui permettent la guérison, par la mise à l'écart de la vie sociale. Ils peuvent se manifester par une diminution des performances cognitives, une dépression, une léthargie, des troubles de la concentration ou encore de l'anxiété.

- **La faim ne sera plus qu'un mauvais souvenir.** Les adeptes d'un régime riche en glucides pourront dans un premier temps souffrir de maux de tête, mais qui disparaîtront rapidement. Si vous n'apportez que du glucose à votre cerveau, il hurle « nourris-moi ! » quand ses réserves sont épuisées. En revanche, vos stocks corporels de graisses sont quasi-illimités, et ne demandent qu'à être brûlés en cas de besoin !
- **Vous allez avoir plein de place dans votre assiette.** La consommation de légumes et notamment des nutriments qu'ils renferment est directement corrélée à la rapidité des fonctions exécutives du cerveau et à la réduction des risques de démence.

ALIMENTS À SUPPRIMER : OUVREZ GRAND LA POUBELLE !

Laissez-vous entraîner par les premiers accords de la chanson *Eye of the Tiger* du groupe de rock américain Survivor. (Vous préférez *The Final Countdown* ? Pas de problème, résultat garanti !) Vous allez faire l'inventaire de vos placards et vous débarrasser des aliments dont vous n'avez plus besoin. Équipez-vous d'un sac-poubelle, prêts ? Remplissez ! Que du bonheur ! Commencez par éliminer les produits suivants :

- **Les produits industriels riches en sucre et en glucides raffinés :** les chips, les crackers, les biscuits et les gâteaux, les céréales du petit déjeuner, les flocons d'avoine, les pâtisseries, les muffins, la pâte à pizza toute prête, les barres de céréales, les confiseries, les barres énergisantes, les crèmes glacées, les confitures, les sauces, le ketchup, les moutardes sucrées, les vinaigrettes toutes faites, les mélanges pour pancakes ou crêpes, le fromage à tartiner industriel, les jus, les fruits secs, les boissons pour sportifs, les sodas, les produits frits et les aliments industriels congelés.

- **Toutes les sources de céréales et de gluten :** le pain, les pâtes, les petits pains suédois, les biscottes, les céréales à cuisson rapide, les viennoiseries, les nouilles, la sauce soja, ainsi que tous les produits dont la liste des ingrédients mentionne la farine de blé, la farine de blé complète ou la farine multicéréale. Sauf indication contraire sur l'emballage, la plupart des flocons d'avoine contiennent du gluten.
- **Les sources d'émulsifiants industriels :** tous les produits dont la liste des ingrédients mentionne le polysorbate 80 (E433) ou la carboxyméthylcellulose (E466). Ces substances se dissimulent le plus souvent dans la glace, les boissons végétales d'amande ou de noisette et les sauces pour salade.
- **La viande et le fromage issus d'élevages intensifs et/ou transformés industriellement :** la viande rouge d'animaux nourris aux céréales, les poulets en batterie, les nuggets, les burgers, les fromages de type Apéricubes ou Toastinette, etc.
- **Tous les produits sucrants riches en glucides :** le miel, le sirop d'érable, le sirop d'agave, le sucre, aussi bien roux que blanc. (Pas de panique, je vous proposerai des édulcorants non caloriques et sans danger un peu plus loin.)
- **Les huiles et graisses industrielles :** la margarine, les huiles raffinées de tournesol, de colza, de pépins de raisin, de soja, de coton, de riz, de germe de blé, de maïs. Débarrassez-vous de ces produits industriels. Ils se dissimulent également dans différentes sauces, comme la mayonnaise et les vinaigrettes toutes prêtes, et n'apportent rien si ce n'est des acides gras oméga-6 et oméga-3 altérés et oxydés. Allez plutôt chercher vos acides gras dans des aliments bruts.
- **Les produits non bio à base de soja non fermenté :** le tofu.
- **Les édulcorants synthétiques :** l'aspartame, le sucralose, l'acésulfame K…

- **Les boissons :** les jus de fruits, les sodas (allégés ou non), les smoothies du commerce.

ALIMENTS À PRIVILÉGIER : FAITES DES STOCKS

Ces aliments peuvent être consommés à volonté quelle que soit la phase du Superprogramme. Il est généralement inutile de compter les calories, mais si la perte de poids est l'un de vos objectifs, réduisez votre consommation de matières grasses (huiles, beurre, etc.). Si, au contraire, vous cherchez à prendre du poids ou à le maintenir, vous pouvez augmenter la quantité de matières grasses. Gardez à l'esprit que nous ne sommes pas forcément favorables à un régime riche en matières grasses *ajoutées*, les huiles pures, à l'exception de l'huile d'olive vierge extra, n'apportant que peu de nutriments.

- **Les huiles et matières grasses :** l'huile d'olive vierge extra, le saindoux, la graisse de canard, la graisse de bœuf, le beurre et le ghee provenant d'animaux nourris à l'herbe ou bio, l'huile vierge de colza première pression à froid bio et l'huile de coco.
- **Les sources de protéines animales :** le bœuf nourri à l'herbe, les volailles élevées en plein air, le porc, l'agneau, le bison, l'élan, le taureau de pâturage, les œufs entiers (le guide d'achat en page 162), le saumon sauvage, les sardines, les anchois, les fruits de mer et les mollusques (crevettes, crabes, homards, moules, palourdes, huîtres...), le saumon ou le bœuf séché (viande des Grisons, bresaola, coppa...).
- **Les noix et oléagineux :** les amandes et la purée d'amande, les noix du Brésil, les noix de cajou, les noix de macadamia, les pistaches, les noix de pécan, les noix de Grenoble, les graines de lin, de tournesol, de courge, de sésame et de chia.
- **Les légumes :** les mélanges de salades vertes, le chou kale, les épinards, le chou cavalier, les feuilles de moutarde brune, le brocoli, les blettes, le chou, l'oignon, les champignons, le chou-fleur, les choux de Bruxelles,

la choucroute, le kimchi, les pickles, l'artichaut, les graines germées d'alfalfa, les haricots verts, le céleri, le pak-choï, le cresson, les asperges, l'ail, le poireau, le fenouil, les échalotes, les oignons nouveaux, les algues (nori, varech, dulse).

- **Les légumes racines non féculents :** les betteraves, les carottes, les radis, les navets, les panais, le jicama.
- **Les fruits peu sucrés :** l'avocat, la noix de coco, les olives, les myrtilles, les mûres, les framboises, le pamplemousse, le kiwi, le poivron, le concombre, la tomate, l'aubergine, le citron, le citron vert, les éclats de fèves de cacao, l'okra.
- **Les herbes, assaisonnements et condiments :** le persil, le romarin, le thym, la coriandre, la sauge, le curcuma, la cannelle, le cumin, le piment de la Jamaïque, la cardamome, le gingembre, le piment de Cayenne, les graines de coriandre, l'origan, le fenugrec, le paprika, le sel, le poivre noir, le vinaigre bio (de cidre, blanc, balsamique), la moutarde, le raifort, la tapenade, la sauce tomate sans sucre ajouté, la levure de bière (en paillettes).
- **Le soja fermenté bio :** le natto, le miso, le tempeh, la sauce tamari bio sans gluten.
- **Le chocolat noir :** avec une teneur minimale en cacao de 80 % (idéalement 85 % et plus).
- **Les boissons :** l'eau filtrée, le café, le thé et les boissons végétales d'amande, de graines de lin, de coco et de noix de cajou non sucrées.

ALIMENTS OCCASIONNELS : À CONSOMMER AVEC MODÉRATION

Ces aliments doivent être réintroduits avec parcimonie et pris en fin de journée à l'issue des deux premières semaines d'adaptation au régime très pauvre en glucides. Vous pouvez les consommer avec modération, sans dépasser 3 à 4 portions par semaine. Encore une fois, optez si possible pour des aliments issus de l'agriculture biologique.

- **Les légumes racines féculents :** les pommes de terre, les patates douces.
- **Les céréales non transformées sans gluten :** le sarrasin, le riz (complet, blanc, sauvage), le millet, le quinoa, le sorgo, le teff, les flocons d'avoine sans gluten, le maïs ou le pop-corn non-OGM. À l'état naturel, l'avoine ne contient pas de gluten, mais ce dernier peut la contaminer lors du conditionnement dans des installations qui traitent également le blé. Il convient donc de choisir un produit dont l'emballage indique de façon explicite qu'il ne contient pas de gluten.
- **Les produits laitiers bio :** les yaourts entiers, la crème fraîche épaisse et le fromage à pâte dure conviennent. [La marque Bernard Gaborit propose des produits répondant à ces critères. Consultez le site www.bernardgaborit.fr/ – NDE.]
- **Les fruits sucrés entiers :** bien que les fruits à faible teneur en sucre soient *toujours* préférables, les pommes, les abricots, les mangues, le melon, l'ananas, les grenades et les bananes apportent de nombreux nutriments et différents types de fibres. Soyez très vigilants avec les fruits secs, car l'élimination de l'eau ayant concentré le sucre, il est très facile de dépasser la dose. Privilégiez toujours une consommation après des exercices physiques.
- **Les légumineuses :** les haricots secs, les lentilles, les petits pois, les pois chiches, le houmous, les cacahuètes.
- **Les édulcorants :** la stévia, les polyols non-OGM (de préférence l'érythritol, suivi du xylitol, naturellement récolté sur les bouleaux), le monk fruit que l'on ne trouve pas encore facilement en France.

Si vous consommez des produits à base de maïs et de soja, il est essentiel qu'ils soient bio et sans OGM.

Rappelez-vous qu'un repas occasionnel riche en glucides (surtout lorsqu'il est pris après une séance d'exercices physiques) ne va pas anéantir vos efforts si votre cerveau est céto-adapté. Dans ce cas, il est tout à fait possible d'augmenter votre consommation de glucides en mangeant un peu plus des aliments de la liste de la page précédente mais il est tout de même conseillé de ne pas dépasser 75 g de glucides assimilables (fibres non comptabilisées) par jour.

QUESTION FRÉQUENTE :

« J'ai une vie très active, cela m'autorise-t-il à consommer davantage de glucides ? »

Oui, une activité physique intense vous donne un peu plus de latitude. Pour connaître les chiffres exacts, consultez la Pyramide de glucides personnalisée en page 344. Cependant, même les personnes actives le sont bien moins que ne l'étaient nos ancêtres.

PLANIFICATION DES REPAS

Petit déjeuner

Il n'y a *aucune nécessité biologique* à se nourrir au réveil. Sous sa forme la plus courante (tartines, céréales ou croissant, café ou thé), le petit déjeuner ne profite qu'à votre réserve de graisse [2]. Le meilleur petit déjeuner se compose d'un verre d'eau, du café noir ou du thé non sucré. Si vous souhaitez manger au petit déjeuner, consommez principalement des protéines, des matières grasses et des fibres (par exemple la recette d'œufs brouillés crémeux en page 349).

Déjeuner

Voici quelques exemples de plats parfaits pour le déjeuner :

- Une grosse salade à base de poulet grillé (voir la règle sur la grosse salade quotidienne bien grasse en page 334).
- Un bol de légumes cuits accompagnés de poitrine de porc de qualité, de saumon sauvage ou de bœuf nourri à l'herbe.
- Un avocat entier et une boîte de sardines.

Dîner

Faites le plein de légumes et de protéines animales de qualité. Mangez autant que vous le souhaitez ! N'oubliez pas d'assaisonner abondamment à l'huile d'olive vierge extra (jusqu'à 1 ou 2 cuillères à soupe par personne). Voici quelques exemples de dîner :

- Choux de Bruxelles rôtis avec de l'huile d'olive vierge extra et picadillo au bœuf nourri à l'herbe (page 351).
- Légumes verts sautés (page 358) avec de l'huile d'olive vierge extra et saumon sauvage assaisonné de sel et de poivre.
- Grosse salade de chou kale « mousseuse » (page 359) et ailes de poulet façon Buffalo extra-croustillantes sans gluten (page 353).

En-cas

- Myrtilles
- Bâtonnets de jicama
- Chocolat noir
- Une moitié d'avocat avec une pincée de sel de mer
- Graines et oléagineux
- Viande des Grisons ou gravlax de saumon à faible teneur en sucre
- Céleri accompagné de purée d'amande crue
- Une boîte de sardines à l'huile d'olive vierge extra (mon en-cas préféré !)
- Couenne de porc de pâturage généreusement saupoudrée de levure de bière (un vrai délice !)

Exemple d'une semaine de menus du Superprogramme

Vous trouverez les recettes de plusieurs plats proposés ici au chapitre 12.

Lundi

- Petit déjeuner : eau, café noir ou thé
- Déjeuner : 2 ou 3 œufs, ½ avocat
- En-cas : ½ avocat avec dusel de mer et un filet d'huile d'olive vierge extra
- Dîner : filet de saumon sauvage, grosse salade bien grasse

Mardi

- Petit déjeuner : eau, café noir ou thé
- Déjeuner : Superbol pour le cerveau (page 348)
- En-cas : une poignée de fruits à coque crus, des myrtilles, quelques carrés de chocolat noir
- Dîner : hamburger de bœuf nourri à l'herbe, houmous, légumes verts sautés

Mercredi

- Petit déjeuner : eau, café noir ou thé et exercice à jeun
- Déjeuner : grosse salade bien grasse, 1 belle patate douce
- En-cas : une boîte de sardines ou de saumon sauvage
- Dîner : Sauté de foies de volaille aux épices (page 352), choux de Bruxelles rôtis

Jeudi

- Petit déjeuner : eau, café noir ou thé
- Déjeuner : œufs à la coque accompagnés de kimchi et arrosés d'huile d'olive vierge extra
- En-cas : céleri accompagné de purée d'amande crue et d'éclats de fèves de cacao
- Dîner : Chaussons jamaïcains revisités (page 350) et Légumes verts sautés (page 358)

Vendredi

- Petit déjeuner : eau, café noir ou thé et exercice à jeun
- Déjeuner : Œufs brouillés crémeux (page 349), belle patate douce, ½ avocat
- En-cas : bœuf séché, kombucha
- Dîner : Ailes de poulet façon Buffalo extra-croustillantes sans gluten (page 353), Légumes verts sautés (page 358)

Samedi

- Petit déjeuner : eau, café noir ou thé
- Déjeuner : 3 œufs brouillés accompagnés de légumes
- En-cas : couenne de porc de pâturage saupoudrée de levure de bière
- Dîner : grosse salade bien grasse, boîte de sardines

Dimanche

- Petit déjeuner : eau, café noir ou thé
- Déjeuner : légumes verts sautés et œufs pochés, huile d'olive vierge extra
- En-cas : avocat entier assaisonné au sel de mer, poignée de fruits à coque
- Dîner : sauter ce repas

Préférez les amandes au « lait » d'amande

Une portion de 225 ml de lait d'amande offre un apport nutritionnel insignifiant en comparaison d'une poignée d'amandes, aussi petite soit-elle, pour environ dix fois le prix (un litre de lait d'amande contient environ l'équivalent de 10 centimes d'amandes !)

Faites le choix du bio

Dans la mesure du possible, privilégiez les aliments bio. Si leur prix est un frein pour vous, voici ci-après une petite liste de superaliments pour votre cerveau avec en colonne de droite ceux qui présentent peu de risques de contamination, même en agriculture conventionnelle.

SOUVENT CONTAMINÉS (À CHOISIR BIO)	PEU CONTAMINÉS (BIO NON INDISPENSABLE)
Chou kale	Asperges
Céleri branche	Avocat
Épinards	Betterave
Fraises	Chou, chou-fleur, brocoli
Concombre	Oignon
Poivron	Aubergine
Tomates cerises	Patate douce

Diviser pour régner… sur votre assiette

Dans votre assiette, les légumes doivent représenter la plus grande part en quantité (plus que les protéines animales) et les matières grasses la plus grande source de calories. En effet, en plus d'être colorés et riches en fibres, les légumes sont rassasiants et peu caloriques, tandis que les matières grasses constitueront la majorité des calories consommées au cours de la journée. Par ailleurs, le fait de manger essentiellement des légumes permet de neutraliser les radicaux libres générés par l'organisme en réponse à l'ingestion de composés de type AGE formés pendant la cuisson (notamment de la viande).

Respecter le vivant

Les animaux élevés dans des fermes, où ils peuvent consommer une alimentation naturelle, sont plus heureux et en meilleure santé. De nombreux fermiers en région mettent un point d'honneur à bien traiter leur bétail et affirment que leurs animaux ne connaissent qu'« un seul jour malheureux ». Cette réalité offre un contraste saisissant avec le mode d'élevage actuellement dominant, où les animaux mènent une vie de souffrance dans des cages exiguës, sont nourris avec des aliments qui les rendent malades, voient à peine ni la lumière du jour ni même leurs congénères. Si se nourrir d'animaux peut avoir joué un rôle essentiel dans notre évolution, savoir faire preuve d'*humanité* n'en reste pas moins essentiel, ce qui tombe bien, puisque le choix humain est à la fois meilleur pour la santé et pour l'environnement.

Je vous suggère de suivre la règle suivante : consommez uniquement la viande dont vous êtes sûr que l'animal n'a vécu qu'« un seul jour malheureux ».

La grosse salade quotidienne bien grasse

L'une des meilleures stratégies pour couvrir vos besoins alimentaires de base consiste à consommer chaque jour une grosse salade riche en matières grasses de qualité et en protéines. Bien qu'il paraisse assez intuitif de manger de la salade pour améliorer sa santé, ériger la pratique en règle et consommer chaque jour une grosse salade vous permet d'être sûr d'apporter à votre cerveau un vaste éventail de nutriments et de fibres. Et puis quoi de plus pratique que la salade pour consommer de l'huile d'olive vierge extra !

Que ce soit au déjeuner ou au dîner, chaque salade vous offre une nouvelle opportunité de nourrir votre cerveau (et les bactéries de vos intestins). Vérifiez que vous disposez d'un grand saladier (jamais trop grand… j'apprécie personnellement les saladiers transparents qui permettent d'admirer les multiples couleurs) et lâchez-vous ! Pour la base, optez pour la densité nutritionnelle ; laissez tomber la laitue iceberg aux feuilles pâlottes, qui contient peu de nutriments et beaucoup d'eau et orientez-vous vers des salades plus foncées. Les épinards et le chou kale conviennent parfaitement.

Voici deux idées de composition autour desquelles vous pouvez improviser des variantes :

- Chou kale, concombre, piments jalapeño finement ciselés, brocoli cru, graines de tournesol, avocat, poulet grillé, huile d'olive vierge extra, vinaigre balsamique bio, sel, poivre, citron
- Épinards, roquette, tomates, poivrons, graines de chia, avocat, crevettes grillées, huile d'olive vierge extra, vinaigre balsamique bio, sel, poivre, ail frais émincé, citron

Tout l'intérêt de composer soi-même ses salades, c'est qu'il n'y a pas de règles ! Mariez autant de légumes que vous pouvez et arrosez-les d'une bonne dose d'huile d'olive qui facilitera l'absorption des nombreux nutriments qu'ils contiennent (notamment les caroténoïdes, qui peuvent améliorer la vitesse de traitement de l'information par le cerveau). L'essentiel est de viser une grosse salade quotidienne, quant aux ingrédients à utiliser, vous avez l'embarras du choix.

Qu'en est-il des laitages ?

On estime que 75 % de la population adulte mondiale est intolérante au lactose et la Harvard School of Public Health – un centre de référence mondialement reconnu dans le domaine de la recherche en nutrition

(NDE) –, a récemment éliminé les laitages de son « assiette saine ». Que faut-il en déduire ?

Les protéines du lait stimulent autant l'insuline que le fait le pain blanc et, d'un point de vue évolutionniste, cela permettrait aux nouveau-nés de prendre du poids. Les protéines du lait de bovin constituent un cas particulier, elles sont métabolisées en composés proches de la morphine appelés *caséomorphines*, qui semblent avoir un effet pro-inflammatoire sur les intestins. Il a également été démontré qu'elles interagissent avec les neurotransmetteurs et peuvent provoquer des maux de tête, un retard de développement psychomoteur, l'autisme et le diabète de type 1 [3].

L'impact direct sur le cerveau moyen reste à confirmer dans la littérature médicale, mais un autre axe de recherche vaut la peine d'être mentionné. Le lait a également pour effet de faire baisser le taux d'*urate* dans l'organisme. Un taux très élevé de ce composé peut provoquer la goutte, mais à un taux normal, l'urate semble constituer un puissant antioxydant pour le cerveau, particulièrement efficace contre la maladie de Parkinson. Un lien a été établi entre ce faible taux d'urate lié à la consommation de lait et le risque de développer la maladie de Parkinson ; des études sont actuellement en cours pour déterminer si une augmentation du taux d'urate peut ralentir l'évolution de la maladie.

Je vous recommande donc de limiter votre consommation de produits laitiers au beurre et au ghee. Toutefois, si vous n'êtes pas intolérant et que vous décidez d'en consommer occasionnellement, privilégiez les produits nature à base de lait entier fermenté.

Attention aux produits industriels étiquetés « sans gluten »

Il est vivement déconseillé de remplacer des aliments contenant du gluten par des aliments industriels sans gluten ultratransformés (comme la plupart des biscuits et des produits de boulangerie sans gluten). Ces aliments, souvent confectionnés à base de farines de céréales et de sucres raffinés, peuvent faire monter la glycémie en flèche et ainsi priver les personnes ne souffrant pas de maladie cœliaque de tous ou pratiquement tous les bienfaits d'une alimentation sans gluten. Ils contiennent en outre souvent des matières grasses polyinsaturées très sensibles à l'oxydation pouvant favoriser la prolifération de radicaux libres dans vos artères. Privilégiez toujours les aliments naturellement dépourvus de gluten et évitez les produits de substitution proposés par les industriels.

Et l'alcool ?

D'un côté, les études ont montré que les personnes qui consomment de l'alcool avec modération (jusqu'à 2 verres par jour pour les hommes et 1 pour les femmes) ont tendance à être en meilleure santé. D'un autre côté, l'éthanol (qui induit la sensation de bien-être) est une neurotoxine et, si l'on s'intéresse plus particulièrement à la santé cérébrale, les résultats sont nettement moins réjouissants : une étude sur 30 ans a montré que les buveurs, même modérés (consommant de 5 à 7 boissons alcoolisées par semaine), avaient 3 fois plus de risques d'atrophie de l'hippocampe que les non-buveurs [4].

Les bienfaits psychologiques liés à la consommation modérée d'alcool pour faciliter les rapports sociaux et vaincre le stress ne sont pas anodins. Dans un monde idéal, nous serions tous bien armés pour lutter contre le stress et nous boirions avec modération à raison d'un ou deux verres par semaine au plus, mais nous ne passons pas nos journées à nous ébattre dans les sous-bois à cueillir des baies et nos existences ne sont pas exemptes de stress. Je suis partisan de l'abstinence, mais si vous choisissez de boire de l'alcool, ces quelques conseils vous permettront de minimiser autant que possible son impact sur votre cerveau :

- **Veillez à toujours être sobre au moment de vous mettre au lit.** L'alcool nuit considérablement à la qualité du sommeil et affecte certaines hormones sécrétées pendant que vous dormez, notamment l'hormone de croissance [5].
- **Suivez la règle du « 1 pour 1 ».** Entre chaque verre d'alcool, buvez toujours un verre d'eau. L'alcool irrite les intestins et plus les intestins sont malmenés, plus la réhydratation est difficile.

- **Salez légèrement votre eau.** L'alcool est un diurétique qui peut entraîner l'excrétion d'électrolytes tels que le sodium. Prenez soin de remplacer ce qui est évacué avec un peu de sel.
- **Tenez-vous-en au vin rouge, au vin blanc sec ou aux spiritueux.** Choisissez une seule de ces boissons, que vous consommerez avec des glaçons ou de l'eau gazeuse et du citron vert. Évitez à tout prix les cocktails sucrés avec du jus ou du soda.
- **Buvez à jeun.** Ce conseil pourra davantage susciter la controverse, mais boire l'estomac vide permet au foie de traiter plus efficacement l'alcool sans nuire à la digestion. L'alcool entrave le recyclage du LDL et accroît les flambées de triglycérides (matières grasses dans le sang) après les repas. Prenez un verre avant le dîner et non pendant celui-ci. Montrez-vous toutefois vigilant, car l'alcool aura plus d'effet sur un estomac vide.
- **Évitez les boissons contenant du gluten qui font d'une pierre deux (mauvais) coups.** Le gluten augmente la perméabilité intestinale, tout comme l'alcool. Avis aux amateurs de bière.

L'ARMOIRE À PHARMACIE

Pour assurer une bonne santé sur le long terme, un bien-être et des performances optimales, veillez à inviter des produits sains aussi dans votre salle de bains.

- **Optez pour un déodorant sans aluminium.** De nombreux déodorants contiennent de l'aluminium et l'on sait qu'il existe un lien étroit entre une exposition excessive à ce métal et le risque accru de démence. La recherche n'a certes pas encore établi le lien de causalité, mais pourquoi prendre un tel risque ? *Alternative :* Achetez un déodorant sans aluminium ou fabriquez le vôtre à base d'huile de coco (un bactéricide sélectif) et de bicarbonate de soude.
- **Évitez le recours fréquent aux anti-inflammatoires non stéroïdiens (AINS) pour soulager la douleur.** Un lien a récemment

été établi entre l'utilisation régulière d'AINS tels que l'ibuprofène et le naproxène et le risque accru d'incidents cardiaques. Ces médicaments sont couramment utilisés pour traiter les douleurs mineures, mais ils « attaquent » les mitochondries des cellules et réduisent leur capacité à produire de l'énergie et augmentent la production de radicaux libres. Ce phénomène a été observé dans les cellules cardiaques, mais ces médicaments peuvent facilement traverser la barrière hémato-encéphalique. *Alternative :* Essayez de les remplacer par de la curcumine, un anti-inflammatoire qui aide à réduire la douleur. L'EPA est un acide gras oméga-3 anti-inflammatoire puissant qui peut également s'avérer utile (on en trouve dans la graisse des poissons).

- **Évitez l'usage continu du paracétamol.** Le paracétamol est un analgésique courant en vente libre qui peut diminuer le taux de glutathion dans l'organisme, le principal antioxydant du cerveau. *Alternative :* Curcumine ou EPA.
- **N'utilisez plus de médicaments anticholinergiques (voir le chapitre 8).** Ces médicaments (atropine, scopolamine) sont couramment utilisés pour traiter les symptômes allergiques ou comme somnifère, mais ils bloquent le neurotransmetteur acétylcholine qui joue un rôle important pour l'apprentissage et la mémoire. *Alternative :* Demandez l'avis de votre médecin s'il vous prescrit ce type de médicament.
- **Laissez tomber les médicaments contre le reflux gastrique, en particulier les inhibiteurs de la pompe à protons (IPP) tels que Mopral ou Inexium.** Ils permettent de lutter contre les brûlures d'estomac, mais peuvent nuire à la digestion et bloquer l'absorption de nutriments essentiels comme la vitamine B12 et ainsi augmenter le risque de dysfonctionnement cognitif et de démence. *Alternative :* En réduisant votre consommation de glucides, vous réduirez probablement vos symptômes de reflux gastrique et par là même la nécessité de les traiter[6]. [Pour traiter naturellement les brûlures d'estomac, vous pouvez consulter l'ouvrage *Soignez le reflux*

naturellement du Dr Martine Cotinat, publié chez Thierry Souccar Éditions – NDE]

- **Évitez de prendre des antibiotiques lorsque ce n'est pas absolument nécessaire, en particulier ceux à large spectre.** *Alternative :* Demandez à votre médecin de vous prescrire des antibiotiques à spectre étroit.

JOURS 1 À 14 : VIDEZ LE CACHE

Maintenant que vous avez fait le plein de superaliments pour votre cerveau, que vous avez fait le grand ménage dans votre cuisine et dans votre armoire à pharmacie, le moment est venu de donner le coup d'envoi aux deux premières semaines du Superprogramme.

La première semaine, vous allez dire adieu à la malbouffe et vous orienter vers une alimentation qui stimule la cognition et favorise la combustion des graisses. Les premiers aliments que nous allons supprimer sont ceux qui n'ont aucune nécessité biologique pour l'homme : tous les aliments transformés et tout ceux qui contiennent du blé ou des céréales raffinées, de l'huile à base de céréales et de graines et du sucre ajouté (boissons comprises !). La suppression de ces aliments revient à éliminer la majeure partie des calories consommées par la plupart des Occidentaux. Ces calories se nichent dans des produits ultratransformés, autrement dit les plus nuisibles. Ce type d'aliment se digère rapidement et fait monter le taux de sucre sanguin, ce qui entraîne d'importants pics d'insuline, un phénomène dont la répétition est source de fatigue : la première semaine doit sceller votre rupture avec ces denrées.

Pendant la première semaine, vous allez également entamer une phase ultrapauvre en glucides (cétogène) que vous poursuivrez la deuxième semaine. Vous allez donc éliminer toutes les céréales même celles sans gluten, les légumineuses et les autres végétaux riches en glucides, y compris les tubercules et les fruits sucrés. Cette phase est importante pour réinitialiser le métabolisme du corps et remettre les compteurs à zéro afin de convertir un organisme habitué à produire de l'énergie à partir de glucides en un organisme céto-adapté capable de flexibilité métabolique pour puiser son énergie à partir des graisses. Cette période de rodage continuera de vous offrir les glucides dont vous avez besoin sous forme de légumes riches en fibres et de fruits pauvres en fructose. Pendant cette phase ultrapauvre en glucides, l'apport de glucides assimilables (c'est-à-dire sans compter les fibres) peut atteindre 20 à 40 g par jour et doit se composer principalement de légumes verts non féculents. Dans un premier temps, moins vous consommerez de glucides, mieux cela vaudra : ne vous en faites pas, les glucides seront réintroduits la troisième semaine pour soutenir votre niveau d'activité.

Au cours de ces 2 semaines, alors que l'équilibre entre acides gras oméga-3 et oméga-6 amorce un réajustement pour parvenir à un taux biologiquement approprié, votre résistance mentale et votre concentration vont commencer à s'améliorer, de même que votre humeur. À la fin de la deuxième semaine, votre sommeil devrait s'améliorer, ainsi que votre digestion grâce à la consommation accrue de fibres végétales. Des études récentes ont montré que la consommation de fibres peut améliorer la qualité du sommeil, en particulier la période de sommeil lent[7]. C'est pendant cette phase que la production d'hormones de croissance est à son apogée et que le cerveau se débarrasse des détritus accumulés pendant la journée. Au réveil, vous devriez vous sentir plus reposé et éprouver une plus grande acuité mentale.

• COMMENT ÉVITER LA GRIPPE CÉTOGÈNE •

La transition initiale vers un régime pauvre en glucides déclenche chez certaines personnes des symptômes de sevrage identiques à ceux que subit un toxicomane lors d'un sevrage brutal. Avant, vous auriez eu recours à l'« automédication » en consommant des glucides en cas de baisse de glycémie, ce qui n'aurait fait qu'entretenir le cercle vicieux. Nous allons donc plutôt faire une utilisation stratégique d'huile de coco ou d'huile TCM pour aider le cerveau à rompre sa dépendance au glucose pendant l'amorçage du mécanisme de combustion des graisses. Pendant la phase hypoglucidique initiale des deux premières semaines, je vous recommande de consommer 1 à 2 cuillères à soupe par jour d'huile de coco ou d'huile TCM. Ne forcez pas

la dose pour éviter les maux d'estomac que peut induire une consommation excessive d'huile TCM !
Par ailleurs, la baisse du taux d'insuline (inévitable pendant cette période) provoquera l'élimination du sodium par les reins, renforçant l'effet de « grippe ». Il peut donc être judicieux d'augmenter l'apport de sel. Vous trouverez des explications sur cet aspect souvent négligé à la page 178 ; en substance, pendant la première semaine de restriction glucidique, vous pouvez avoir besoin de 2 g de sel supplémentaire par jour (environ 1 cuillère à café) pour vous sentir au mieux de votre forme, une quantité pouvant être ramenée à 1 g (½ cuillère à café) après cette période.

Pendant cette phase, vous pouvez consommer de 1 à 2 tasses de café par jour, pas plus. Bien que le café contienne de nombreux composés qui protègent le cerveau et que les études récentes lui soient plutôt favorables, il n'en reste pas moins un stimulant du système nerveux central et peut à ce titre perturber l'équilibre naturel entre le système nerveux sympathique (celui qui va intervenir dans les réactions de lutte ou fuite) et parasympathique, (celui qui intervient dans les phases de repos et de digestion). Essayez en outre de ne pas boire de café après 14 heures pour ne pas nuire à votre sommeil. Chaque mois, il peut même être intéressant de ne prendre que du café décaféiné pendant une semaine afin de restaurer votre tolérance à la caféine. Vous n'allez probablement même pas remarquer la différence : il ne faut pas sous-estimer le pouvoir inconscient du conditionnement classique.

JOUR 15 ET SUIVANTS : RÉINTRODUCTION STRATÉGIQUE DES GLUCIDES

À ce stade, vous avez suivi pendant 2 semaines un régime à très faible teneur en glucides et riche en fibres. Votre métabolisme s'est probablement adapté pour puiser son énergie dans la combustion des graisses. Vous pouvez maintenant commencer à réintroduire plusieurs fois par semaine des repas plus riches en glucides et contenant moins de matières grasses (pour plus de détails, reportez-vous à notre pyramide de glucides personnalisée à la page 344). Les glucides et l'insuline ne sont pas foncièrement mauvais, mais nous en consommons trop et pas forcément à bon escient. Les intégrer de manière stratégique vise deux objectifs : permettre aux muscles de faire le plein en stockant du glycogène (sucre) et renforcer la production d'hormones dont le niveau peut baisser lors d'un régime prolongé pauvre en glucides, c'est notamment le cas de la leptine, le principal régulateur métabolique.

• COMMENT (ET QUAND) RÉINTRODUIRE LES GLUCIDES •

La réintroduction des féculents après 2 semaines n'est pas forcément une nécessité pour tous. Si vous êtes en surpoids ou insulinorésistant, il peut s'avérer plus important de continuer à suivre un régime très pauvre en glucides (20 à 40 g de glucides assimilables par jour) pour éliminer vos kilos en trop et retrouver votre résilience métabolique. Votre principal objectif doit être de regagner votre sensibilité à l'insuline (soit faire baisser le taux d'insuline et de sucre à jeun) *avant* de tenter de réintroduire plus de glucides.

Pour une personne céto-adaptée bénéficiant d'une bonne santé métabolique (consultez la page 179 pour en savoir plus sur la céto-adaptation et les sensations associées), il peut être bénéfique de prendre occasionnellement un repas plus riche en glucides et pauvre en matières grasses après un entraînement. Par exemple, la consommation de glucides après des exercices très intensifs peut contribuer à l'amélioration des performances. Normalement, les cellules ont besoin d'insuline pour contraindre les transporteurs de glucose à émerger à la surface des membranes des cellules, mais après des exercices de musculation, les muscles deviennent de véritables éponges à sucre et absorbent le glucose sanguin sans l'aide de l'insuline. Ces glucides sont moins susceptibles d'être stockés sous forme de graisse et il sera beaucoup plus rapide de repasser en mode combustion des graisses. L'augmentation de masse musculaire qui en découle stimulera votre métabolisme général tout en offrant une réserve supplémentaire à l'excès de calories.

Les bananes tachetées bien mûres, les baies, le riz blanc ou complet et les légumes féculents comme tout autre aliment pauvre en fructose sont d'excellents candidats pour la réintroduction des glucides. Vous pouvez consommer de 75 à 150 g de glucides assimilables pour provoquer un stimulus anabolique sans nuire à la céto-adaptation. (Cela reste une quantité *nettement* inférieure à l'apport journalier américain standard de 300 g et plus.) Vous pouvez faire vos propres expériences, mais essayez de consommer ces glucides après vos séances d'exercices afin de minimiser le stockage des graisses. Selon votre niveau d'adaptation, il est possible de les réintroduire d'une à plusieurs fois par semaine.

Remarque : La science sur la réintroduction des glucides est loin d'être exacte, mais elle suggère que des pics occasionnels d'insuline ne sont pas nuisibles et seraient même importants pour la stimulation anabolique, la sécrétion de testostérone et le fonctionnement de la thyroïde, ainsi que pour la préservation de la masse maigre. Cela étant, il est toujours souhaitable de minimiser la quantité totale d'insuline sécrétée et d'éviter l'effet de montagnes russes provoqué par la multiplication des charges glucidiques au cours d'une journée.

Pyramide de glucides personnalisée

Les profils morphologiques et génétiques sont d'une grande diversité et les recommandations qui suivent pourront vous aider à déterminer l'apport en glucides optimal pour garantir votre flexibilité métabolique. **Il y a trois niveaux d'apport en glucides :**

Ultrapauvre en glucides / cétogène (jours 1 à 14)

- Limitez votre consommation de glucides à 20 à 40 g par jour.
- Restez à ce niveau pendant les 10 à 14 premiers jours afin d'épuiser vos stocks de glycogène (réserves de sucre) et de céto-adapter votre cerveau.
  Si vous poursuivez ce régime plus longtemps pour perdre du poids, réintroduisez 1 fois par semaine un repas riche en glucides. Vous pouvez donc vous permettre de consommer 1 fois par semaine des aliments plus riches en amidon (en veillant à ce que le repas soit pauvre en graisses) pour réapprovisionner les réserves énergétiques des muscles. Il n'y a pas de chiffre magique, mais vous pouvez tabler sur 100 à 150 g de glucides pour ce repas.

Pauvre en glucides (au-delà de 14 jours)

- Consommez de 50 à 75 g de glucides par jour.
- Les personnes qui cherchent à stabiliser leur poids et qui ont une activité physique de faible intensité ne devraient pas dépasser ce niveau.

Facultatif : apport en glucides cycliques

- À ce niveau, l'apport en glucides peut être augmenté après un entraînement soutenu (des exemples d'exercices anaérobies sont fournis plus loin et au chapitre 10).
- Consommez de 75 à 150 g de glucides par jour.
- Cette quantité reste largement en deçà de celle du régime occidental. Vous pouvez tirer parti de l'effet stimulant des glucides en alternant des jours où votre alimentation est très pauvre en glucides avec des jours où votre alimentation est plus riche en glucides pour fournir de l'énergie et développer votre masse musculaire lors de l'entraînement et pour la préserver lorsque vous êtes en période de perte de poids.

Les jours d'entraînement intensif, consommez de 100 à 150 g de glucides après l'effort et réduisez votre consommation de matières grasses. Parmi les entraînements qui épuisent les réserves de glycogène, il y a ceux qui cumulent de longues séries d'exercices polyarticulaires, notamment des squats avec haltères, des soulevés de terre, des tractions, des pompes, des développés couchés, des fentes avant et des dips. Cela consiste à faire 40 à 70 répétitions par groupe musculaire, et à faire travailler 2 à 3 groupes musculaires par séance. Le Dr Paul et moi-même vous recommandons de faire appel à un entraîneur expérimenté si vous êtes débutant.

- Apport en protéines :
  - Commencez avec 1,1 g de protéines par kilo de masse corporelle. Vous pouvez monter jusqu'à 1,77 g par kilo si vous perdez ou prenez du poids ou si vous faites de la musculation.
- Horaire et fréquence des repas :
  - Consommez moins de glucides avant les séances d'exercices et plus après.

- Essayez de concentrer votre consommation de glucides au cours d'un même repas pour éviter les flambées d'insuline prolongées.
- Faites 2 à 4 repas par jour.

- Jeûne :
  - Optez pour une fenêtre pendant laquelle vous vous alimentez (8 heures pour les hommes, 10 pour les femmes, par exemple) et envisagez de sauter le petit déjeuner.
  - Essayez différents protocoles pour voir celui qui vous convient le mieux (les différentes possibilités sont détaillées aux chapitres 6 et 10).
  - Lorsque vous jeûnez, pensez à bien vous hydrater et ajoutez des électrolytes comme le sel.

SEMAINE TYPE :

	EXERCICES	GLUCIDES	REPAS
Dimanche	Longue marche ou randonnée	20 à 40 g (apport faible)	2 repas
Lundi	Musculation	150 g (apport supérieur)	3 repas
Mardi	Yoga, marche	20 à 40 g (apport faible)	3 repas
Mercredi	Bicyclette	20 à 40 g (apport faible)	3 repas
Jeudi	Musculation	150 g (apport supérieur)	3 repas
Vendredi	Yoga	20 à 40 g (apport faible)	3 repas
Samedi	Sprints dans un parc	75 g (apport modéré à faible)	2 repas

TOUCHE FINALE

Pour reprendre une expression de l'industrie cinématographique, « C'est dans la boîte » ! J'espère que la lecture de cet ouvrage vous aura appris autant que j'ai moi-même appris en faisant mes recherches, en écrivant et en mettant en pratique les idées qui sont exposées. Ma collaboration avec le Dr Paul a été dans l'ensemble plutôt agréable. (Je plaisante, ce fut une expérience formidable.)

Il ne faut pas oublier que la nutrition est une science en perpétuelle évolution où les choses sont rarement clairement établies. Dans la vie, et particulièrement sur Internet, les gens ont des convictions quasi religieuses en matière de nutrition. La science est toutefois censée être impartiale, elle pose des questions et cherche des réponses, même si ces dernières sont différentes de ce que l'on aimerait entendre. Je vous invite à rechercher votre propre vérité. N'hésitez pas à remettre régulièrement en question vos a priori, ne vous soumettez pas à l'autorité et doutez de tout (*même* de ce que vous lisez dans les livres, celui-ci compris).

Je suis touché et – honoré que vous ayez choisi de lire cet ouvrage (et j'espère que vous le recommanderez à vos amis et à ceux qui vous sont chers – la forme ultime d'éloge). La recherche et l'écriture de cet ouvrage ont été plaisantes et fascinantes, mais j'étais avant tout motivé par mon désir de voir ma mère retrouver la santé. Mon seul objectif a été de contribuer au bien-être des autres et de minimiser leurs souffrances. Rien de tout cela n'a donc été vain.

Je vous enjoins maintenant à vous emparer de ces conclusions pour écrire l'histoire de votre propre santé.

• CHAPITRE 12 •

Recettes et compléments alimentaires

Apprendre à cuisiner des aliments sains et le plus beau cadeau que vous puissiez vous faire. Cela vous donnera aussi l'occasion d'inviter des amis et d'organiser des soirées qui, au-delà de leur côté sympa, vous font du bien. Dans cette section, je vous propose quelques recettes de mon cru et d'autres proposées par des amis talentueux.

Superbol pour le cerveau

POUR 3 PERSONNES

- 1 boîte de sardines de 115 g (j'apprécie particulièrement les sardines à l'huile d'olive vierge extra et au citron)
- 1 avocat
- 1 quartier de citron
- 1 c. à s. de mayonnaise à l'huile d'olive et au citron vert (facultatif)

Voici une recette (si on peut encore parler de recette) ultrasimple offrant un concentré de bienfaits pour le cerveau sous forme de graisses mono-insaturées, de lutéine, de zéaxanthine, d'oméga-3 et de fibres.

1 • Vider le contenu de la boîte de sardines dans un bol.

2 • Couper l'avocat en tranches, les ajouter dans le bol et presser le quartier de citron dessus. Ajouter éventuellement un peu plus de mayonnaise au citron vert pour relever le mélange !

Œufs brouillés crémeux

Je pourrais sans problème manger ce plat tous les jours. Voici un conseil infaillible pour réussir vos œufs : plus le feu est doux et plus la cuisson est lente, plus ils sont crémeux et délicieux. Vous devez en outre toujours les ôter du feu juste avant qu'ils n'atteignent le degré de cuisson souhaité (ils vont en effet continuer de cuire quelques instants hors du feu).

POUR 1 PERSONNE

- 1 c. à s. + 1 c. à c. d'huile d'avocat ou d'huile d'olive vierge extra
- 3 œufs entiers de poules élevées en plein air ou issus de la filière Bleu-Blanc-Cœur, battus
- 1,5 c. à c. de levure de bière en paillettes
- 3 pincées de sel

1 • Faire chauffer 1 c. à s. d'huile à feu très doux dans une grande poêle. Verser les œufs dans la poêle et les mélanger délicatement à l'aide d'une spatule. Tamiser la levure de bière sur les œufs et l'incorporer. Ajouter 2 pincées de sel.

2 • Retirer du feu juste avant d'atteindre la consistance souhaitée.

IDÉE D'ACCOMPAGNEMENT

Je sers souvent mes œufs accompagnés d'un avocat coupé en tranches. Pour changer, vous pouvez faire revenir des oignons émincés, des poivrons hachés ou des champignons coupés en lamelles dans la poêle avant d'y verser les œufs.

Chaussons jamaïcains revisités

POUR 2 À 3 PERSONNES

- 1 c. à c. de ghee (beurre clarifié)
- ½ oignon jaune émincé
- 5 gousses d'ail pelées et écrasées
- 450 g de bœuf haché
- 1 c. à c. de sel
- 1 c. à s. de cumin en poudre
- 1,5 c. à c. de curcuma en poudre
- ½ c. à c. de coriandre en poudre
- ½ c. à c. de piment de la Jamaïque en poudre
- ½ c. à c. de cardamome en poudre
- ¼ c. à c. de poivre noir du moulin
- 2 ou 3 c. à s. de levure de bière (facultatif mais recommandé)

Pendant mon enfance new-yorkaise, les chaussons jamaïcains au bœuf que j'achetais à la pizzeria du coin en rentrant de l'école étaient l'un de mes goûters préférés. C'était délicieux, mais probablement bourré de graisses *trans* et d'huiles raffinées. J'ai ici réinventé l'assaisonnement du bœuf que je sers généralement sur un lit de légumes sautés. Ce plat est très nourrissant.

1 • Chauffer le ghee à feu moyen dans une poêle de taille moyenne. Ajouter l'oignon et cuire pendant 4 à 5 minutes, jusqu'à ce qu'il soit transparent.
2 • Ajouter l'ail écrasé et laisser 1 minute pour qu'il dégage ses arômes. Ajouter le bœuf haché, le sel et toutes les épices et faire cuire pendant 10 minutes, jusqu'à ce que la viande brunisse, en remuant souvent pour émietter.
Facultatif : saupoudrer généreusement de levure de bière.

IDÉE D'ACCOMPAGNEMENT

Accompagner de Légumes verts sautés (recette page 358) ; personnellement, j'ai un faible pour le chou kale.

Picadillo au bœuf nourri à l'herbe

Pendant mes 4 années d'université à Miami, je me suis lâché sur la nourriture cubaine, en particulier le picadillo. Voici une déclinaison de ce plat traditionnel que je prépare souvent.

POUR 2 À 3 PERSONNES

- 1 c. à s. d'huile d'olive vierge extra
- 1 gros oignon jaune finement émincé
- 4 gousses d'ail pelées et écrasées
- 450 g de viande bœuf hachée
- 1 c. à c. de sel
- 1,5 c. à c. de poivre noir du moulin
- ¼ c. à c. de flocons de poivron rouge (facultatif)
- 120 ml de sauce tomate bio sans sucre ajouté (la tomate est naturellement sucrée)
- 120 ml (1 poignée) d'olives dénoyautées coupées en lamelles (les olives farcies au piment conviennent également)

1 • Chauffer l'huile à feu moyen dans une grande poêle. Ajouter l'oignon et cuire pendant 4 à 5 minutes, jusqu'à ce qu'il soit transparent. Ajouter l'ail écrasé et laisser 1 minute pour qu'il dégage ses arômes.

2 • Ajouter le bœuf haché, le sel, le poivre et, le cas échéant, les flocons de poivron rouge et faire cuire pendant 10 minutes jusqu'à ce que la viande brunisse, en remuant souvent pour émietter.

3 • Ajouter la sauce tomate et les olives, amener à frémissement, puis réduire le feu et laisser mijoter 10 minutes à feu doux.

IDÉE D'ACCOMPAGNEMENT

Servir accompagné de Légumes verts sautés (recette page 358) ou avec du « riz de chou-fleur » (chou-fleur râpé sur une grosse grille que l'on fait revenir avec de l'ail, du sel et de l'huile d'olive vierge extra).

Sauté de foies de volaille aux épices

POUR 2 À 3 PERSONNES

- 450 g de foies de volaille bio
- ¾ c. à c. de sel
- 80 ml de ghee
- 6 gousses d'ail écrasées et émincées
- 1 gros poivron vert émincé
- 1 piment jalapeño épépiné et émincé
- 1 c. à s. de cumin en poudre
- ½ c. à c. de cannelle en poudre
- ¼ c. à c. de gingembre en poudre
- ¼ c. à c. de clous de girofle en poudre
- ¼ c. à c. de cardamome en poudre
- Jus d'un citron vert

Cette recette est proposée par mon amie Mary Shenouda, alias @PaleoChef sur Instagram. Je n'avais jamais mangé de foie de volaille avant, mais j'ai été instantanément conquis. Non seulement c'est délicieux, mais c'est un véritable concentré de nutriments comme la vitamine B12, les folates et la vitamine A.

1• Nettoyer et hacher grossièrement les foies. Saupoudrer de sel, bien mélanger et laisser reposer 2 à 3 minutes.

2• Chauffer le ghee à feu moyen-fort dans une grande poêle, ajouter les foies et les saisir pour faire brunir des deux côtés.

3• Ajouter l'ail, le poivron et le piment jalapeño. Cuire pendant environ 5 minutes, jusqu'à ce que les légumes soient tendres. Ajouter le cumin, la cannelle, le gingembre, les clous de girofle et la cardamome. Couvrir et poursuivre la cuisson à feu moyen-faible pendant 5 à 8 minutes.

4• Ajouter le jus de citron vert, bien racler les morceaux attachés au fond de la poêle et bien mélanger. Retirer du feu.

IDÉE D'ACCOMPAGNEMENT

Avant de servir, ajouter un peu de ghee et de coriandre fraîche.

Ailes de poulet façon Buffalo
extra-croustillantes sans gluten

La plupart des ailes de poulet que l'on trouve dans le commerce sont assez peu ragoûtantes : elles sont préparées avec des animaux issus d'élevages industriels, panées avec de la farine raffinée et frites dans de l'huile nocive. Celles que je vous propose ici sont cuites au four, sans céréales et bourrées de nutriments. La peau et les articulations cartilagineuses des ailes de poulet sont riches en collagène. Le collagène contient des acides aminés importants relativement peu présents dans l'alimentation moderne. Notez que certaines sauces piquantes contiennent des ingrédients indésirables. Au moment de choisir celle que vous allez utiliser, vérifiez qu'elle ne contient que du piment rouge, du vinaigre, du sel et de l'ail.

POUR 2 À 3 PERSONNES

- Huile de coco liquide (légèrement chauffée)
- 450 g d'ailes de poulet fermier bio
- Sel d'ail [recette ici : https://cuisine-libre.fr/sel-d-ail – NDE]
- 120 ml de sauce piquante (j'aime particulièrement la Frank's RedHot Original Cayenne Pepper Sauce [sur Internet – NDE])
- 2 c. à s. de beurre provenant de vaches élevées en pâturage
- Piment de Cayenne (facultatif)

1 • Préchauffer le four à 120 °C. Enduire une plaque de cuisson d'huile de coco.

2 • Arranger les ailes sur la plaque de cuisson et saupoudrer de sel d'ail. Répartir l'assaisonnement uniformément (sur une seule face).

3 • Cuire pendant 45 minutes. Pourquoi une température aussi basse ? Cela permet de déshydrater les ailes et de faire fondre la graisse et le tissu conjonctif. Cette étape est essentielle ! (Attention, à ce stade, les ailes *ne sont pas* encore prêtes, *attendez la fin de la préparation avant de les manger* !)

4• Monter la température du four à 220 °C et poursuivre la cuisson pendant 45 minutes supplémentaires. Lorsqu'elles sont prêtes, les ailes ont une belle couleur brun doré et ont considérablement réduit de volume. Sortir du four et laisser reposer 5 minutes à température ambiante.

5• Pendant que les ailes reposent, mélanger la sauce piquante et le beurre (en ajoutant éventuellement du piment de Cayenne) dans une petite casserole sur un feu très doux pour chauffer la sauce et faire fondre le beurre.

6• Fouetter la sauce, puis la transférer dans un grand bol. Ajouter les ailes et bien mélanger pour les enduire de sauce. Bon appétit !

IDÉE D'ACCOMPAGNEMENT

Je vous recommande d'accompagner ce plat d'une belle salade ou de légumes rôtis.

Saumon sauvage d'Alaska
au curcuma et au gingembre, sauce tahini-miso

Maintenant que vous savez que le saumon sauvage est un aliment bénéfique pour votre cerveau, vous allez découvrir comment le sublimer en quelques étapes en un superaliment hyper-riche en nutriments. Cette recette est proposée par mon ami, le chef Misha Hyman.

POUR 2 À 3 PERSONNES

Saumon
- 450 g de saumon sauvage d'Alaska frais ou congelé
- Sel selon votre goût
- Poivre noir grossièrement moulu selon votre goût
- Huile d'olive vierge extra

Sauce tahini-miso
- 60 ml de tahini
- 120 ml de miso de riz brun
- 60 ml d'huile de sésame grillé
- Gingembre râpé selon votre goût
- Ail râpé selon votre goût
- Curcuma frais râpé selon votre goût
- Jus de citron frais

Garniture
- 1 poignée d'oignons nouveaux finement hachés
- 1 c. à c. de coriandre fraîche ciselée
- 1 poignée de graines de sésame noir

1 • **Préparation du saumon :** Sortir le saumon frais du réfrigérateur environ 1 heure avant la cuisson pour l'amener à température ambiante. Ce détail est important pour garantir une cuisson uniforme. Si vous utilisez du saumon congelé, il doit être parfaitement décongelé et amené à température ambiante. Assaisonner généreusement le saumon de sel et de poivre.

2 • Préchauffer le four à 220 °C.

3 • **Préparation de la sauce tahini-miso :** Combiner tous les ingrédients dans un mixeur pour obtenir une texture homogène. Réserver pendant la cuisson du saumon.

4 • **Cuisson du saumon :** Chauffer l'huile à feu moyen dans une casserole allant au four. Lorsqu'elle est chaude, placer le saumon dans la casserole, côté peau dessus. Cuire 3 à 4 minutes, puis transférer dans le four pendant 6 à 8 minutes suivant la cuisson souhaitée. Enduire immédiatement le saumon d'une fine couche de sauce tahini-miso. Ajouter les oignons nouveaux, la coriandre et les graines de sésame noir.

IDÉE D'ACCOMPAGNEMENT

Ce saumon ira à merveille avec des asperges rôties au beurre issu d'élevages en pâturage et agrémentées d'ail et de curcuma, avec lesquelles vous ferez fondre des épinards frais en fin de cuisson avant de parsemer le tout de graines de chanvre.

Chicken Fingers
au curcuma et aux amandes

POUR 2 À 3 PERSONNES

- 180 ml d'huile de coco vierge extra
- 1 œuf
- 450 g de blancs de poulet fermier bio coupés en lamelles
- 240 ml (120 g environ) de farine d'amande
- 1,5 c. à s. de curcuma en poudre
- 1 c. à c. de sel
- Poivre noir du moulin

Qui peut résister aux lamelles de poulet panées ? Dans cette recette, imaginée par la chef Liana Werner-Gray (auteure de *The Earth Diet*, non traduit en français), la farine d'amande et le curcuma forment une croûte magnifique qui évite de recourir aux céréales et à la panure classique et offre par ailleurs une utilisation gourmande du curcuma. Avec cette recette, vous pouvez aussi, si vous les préférez, confectionner des nuggets ; il suffit alors de découper le poulet en carrés. Les enfants en raffolent ! (J'ai baptisé ce plat en l'honneur de l'essai FINGER évoqué page 28.)

1 • Dans un petit bol, mélanger la farine d'amande, le curcuma, le sel et le poivre. Répandre le mélange dans une assiette

2 • Chauffer l'huile à feu moyen-fort dans une grande poêle...

3 • Pendant que l'huile chauffe, battre l'œuf dans un grand bol, ajouter le poulet et bien mélanger.

4• Sortir les lamelles de poulet de l'œuf battu et bien les enduire du mélange à la farine d'amande.
5• Tester l'huile en y mettant un peu de farine d'amande ; elle est prête lorsque cela grésille. Placer les lamelles de poulet dans la poêle et cuire 4 à 5 minutes de chaque côté jusqu'à ce qu'elles soient bien cuites et dorées.
6• Une fois la cuisson terminée, transférer sur une feuille d'essuie-tout pour absorber l'excès d'huile.

IDÉE D'ACCOMPAGNEMENT

Ce plat devrait bien se marier avec les Légumes verts sautés (page 358) ou la Salade de chou kale « mousseuse » (page 359).

Légumes verts sautés

POUR 2 À 3 PERSONNES

- 2 c. à s. d'huile d'olive vierge extra
- 1 oignon émincé
- 4 gousses d'ail pelées et écrasées
- 1 bouquet de chou kale, queues et nervures centrales retirées, feuilles découpées ou hachées (et/ou des épinards, des blettes, du pak choï...)
- ¼ c. à c. de sel
- ¼ c. à c. de poivre noir du moulin

Je fais souvent revenir mes légumes verts. Ils forment alors une excellente garniture pour les différents plats proposés ici. Après avoir placé dans la poêle le chou kale ou tout autre légume feuille vert sombre, couvrez toujours pour que la vapeur d'eau qui se dégage contribue à la cuisson.

1• Chauffer l'huile à feu moyen dans une grande poêle.

2• Ajouter l'oignon et cuire pendant 4 à 5 minutes, jusqu'à ce qu'il soit transparent. Ajouter l'ail et cuire de 1 à 2 minutes, jusqu'à ce qu'il dégage ses arômes.

3• Ajouter le chou kale, le sel et le poivre, réduire le feu sur moyen-faible, couvrir et laisser cuire en remuant de temps en temps jusqu'à ce qu'il soit tendre (environ 10 minutes).

IDÉE D'ACCOMPAGNEMENT

J'aime bien agrémenter ces légumes d'un steak haché de bœuf, d'un morceau de saumon sauvage, de 2 ou 3 œufs pochés ou au plat juste saisis, ou encore de quelques pilons de poulet.

Salade de chou kale « mousseuse »

Voici une délicieuse salade facile à préparer et tellement savoureuse qu'elle saura convertir les plus rétifs à la salade.

POUR 2 À 3 PERSONNES

- 1 bouquet de chou kale, queues et nervures centrales retirées (les garder pour faire du jus ou pour une utilisation ultérieure)
- 2 c. à s. d'huile d'olive vierge extra
- 2 c. à s. de vinaigre de cidre
- ½ poivron vert émincé
- 2 à 3 c. à s. de levure de bière
- 1 c. à c. de poudre d'ail
- ¾ c. à c. de sel

1• Déchirer les feuilles de chou kale en petits morceaux et les placer dans un grand bol.

2• Ajouter l'huile et le vinaigre et mélanger ou masser pour incorporer de la vinaigrette dans les feuilles afin de les attendrir. Ajouter le poivron vert, la levure de bière, la poudre d'ail et le sel, et bien mélanger.

IDÉE D'ACCOMPAGNEMENT

Dégustez tel quel ou ajoutez quelques anchois. Vous pouvez également surmonter la salade d'un steak haché de bœuf.

Chocolat brut
le super aliment du cerveau

POUR 2 À 3 PERSONNES

- 240 ml de beurre de cacao finement haché
- 240 ml d'huile de coco vierge extra
- 2 c. à s. d'édulcorant sans sucre de votre choix (de préférence l'érythritol, la stevia ou le monk fruit)
- ½ c. à c. de vanille en poudre
- 1 pincée de sel de mer
- 3 sachets d'élixir de champignon Crinière de lion Four Sigmatic (ou 1 c. à c. bombée d'extrait de champignon Crinière de lion) (facultatif)
- 240 ml de poudre de cacao cru non sucré, plus si besoin

Les revues scientifiques s'intéressent actuellement beaucoup au chocolat noir en raison de ses bienfaits sur la cognition. Pour élaborer une recette sans sucre, j'ai fait appel à mon ami Tero Isokauppila. Tero est le fondateur de l'entreprise Four Sigmatic spécialisée dans les champignons, mais c'est également un grand spécialiste du cacao, le principal ingrédient du chocolat.

1 • Placer le beurre de cacao dans un bain-marie, ou dans un bol résistant à la chaleur placé sur une casserole d'eau frémissante (le bol ne doit pas toucher l'eau et le feu doit être doux pour préserver les enzymes et les propriétés du cacao bénéfiques pour le cerveau). Mélanger jusqu'à ce que le beurre soit complètement fondu. Ajouter l'huile de coco et homogénéiser à l'aide d'un batteur ou d'un mousseur à lait afin d'émulsionner les matières grasses. Ajouter l'édulcorant, la vanille en poudre, le sel et, le cas échéant, le champignon Crinière de lion. Battre de nouveau pour mélanger.

2 • Ajouter doucement la poudre de cacao au mélange pour obtenir la consistance d'une crème épaisse. Augmenter la quantité si nécessaire.

3 • Verser le mélange dans des bacs à glaçons et placer au congélateur pendant 30 à 60 minutes pour faire durcir la préparation. Avant de servir, sortir du congélateur et laisser 5 à 10 minutes à température ambiante.

COMPLÉMENTS ALIMENTAIRES

Huile de poisson (EPA/DHA)

Huile de poisson, que je t'aime ! Une huile de poisson de bonne qualité constitue une source abondante et pratique d'acides gras oméga-3 EPA et DHA, et l'adopter dans votre alimentation pourrait se révéler une mesure particulièrement efficace pour favoriser la santé et le bon fonctionnement de votre cerveau. J'emporte toujours avec moi mon huile de poisson lorsque je voyage et les jours où je mange du poisson gras sont les seuls où je renonce à en prendre. Il est important de toujours regarder la quantité d'EPA et de DHA, et *non* la quantité totale d'huile. Par exemple, un complément alimentaire qui contient 1000 mg d'huile de poisson et une proportion relativement faible d'EPA et de DHA est de qualité médiocre.

Recommandations : Votre consommation quotidienne d'huile de poisson ou de poisson gras devrait vous apporter des triglycérides à hauteur de 500 mg de DHA et 1000 mg d'EPA. Gardez au réfrigérateur votre huile de poisson pour qu'elle ne rancisse pas.

• QUE SAVENT LES BALEINES QUE NOUS IGNORONS ? HUILE DE POISSON ET HUILE DE KRILL •

Le large éventail des matières grasses présentes dans l'organisme se retrouve dans les acides gras des triglycérides. Les membranes cellulaires, y compris celles des neurones, sont toutefois constituées de phospholipides et non de triglycérides. Alors que de nombreux suppléments d'huile de poisson contiennent des oméga-3 DHA et EPA sous forme de triglycérides, les oméga-3 issus de l'huile de krill sont sous la forme de phospholipides, comme ceux des membranes cellulaires (l'huile de krill est élaborée à partir de petits crustacés entrant pour une large part dans l'alimentation des baleines).

Bien que la majorité des études validant l'utilisation des suppléments d'oméga-3 pour la santé et le fonctionnement du cerveau repose sur l'utilisation de l'huile de poisson, de nouvelles études suggèrent que l'huile de krill pourrait fournir une forme d'oméga-3 plus performante et biodisponible, en particulier le DHA, plus facilement absorbé et incorporé dans les membranes neuronales. L'huile de krill contient par ailleurs un certain nombre d'autres nutriments vitaux, comme la choline et l'astaxanthine. La première est le précurseur du neurotransmetteur acétylcholine, essentiel au bon fonctionnement de la mémoire, et la seconde est un puissant antioxydant liposoluble.

Faut-il donc préférer l'huile de krill à l'huile de poisson ? La solution la plus raisonnable consiste à consommer du poisson sauvage, qui contient de l'EPA et du DHA sous forme de triglycérides et de phospholipides. Les œufs de poisson (du caviar ou, pour les fans de sushi, de l'*ikura* ou du *tobiko*) constituent également une délicieuse source d'oméga-3 liés aux phospholipides. Si vous optez pour une supplémentation et que le coût n'est pas un problème, vous pouvez couvrir vos besoins de base avec de l'huile de poisson à base de triglycérides et de l'huile de krill. Si le coût ou le côté pratique sont problématiques, une huile de poisson à base de triglycérides de bonne qualité fera parfaitement l'affaire.

Vitamine D3

Une méta-analyse récente a révélé que parmi tous les facteurs de risques environnementaux pouvant entraîner la démence, une carence en vitamine D était le plus élevé. Une carence en vitamine D peut en outre nuire à la faculté du cerveau à synthétiser la sérotonine à partir du précurseur tryptophane et ainsi faire baisser le taux de ce neurotransmetteur dans le cerveau et provoquer confusion et dépression.

L'exposition aux rayons UVB du soleil constitue la principale source de vitamine D. De nos jours, nous sommes nombreux à passer la majeure partie de notre temps à l'intérieur, limitant l'exposition de notre peau au soleil, d'où une possible carence en vitamine D. Nous n'avons par ailleurs pas tous la même capacité à synthétiser la vitamine D. Les personnes jeunes en produisent davantage que les personnes plus âgées. Ainsi, une personne de 70 ans produit quatre fois moins de vitamine D lorsqu'elle s'expose au soleil qu'une personne de 20 ans.

Les personnes dont la peau est plus sombre produisent également moins de vitamine D (la mélanine, qui donne sa couleur brune à la peau, est un écran solaire naturel, fruit de l'évolution). Il peut donc s'avérer particulièrement important de prendre des suppléments pour les personnes de couleur qui vivent sous des latitudes septentrionales. La vitamine D étant liposoluble, elle se retrouve stockée dans les tissus adipeux des personnes en surpoids chez qui elle est donc moins disponible. C'est également le cas des autres vitamines liposolubles (comme la vitamine E), ce qui peut expliquer que les personnes obèses et en surpoids ont plus de risques de présenter une carence en vitamine D que les personnes plus minces ayant une exposition au soleil comparable. On estime que les 3/4 des adolescents et des adultes aux États-Unis présentent une carence en vitamine D, ce qui n'a sans doute rien d'une coïncidence vu l'épidémie d'obésité que l'on connaît.

• VITAMINE D : LA VITAMINE ANTIVIEILLISSEMENT ? •

Notre évolution s'est faite sous le soleil et nous sommes devenus dépendants de la vitamine D. Elle joue un rôle dans la régulation de l'expression de pratiquement un millier de gènes dans notre corps, soit presque 5 % du génome humain ! On pourrait presque la considérer comme une vitamine miracle, si ce n'est que la vitamine D n'est pas à proprement parler une vitamine, mais une hormone tributaire de l'exposition au soleil.

L'atténuation de la réponse pro-inflammatoire et la défense de nos cellules contre l'usure liée au vieillissement font partie des nombreuses tâches qui incombent à la vitamine D. En fait, il a été démontré que les femmes avec un taux compris entre 40 et 60 ng/ml présentaient des *télomères* plus longs que ceux des femmes du groupe de contrôle d'âge identique. Les télomères sont des structures qui protègent l'ADN du vieillissement dont la longueur diminue généralement avec l'âge. On pense qu'il est préférable à tout âge d'avoir des télomères plus longs.

Une autre étude a révélé que chez des jumelles monozygotes, celles qui présentaient le plus faible taux de vitamine D avaient des télomères plus courts, correspondant à 5 années de vieillissement biologique accéléré. On peut ainsi mieux déterminer si le vieillissement « en bonne santé » est un facteur inné lié à la nature (notre patrimoine génétique) ou un facteur acquis (notre environnement). Ces femmes avaient le même patrimoine génétique, mais sous le microscope, celles qui présentaient un taux de vitamine D plus faible semblaient plus âgées sur le plan biologique.

Si vous avez recours à une supplémentation, gardez à l'esprit qu'il est possible d'avoir un taux trop élevé de vitamine D dans le sang. La vitamine D augmente l'absorption du calcium et l'*hypercalcémie* (un taux excessif de calcium dans la circulation sanguine) est le risque majeur d'une hypervitaminose D (voir plus loin la section relative à la vitamine K2). Il peut en résulter des problèmes tels que la calcification des artères et les calculs rénaux. L'exposition au soleil n'engendre en revanche jamais d'hypervitaminose D, il faut juste penser à se protéger pour ne pas attraper de coups de soleil.

Alors qu'il n'existe aucun consensus sur le taux idéal de vitamine D, une concentration sanguine comprise entre 40 et 60 ng/ml semble conférer le taux le plus faible de mortalité toutes causes confondues sur une période de temps donnée, soit la mort non accidentelle quelle qu'en soit la cause. Une simple prise de sang suffira à contrôler votre taux. Selon l'Endocrine Society (la société d'endocrinologie, qui tient compte du rôle plus large de la vitamine D sur l'organisme sans se limiter à la seule santé des os), on peut commencer à parler de carence en deçà de 30 ng/ml.

Recommandation : 2000 à 5000 IU de vitamine D3 par jour, avec un contrôle tous les mois par un médecin pour vérifier que votre taux sanguin est bien compris entre 40 et 60 ng/ml.

Folates (vitamine B9), vitamine B12, vitamine B6

On trouve parmi les vitamines du groupe B, la vitamine B9, ou folates, et la vitamine B12, ou cobalamine. La vitamine B12 est essentielle au fonctionnement normal du système nerveux et pour prévenir l'anémie (une carence en globules rouges). Les folates, comme je l'ai évoqué dans la section relative aux légumes feuilles vert sombres, sont en outre essentiels à la *méthylation*. S'assurer d'un taux adéquat de folates (et de vitamine B12) permet de maintenir un faible niveau d'homocystéine, un acide aminé toxique. Une simple prise de sang permettra de déterminer votre taux d'homocystéine. Jusqu'à 30 % des personnes de plus de 65 ans dans le monde en ont un taux trop élevé [1].

Un lien a été établi entre un taux élevé d'homocystéine et des performances cognitives dégradées, mais aussi un risque de démence, d'infarctus et d'AVC deux fois plus élevé. Le risque de rétrécissement du cerveau est multiplié par 10 chez les patients qui présentent un taux élevé d'homocystéine par rapport à ceux dont le taux est normal [2]. La prise d'un complexe de vitamines B ou de multivitamines B comprenant des folates et les vitamines B12 et B6 peut permettre de rester à un niveau normal acceptable.

De nombreuses personnes consomment déjà un supplément de folates à leur insu, car ils sont ajoutés dans un grand nombre d'aliments sous forme d'acide folique, comme le pain [c'est le cas aux États-Unis et au Canada – NDE] et les multivitamines. Malheureusement, du fait d'une mutation génétique courante connue sous le nom de *MTHFR* (pour *méthylène tétrahydrofolate réductase*) de nombreuses personnes ne parviennent pas à transformer l'acide folique, la forme synthétique, en folates actifs ou *méthylfolate*. Il peut en résulter une hyperhomocystéinémie, entre autres.

Lors de la supplémentation avec des vitamines B, évitez les surdosages inutiles. La prise excessive de folates associée à une carence en vitamine B12 peut accélérer le vieillissement du cerveau, alors qu'un taux idéal des deux offre l'effet protecteur souhaité. Il suffit pour préserver un bon équilibre de consommer des aliments naturellement riches en folates (autrement dit des légumes) et de les accompagner de jaune d'œuf, de bœuf, de poulet, de saumon ou de sardines, des sources importantes de vitamine B12.

Recommandation : Dans la mesure du possible, essayez de tirer les vitamines B de votre alimentation. Demandez à votre médecin de contrôler vos taux de folates et de vitamine B12 en même temps que celui d'homocystéine. Envisagez de prendre des suppléments si vous avez un faible taux de vitamines B ou un taux trop élevé d'homocystéine (idéalement moins de 9 umol/l – plus le taux est faible, mieux c'est). Commencez avec une dose journalière de 400 microgrammes (µg) de folates (méthylfolate ou méthylène tétrahydrofolate), 500 µg de vitamine B12 (méthylcobalamine) et 20 mg de vitamine B6.

Vitamine K2

La vitamine K2 est un nutriment essentiel. Elle intervient dans l'homéostasie du calcium pour s'assurer qu'il reste là où il doit se trouver (dans les os et dans les dents, par exemple) et qu'il ne se concentre pas là où il est indésirable (comme dans les artères et dans les reins). De nombreuses personnes, y compris des médecins, font une confusion entre la vitamine K2 et la vitamine K1 liée à la coagulation. Alors qu'une carence en vitamine K1 est rare et facile à repérer au travers des saignements et des hématomes excessifs qu'elle provoque, le manque de vitamine K2 est sans doute plus courant, mais, malheureusement, ne présente pas de signes visibles. La prise de vitamine K2 a par ailleurs été associée à une diminution de l'incidence de cancer, à une plus forte sensibilité à l'insuline, à une meilleure santé cérébrale.
Recommandation : 50 à 100 µg de vitamine K2 MK-7 par jour.

Curcuma

Le curcuma est un rhizome utilisé depuis des millénaires dans la cuisine ayurvédique. Il offre deux composés importants, la curcumine, un polyphénol pourvu de propriétés anti-inflammatoires reconnues et le turmérone aromatique, qui pourrait favoriser le développement des cellules souches dans le cerveau. Je vous recommande d'en utiliser en cuisine et d'en prendre un supplément si nécessaire en cas de douleurs ou d'inflammation.
Recommandation : 500 à 1000 mg de curcuma selon les besoins. Veillez

à utiliser une formulation contenant de la pipérine (extrait de poivre noir) pour accroître la biodisponibilité. L'extrait de rhizome de curcuma ou le phytosome de curcuma sont censés être des formulations présentant une meilleure biodisponibilité.

Astaxanthine

L'astaxanthine, qui donne leur couleur caractéristique au saumon sauvage et aux flamants roses, est un caroténoïde que l'on trouve habituellement dans l'huile de krill. Bien que les études sur cet antioxydant méconnu sont assez limitées, elles sont pour moi suffisamment éloquentes pour justifier une prise quotidienne. Il a été démontré que l'astaxanthine offrait des bienfaits à l'ensemble de l'organisme, notamment un renforcement de la fonction cognitive, une protection de la peau contre les dommages provoqués par le soleil, une amélioration de l'aspect de la peau, une protection des yeux, une diminution de l'inflammation, une conversion des lipides présents dans le sang en un profil plus « cardioprotecteur », de puissants effets antioxydants et l'elimination des radicaux libres. Pour certains, ces bienfaits semblent dus à la capacité de l'astaxanthine à réguler positivement les gènes protecteurs contre les dommages que pourrait subir l'ADN et le stress lié au vieillissement, comme le *FOX03*. J'en prends chaque jour. Comme les autres caroténoïdes, l'astaxanthine est liposoluble et il faut donc veiller à l'accompagner de nourriture contenant des matières grasses.

Recommandation : 12 mg par jour avec un en-cas ou un repas contenant des matières grasses.

Probiotiques

Les études sur les probiotiques n'en sont qu'à leurs prémices et sont en plein essor. J'apprécie les aliments probiotiques (comme le kimchi et le kombucha), mais les compléter d'un supplément probiotique ne peut pas faire de mal, surtout si vous ne les appréciez pas à l'état naturel.

Recommandation : Si vous optez pour une supplémentation, orientez-vous vers un probiotique contenant de nombreuses souches différentes (on trouve des centaines d'espèces de bactéries dans les intestins !), avec 5 à 10 milliards d'unités (UFC). La prise de probiotiques avec une source de fibres prébiotiques peut contribuer à une meilleure implantation de ces organismes dans l'environnement intestinal hautement compétitif.

Remerciements

MAX

Tant de personnes ont donné de leur temps, de leur intelligence, de leurs talents et de leurs compétences pour m'aider à réaliser cet ouvrage qu'il serait impossible de toutes les remercier nommément. C'est pourtant ce que je vais tenter de faire.

Je tiens tout d'abord à remercier tous les chercheurs des quatre coins du globe qui vouent leur vie à la recherche scientifique pour démontrer que les choix que nous opérons ont une incidence sur nos performances cognitives et notre santé mentale à long terme. Je remercie tout particulièrement les innombrables experts qui ont répondu à mes questions par téléphone, sur Skype, par courriel ou en m'accueillant dans leur laboratoire. En particulier : Robert Krikorian, Miia Kivipelto, Agnes Flöel, Suzanne de la Monte, Alessio Fasano, Lisa Mosconi, Mary Newport, Melissa Schilling, Nina Teicholz, James DiNicolantonio et Felice Jacka. Je remercie également les institutions qui m'ont accueilli : le Langone Medical Center de l'université de New York, l'université Harvard, l'université Brown, l'hôpital Weill Cornell Medicine et l'hôpital presbytérien de New York, l'Alzheimer's Prevention Clinic, le Karolinska Institutet et l'hôpital de la Charité.

Un grand merci à Richard Isaacson, mon mentor, collègue et ami. Tu m'as beaucoup appris sur la science. Je te suis reconnaissant de me permettre de collaborer à certaines de tes recherches et je me réjouis à l'idée de nos futurs projets communs. (Y compris les cours de spinning.)

Je remercie mon agent littéraire, Giles Anderson : tes conseils tout au long de ce labeur ont été inestimables.

L'équipe Harper Wave : vous êtes tous formidables. Je suis ravi de notre collaboration sur cet ouvrage. Karen, vous êtes lumineuse. Sarah, merci pour votre travail d'édition. Je suis plus que fier de ce que nous avons accompli ensemble.

Paul Grewal, merci pour le temps que tu as consacré à mon livre et pour ton expertise inestimable. Je n'aurais pas pu choisir un collaborateur meilleur ou plus brillant.

Mehmet Oz, Ali Perry et toute l'équipe de Dr Oz. Je trouve vraiment formidable d'être invité en « expert incontournable » dans l'émission et c'est un honneur de m'en prévaloir.

Craig et Sarah Clemens, vous avez toute mon amitié ! Craig, merci d'avoir baptisé mon bébé (ce livre) et d'avoir contribué par ton talent à son impact. J'attends avec impatience notre prochain karaoké.

Kristin Loberg, merci pour vos retours brillants et généreux pendant l'écriture de ce livre. Vous êtes une véritable inspiration. Je vous dois encore une séance de yoga.

Merci aux producteurs de l'émission de télévision *The Doctors* de m'avoir invité à plusieurs reprises et m'avoir permis de faire goûter à vos invités des aliments étranges mais bons pour la santé. Mes intentions sont les plus louables qui soient !

À mes amis du secteur de la santé et du bien-être, merci de m'avoir accueilli parmi vous et de m'avoir apporté aide et aspiration : David et Leize Perlmutter, Mark Hyman, William Davis, Terry Wahls, Mary Newport, Emily Fletcher, Kelly LeVeque, Mike Mutzel, Erin Matlock, James Maskell, Alex Doman, Mark Sisson, Pedram Shojai, Steven Gundry, Maria Shriver et l'équipe Digital Natives.

Écrire un livre demande une énorme quantité de travail et beaucoup de soutien. Merci à ces autres amis qui m'ont apporté de précieux avis, retours, suggestions ou commentaires, ou qui m'ont soutenu pendant mes moments de doutes (qui furent nombreux !) : Liana Werner-Gray, Tero Isokauppila, Michele Promaulayko, Crosby Tailor, Mary Shenouda, Amanda Cole, Kendall Dabaghi, Noah Berman, Misha Hyman, Mike Berman, Alex Kip, Chris Gartin, Ryan Star, Hilla Medalia, Rachel Beider, James Swanwick,

Alexandra Calma, Sean Carey, Dhru Purohit, Andrew Luer, Nariman Hamed et Matt Bilinsky. Si j'ai oublié votre nom, j'en suis désolé, mais contactez-moi et je vous inviterai à dîner.

Un grand merci à tous ceux qui me suivent sur Facebook, Twitter et Instagram et qui m'encouragent chaque jour à poursuivre ma quête de vérité. Vos messages sont pour moi une leçon d'humilité. Je tiens également à saluer les membres de The Cortex, mon groupe Facebook et mon équipe de terrain, ainsi que tous les destinataires de ma liste de diffusion. Je remercie en outre chaleureusement tous ceux qui ont participé à la campagne de financement participatif pour mon documentaire *Bread Head* (www.breadheadmovie.com), avec lequel tout a commencé. Merci, merci et encore merci pour votre aide. C'est très important pour moi.

Pour finir, je remercie mes deux frères, Andrew et Benny, mon père, Bruce, ma mère, Kathy, ainsi que Delilah.

PAUL

Je voudrais dans un premier temps remercier ma grand-mère, Jaspal Kaur, dont la longue lutte contre la maladie d'Alzheimer a démenti la puissance de son incroyable cerveau et de sa nature. De ses débuts peu prometteurs d'orpheline à Macao, à la création à elle seule de la première école primaire mixte de sa région de l'Inde, ce fut une pionnière et une précurseur. Si les stratégies mises en avant dans cet ouvrage peuvent permettre à une seule personne d'échapper à son sort, nos efforts n'auront pas été vains.

Merci à toi maman de nous avoir transmis une fraction de ton génie. Papa, je suis heureux que ta mère t'ait chassé d'Inde lorsque tu as vendu tes manuels scolaires pour acheter des pigeons voyageurs.

Alex, Rikki, Sean, Jim, Upkar, merci pour vos retours et votre amitié.

Max, ce fut un honneur de faire ta connaissance et de travailler avec toi sur ce projet ; ce fut la chance de ma vie et je ne suis pas près d'oublier la confiance que tu m'as accordée en m'accueillant dans une entreprise si profondément personnelle.

Notes

CHAPITRE 1

1. Claire T. McEvoy et al., "Neuroprotective Diets Are Associated with Better Cognitive Function: The Health and Retirement Study," *Journal of the American Geriatrics Society* 65, no. 8 (2017).

2. P. Eriksson et al., "Neurogenesis in the Adult Human Hippocampus," *Nature Medicine* 4, no. 11 (1998): 1313–17.

3. J. Westfall, J. Mold, and L. Fagnan, "Practice-Based Research–'Blue Highways' on the NIH Roadmap," *Journal of the American Medical Association* 297, no. 4 (2007): 403–6.

4. O. Rogowski et al., "Waist Circumference as the Predominant Contributor to the Micro-Inflammatory Response in the Metabolic Syndrome: A Cross Sectional Study," *Journal of Inflammation* 26 (2010): 35.

5. NCD Risk Factor Collaboration, "Trends in Adult Body-Mass Index in 200 Countries from 1975 to 2014: A Pooled Analysis of 1698 Population-based Measurement Studies with 19.2 Million Participants," *Lancet* 387, no. 10026 (2016): 1377–96.

6. J. Blumberg et al., "Vitamin and Mineral Intake Is Inadequate for Most Americans: What Should We Advise Patients About Supplements?" supplement to *Journal of Family Practice* 65, no. 9 (2016): S1–8.

SUPERALIMENT DU CERVEAU N° 1 : L'HUILE D'OLIVE VIERGE EXTRA

1. M. Hopkin, "Extra-Virgin Olive Oil Mimics Painkiller," *Nature*, August 31, 2005, https://www.nature.com/news/2005/050829/full/news050829-11.html

2. A. Abuznait et al., "Olive-Oil-Derived Oleocanthal Enhances B-Amyloid Clearance as a Potential Neuroprotective Mechanism against Alzheimer's Disease: In Vitro and In Vivo Studies," *ACS Chemical Neuroscience* 4, no. 6 (2013): 973–82.

3. E. H. Martinez-Lapiscina et al., "Mediterranean Diet Improves Cognition: The PREDIMED-NAVARRA Randomised Trial," *Journal of Neurology, Neurosurgery, and Psychiatry* 84, no. 12 (2013): 1318–25.

4. J. A. Menendez et al., "Analyzing Effects of Extra-Virgin Olive Oil Polyphenols on Breast Cancer-Associated Fatty Acid Synthase Protein Expression Using Reverse-Phase Protein Microarrays," *International Journal of Molecular Medicine* 22, no. 4 (2008): 433–39.

CHAPITRE 2

1. A. Gotto Jr., "Evolving Concepts of Dyslipidemia, Atherosclerosis, and Cardiovascular Disease: The Louis F. Bishop Lecture," *Journal of the American College of Cardiology* 46, no. 7 (2005): 1219–24.

2. I. Leslie, "The Sugar Conspiracy," *Guardian*, April 7, 2016, http://www.theguardian.com/society/2016/apr/07/the-sugar-conspiracy-robert-lustig-john-yudkin?CMP=share_btn_tw

3. C. Kearns, L. Schmidt, and S. Glantz, "Sugar Industry and Coronary Heart Disease Research: A Historical Analysis of Internal Industry Documents," *JAMA Internal Medicine* 176, no. 11 (2016): 1680–85.

4. A. O'Connor, "Coca-Cola Funds Scientists Who Shift Blame for Obesity Away from Bad Diets," *New York Times*, August 9, 2015, https://well.blogs.nytimes.com/2015/08/09/coca-cola-funds-scientists-who-shift-blame-for-obesity-away-from-bad-diets/?_r=0.

5. L. Lluis et al., "Protective Effect of the Omega-3 Polyunsaturated Fatty Acids: Eicosapentaenoic Acid/Docosahexaenoic Acid 1:1 Ratio on Cardiovascular Disease Risk Markers in Rats," *Lipids in Health and Disease* 12, no. 140 (2013): 140.

6. National Cancer Institute, "Table 2. Food Sources of Total Omega 6 Fatty Acids (18:2 + 20:4), Listed in Descending Order by Percentages of Their Contribution to Intake, Based on Data from the National Health and Nutrition Examination Survey 2005–2006," https://epi.grants.cancer.gov/diet/foodsources/fatty_acids/table2.html

7. K. Chen, M. Kazachkov, and P. H. Yu, "Effect of Aldehydes Derived from Oxidative Deamination and Oxidative Stress on B-Amyloid Aggregation; Pathological Implications to Alzheimer's Disease," *Journal of Neural Transmission* 114 (2007): 835–39.

8. R. A. Vaishnav et al., "Lipid Peroxidation-Derived Reactive Aldehydes Directly and Differentially Impair Spinal Cord and Brain Mitochondrial Function," *Journal of Neurotrauma* 27, no. 7 (2010): 1311–20.

9. G. Spiteller and M. Afzal, "The Action of Peroxyl Radicals, Powerful Deleterious Reagents, Explains Why Neither Cholesterol nor Saturated Fatty Acids Cause Atherogenesis and Age-Related Diseases," *Chemistry* 20, no. 46 (2014): 14298–345.

10. T. L. Blasbalg et al., "Changes in Consumption of Omega-3 and Omega-6 Fatty Acids in the United States During the 20th Century," *American Journal of Clinical Nutrition* 93, no. 5 (2011): 950–62.

11. S. O'Keefe et al., "Levels of Trans Geometrical Isomers of Essential Fatty Acids in Some Unhydrogenated US Vegetable Oils," *Journal of Food Lipids* 1, no. 3 (1994): 165–76.

12. A. P. Simopoulos, "Evolutionary Aspects of Diet: The Omega-6/Omega-3 Ratio and the Brain," *Molecular Neurobiology* 44, no. 2 (2011): 203–15.

13. J. Kiecolt-Glaser et al., "Omega-3 Supplementation Lowers Inflammation and Anxiety in Medical Students: A Randomized Controlled Trial," *Brain, Behavior, and Immunity* 25, no. 8 (2011): 1725–34.

14. L. White et al., "Prevalence of Dementia in Older Japanese-American Men in Hawaii: The Honolulu-Asia Aging Study," *Journal of the American Medical Association* 276, no. 12 (1996): 955–60.

15. D. S. Heron et al., "Lipid Fluidity Markedly Modulates the Binding of Serotonin to Mouse Brain Membranes," *Proceedings of the National Academy of Sciences* 77, no. 12 (1980): 7463–67.

16. A. V. WITTE ET AL., "Long-Chain Omega-3 Fatty Acids Improve Brain Function and Structure in Older Adults," *Cerebral Cortex* 24, no. 11 (2014): 3059–68; Aaron T. Piepmeier and Jennifer L. Etnier, "Brain-Derived Neurotrophic Factor (BDNF) as a Potential Mechanism of the Effects of Acute Exercise on Cognitive Performance," *Journal of Sport and Health Science* 4, no. 1 (2015): 14–23.

17. P. S. AISEN, "Serum Brain-Derived Neurotrophic Factor and the Risk for Dementia,"*Journal of the American Medical Association* 311, no. 16 (2014): 1684–85.

18. B.-H. LEE AND Y.-K. KIM, "The Roles of BDNF in the Pathophysiology of Major Depression and in Antidepressant Treatment," *Psychiatry Investigation* 7, no. 4 (2010): 231–35.

19. J. V. POTTALA ET AL., "Higher RBC EPA + DHA Corresponds with Larger Total Brain and Hippocampal Volumes: WHIMS-MRI Study," *Neurology* 82, no. 5 (2014): 435–42.

20. E. GALINSKY, "Executive Function Skills Predict Children's Success in Life and in School," *Huffington Post,* June 21, 2012, http://www.huffingtonpost.com/ellen-galinsky/executive-function-skills_1_b_1613422.html

21. K. SHEPPARD AND C. CHEATHAM, "Omega-6 to Omega-3 Fatty Acid Ratio and Higher-Order Cognitive Functions in 7- to 9-year-olds: A Cross-Sectional Study," *American Journal of Clinical Nutrition* 98, no. 3 (2013): 659–67.

22. M. H. BLOCH AND A. QAWASMI, "Omega-3 Fatty Acid Supplementation for the Treatment of Children with Attention-Deficit/Hyperactivity Disorder Symptomatology: Systematic Review and Meta-Analysis," *Journal of the American Academy of Child Adolescent Psychiatry* 50, no. 10 (2011): 991–1000; D. J. Bos et al., "Reduced Symptoms of Inattention after Dietary Omega-3 Fatty Acid Supplementation in Boys with and without Attention Deficit/Hyperactivity Disorder," *Neuropsychopharmacology* 40, no. 10 (2015): 2298–306.

23. A. V. WITTE ET AL. "LONG-CHAIN OMEGA-3 FATTY ACIDS IMPROVE BRAIN FUNCTION AND STRUCTURE IN OLDER ADULTS," *Cereb Cortex* 24, no. 11 (2014) : 3059-68.

24. G. P. AMMINGER ET AL., "Longer-Term Outcome in the Prevention of Psychotic Disorders by the Vienna Omega-3 Study," *Nature Communications* 6 (2015).

25. C. WENDLINGER AND W. VETTER, "High Concentrations of Furan Fatty Acids in Organic Butter Samples from the German Market," *Journal of Agricultural and Food Chemistry* 62, no. 34 (2014): 8740–44.

26. D. F. HORROBIN, "Loss of Delta-6-Desaturase Activity as a Key Factor in Aging," *Medical Hypotheses* 7, no. 9 (1981): 1211–20.

27. T. DECSI AND K. KENNEDY, "Sex-Specific Differences in Essential Fatty Acid Metabolism," *American Journal of Clinical Nutrition* 94, no. 6 (2011): 1914S–19S.

28. R. A. MATHIAS ET AL., "Adaptive Evolution of the FADS Gene Cluster within Africa,"*PLOS ONE* 7, no. 9 (2012): e44926.

29. Y. ALLOUCHE ET AL., "How Heating Affects Extra-Virgin Olive Oil Quality Indexes and Chemical Composition," *Journal of Agricultural and Food Chemistry* 55, no. 23 (2007): 9646–54; S. Casal et al., "Olive Oil Stability under Deep-Frying Conditions," *Food and Chemical Toxicology* 48, no. 10 (2010): 2972–79.

30. S. Staubo et al., "Mediterranean Diet, Micronutrients and Macronutrients, and MRI Measures of Cortical Thickness," *Alzheimer's & Dementia* 13, no. 2 (2017): 168–77.

31. C. Valls-Pedret et al., "Mediterranean Diet and Age-Related Cognitive Decline," *JAMA Internal Medicine* 175, no. 7 (2015): 1094–103.

32. W. M. Fernando et al., "The Role of Dietary Coconut for the Prevention and Treatment of Alzheimer's Disease: Potential Mechanisms of Action," *British Journal of Nutrition* 114, no. 1 (2015): 1–14; B. Jarmolowska et al., "Changes of Beta-Casomorphin Content in Human Milk During Lactation," *Peptides* 28, no. 10 (2007): 1982–86.

33. E. Martinez Steele et al., "Ultra-Processed Foods and Added Sugars in the US Diet: Evidence from a Nationally Representative Cross-Sectional Study," *BMJ Open* 6 (2016).

34. C. Amadieu et al., "Nutrient Biomarker Patterns and Long-Term Risk of Dementia in Older Adults," *Alzheimer's & Dementia* 13, no. 10 (2017).

35. B. M. Volk et al., "Effects of Step-wise Increases in Dietary Carbohydrate on Circulating Saturated Fatty Acids and Palmitoleic Acid in Adults with Metabolic Syndrome," *PLOS ONE* 9, no. 11 (2014): e113605.

36. C. Forsythe et al., "Comparison of Low Fat and Low Carbohydrate Diets on Circulating Fatty Acid Composition and Markers of Inflammation," *Lipids* 43, no. 1 (2008): 65–77.

37. F. Jacka et al., "Western Diet Is Associated with a Smaller Hippocampus: A Longitudinal Investigation," *BMC Medicine* 13 (2015): 215.

38. A. Wu et al., "A Saturated-Fat Diet Aggravates the Outcome of Traumatic Brain Injury on Hippocampal Plasticity and Cognitive Function by Reducing Brain-Derived Neurotrophic Factor," *Neuroscience* 119, no. 2 (2003): 365–75.

39. D. DiSalvo, "How a High-Fat Diet Could Damage Your Brain," Forbes.com, November 30, 2015, http://www.forbes.com/sites/daviddisalvo/2015/11/30/how-a-high-fat-diet-could-damage-your-brain/#2f784e59661c

40. G. L. Bowman et al., "Nutrient Biomarker Patterns, Cognitive Function, and MRI Measures of Brain Aging," *Neurology* 78, no. 4 (2011).

41. B. Golomb, "A Fat to Forget: Trans Fat Consumption and Memory," *PLOS ONE* 10, no. 6 (2015).

42. M. Zamroziewicz et al., "Parahippocampal Cortex Mediates the Relationship between Lutein and Crystallized Intelligence in Healthy, Older Adults," *Frontiers in Aging Neuroscience* 8 (2016).

43. M. J. Brown et al., "Carotenoid Bioavailability Is Higher from Salads Ingested with Full-Fat than with Fat-Reduced Salad Dressings as Measured with Electromechanical Detection," *American Journal of Clinical Nutrition* 80, no. 2 (2004): 396–403.

44. A. Patterson Neubert, "Study: Top Salads with Eggs to Better Absorb Vegetables' Carotenoids," Purdue University, June 4, 2015, http://www.purdue.edu/newsroom/releases/2015/Q2/study-top-salads-with-eggs-to-better-absorb-vegetables-carotenoids-.html

CHAPITRE 3

1. L. CORDAIN ET AL., "Plant-Animal Subsistence Ratios and Macronutrient Energy Estimations in Worldwide Hunter-Gatherer Diets," *American Journal of Clinical Nutrition* 71, no. 3 (2000): 682–92.

2. M. STEELE, Monteiro CA, "Association between Dietary Share of Ultra-Processed Foods and Urinary Concentrations of Phytoestrogens in the US," *Nutrients* 28, no. 3 (2017) pii: E209.

3. J. B. BLUMBERG ET AL., "Vitamin and Mineral Intake Is Inadequate for Most Americans: What Should We Advise Patients About Supplements? ," *J Fam Pract* 65, no. 9 Suppl (2016):S1-S8.

4. L. KILLIN ET AL., "Environmental Risk Factors for Dementia: A Systematic Review," *BMC Geriatrics* 16 (2016): 175.

5. CREIGHTON UNIVERSITY, "Recommendation for Vitamin D Intake Was Miscalculated, Is Far Too Low, Experts Say," ScienceDaily, March 17, 2015, https://www.sciencedaily.com/releases/2015/03/150317122458.htm

6. A. ROSANOFF, C. M. Weaver, and R. K. Rude, "Suboptimal Magnesium Status in the United States: Are the Health Consequences Underestimated?" *Nutrition Review* 70, no. 3 (2012): 153–64.

7. P. ANDERSON, "Inflammatory Dietary Pattern Linked to Brain Aging," Medscape, July 17, 2017, https://www.medscape.com/viewarticle/883038

8. T. LYONS, "Glycation and Oxidation of Proteins: A Role in the Pathogenesis of Atherosclerosis," in *Drugs Affecting Lipid Metabolism* (Kluwer Academic Publishers, 1993), 407–20.

9. J. URIBARRI ET AL., "Circulating Glycotoxins and Dietary Advanced Glycation Endproducts: Two Links to Inflammatory Response, Oxidative Stress, and Aging," *Journals of Gerontology, Series A: Biological Sciences and Medical Sciences* 62, no. 4 (2007): 427–33.

10. P. I. MOREIRA ET AL., "Oxidative Stress and Neurodegeneration," *Annals of the New York Academy of Sciences* 1043 (2005): 545–52.

11. N. SASAKI ET AL., "Advanced Glycation End Products in Alzheimer's Disease and Other Neurodegenerative Diseases," *American Journal of Pathology* 153, no. 4 (1998): 1149–55.

12. M. S. BEERI ET AL., "Serum Concentration of an Inflammatory Glycotoxin, Methylglyoxal, Is Associated with Increased Cognitive Decline in Elderly Individuals," *Mechanisms of Ageing and Development* 132, no. 11–12 (2011): 583–87; K. Yaffe et al., "Advanced Glycation End Product Level, Diabetes, and Accelerated Cognitive Aging," *Neurology* 77, no. 14 (2011): 1351–56; Weijing Cai et al., "Oral Glycotoxins Are a Modifiable Cause of Dementia and the Metabolic Syndrome in Mice and Humans," *Proceedings of the National Academy of Sciences* 111, no. 13 (2014): 4940–45.

13. AMERICAN ACADEMY OF NEUROLOGY, "Lower Blood Sugars May Be Good for the Brain," ScienceDaily, October 23, 2013, https://www.sciencedaily.com/releases/2013/10/131023165016.htm.

14. AMERICAN ACADEMY OF NEUROLOGY, "Even in Normal Range, High Blood Sugar Linked to Brain Shrinkage," ScienceDaily, September 4, 2012, https://www.sciencedaily.com/releases/2012/09/120904095856.htm

15. M. A. Virtue et al., "Relationship between GHb Concentration and Erythrocyte Survival Determined from Breath Carbon Monoxide Concentration," *Diabetes Care* 27, no. 4 (2004): 931–35.

16. C. Luevano-Contreras and K. Chapman-Novakofski, "Dietary Advanced Glycation End Products and Aging," *Nutrients* 2, no. 12 (2010): 1247–65.

17. S. Swamy-Mruthinti et al., "Evidence of a Glycemic Threshold for the Development of Cataracts in Diabetic Rats," *Current Eye Research* 18, no. 6 (1999): 423–29.

18. N. G. Rowe et al., "Diabetes, Fasting Blood Glucose and Age-Related Cataract: The Blue Mountains Eye Study," *Ophthalmic Epidemiology* 7, no. 2 (2000): 106–14.

19. M. Krajcovicova-Kudlackova et al., "Advanced Glycation End Products and Nutrition," *Physiological Research* 51, no. 2 (2002): 313–16.

20. N. J. Kellow et al., "Effect of Dietary Prebiotic Supplementation on Advanced Glycation, Insulin Resistance and Inflammatory Biomarkers in Adults with Pre-diabetes: A Study Protocol for a Double-Blind Placebo-Controlled Randomised Crossover Clinical Trial," *BMC Endocrine Disorders* 14, no. 1 (2014): 55.

21. V. Lecoultre et al., "Effects of Fructose and Glucose Overfeeding on Hepatic Insulin Sensitivity and Intrahepatic Lipids in Healthy Humans," *Obesity (Silver Spring)* 21, no. 4 (2013): 782–85.

22. Q. Meng et al., "Systems Nutrigenomics Reveals Brain Gene Networks Linking Metabolic and Brain Disorders," *EBioMedicine* 7 (2016): 157–66.

23. D.-G. Kim et al., "Non-alcoholic Fatty Liver Disease Induces Signs of Alzheimer's Disease (AD) in Wild-Type Mice and Accelerates Pathological Signs of AD in an AD Model," *Journal of Neuroinflammation* 13 (2016).

24. M. Ledochowski et al., "Fructose Malabsorption Is Associated with Decreased PlasmaTryptophan," *Scandinavian Journal of Gastroenterology* 36, no. 4 (2001): 367–71.

25. M. Ledochowski et al., "Fructose Malabsorption Is Associated with Early Signs of Mental Depression," *European Journal of Medical Research* 17, no. 3 (1998): 295–98.

26. S. L. Macauley et al., "Hyperglycemia Modulates Extracellular Amyloid-β Concentrations and Neuronal Activity in Vivo," *Journal of Clinical Investigation* 125, no. 6 (2015): 2463.

27. P. K. Crane et al., "Glucose Levels and Risk of Dementia," *New England Journal of Medicine* 2013, no. 369 (2013): 540–48.

28. D. Johnston Alperet et al., "Influence of Temperate, Subtropical, and Tropical Fruit Consumption on Risk of Type 2 Diabetes in an Asian Population," *American Journal of Clinical Nutrition* 105, no. 3 (2017).

29. Y. Gu et al., "Mediterranean Diet and Brain Structure in a Multiethnic Elderly Cohort," *Neurology* 85, no. 20 (2015): 1744–51.

30. S. C. Staubo et al., "Mediterranean diet, micronutrients and macronutrients, and MRI measures of cortical thickness," *Alzheimers Dement* 13, no. 2 (2017):168-177.

31. E. E. Devore et al., "Dietary Intakes of Berries and Flavonoids in Relation to Cognitive Decline," *Annals of Neurology* 72, no. 1 (2012): 135–43.

32. M. C. Morris et al., "MIND Diet Associated with Reduced Incidence of Alzheimer's Disease," *Alzheimer's & Dementia* 11, no. 9 (2015): 1007–14.

33. A. O'Connor, "Coca-Cola Funds Scientists Who Shift Blame for Obesity Away From Bad Diets," *New York Times*, August 2015, https://well.blogs.nytimes.com/2015/08/09/coca-cola-funds-scientists-who-shift-blame-for-obesity-away-from-bad-diets/

34. C. J. Murray et al., "The State of US Health, 1990–2010: Burden of Diseases, Injuries, and Risk Factors," *Journal of the American Medical Association* 310, no. 6 (2013): 591–606.

35. S. Jones, "11,774 Terror Attacks Worldwide in 2015; 28,328 Deaths Due to Terror Attacks," CNSNews.com, June 3, 2016, https://www.cnsnews.com/news/article/susan-jones/11774-number-terror-attacks-worldwide-dropped-13-2015

36. R. Proctor, "The History of the Discovery of the Cigarette–Lung Cancer Link: Evidentiary Traditions, Corporate Denial, Global Toll," *Tobacco Control* 21, no. 2 (2011): 87–91.

SUPERALIMENT DU CERVEAU N° 3 : LES MYRTILLES

1. C. M. Williams et al., "Blueberry-Induced Changes in Spatial Working Memory Correlate with Changes in Hippocampal CREB Phosphorylation and Brain-Derived Neurotrophic Factor (BDNF) Levels," *Free Radical Biological Medicine* 45, no. 3 (2008): 295–305.

2. R. Krikorian et al., "Blueberry Supplementation Improves Memory in Older Adults," *Journal of Agricultural Food Chemistry* 58, no. 7 (2010): 3996–4000.

3. E. Devore et al., "Dietary Intakes of Berries and Flavonoids in Relation to Cognitive Decline," *Annals of Neurology* 72, no. 1 (2012): 135–43.

4. M. C. Morris et al., "MIND Diet Slows Cognitive Decline with Aging," *Alzheimer's & Dementia* 11, no. 9 (2015): 1015–22.

CHAPITRE 4

1. K. de Punder and L. Pruimboom, "The Dietary Intake of Wheat and Other Cereal Grains and Their Role in Inflammation," *Nutrients* 5, no. 3 (2013): 771–87.

2. Ibid.

3. J. R. Kraft and W. H. Wehrmacher, "Diabetes–A Silent Disorder," *Comprehensive Therapy* 35, nos. 3–4 (2009): 155–59.

4. J.-S. Joyal et al., "Retinal Lipid and Glucose Metabolism Dictates Angiogenesis through the Lipid Sensor Ffar1," *Nature Medicine* 22, no. 4 (2016): 439–45.

5. C.-J. Chiu et al., "Dietary Carbohydrate and the Progression of Age-Related Macular Degeneration: A Prospective Study from the Age-Related Eye Disease Study," *American Journal of Clinical Nutrition* 86, no. 4 (2007): 1210–18.

6. M. Harber et al., "Alterations in Carbohydrate Metabolism in Response to Short-Term Dietary

Carbohydrate Restriction," *American Journal of Physiology–Endocrinology and Metabolism* 289, no. 2 (2005): E306–12.

7. B. Morris et al., "*FOX03*: A Major Gene for Human Longevity–A Mini-Review," *Gerontology* 61, no. 6 (2015): 515–25.

8. Ibid.

9. V. Renault et al., "*FOX03* Regulates Neural Stem Cell Homeostasis," *Cell Stem Cell* 5 (2009): 527–39.

10. J. M. Bao et al., "Association between *FOX03*A Gene Polymorphisms and Human Longevity: A Meta-Analysis," *Asian Journal of Andrology* 16, no. 3 (2014): 446–52.

11. B. J. Morris et al., "FOXO3: A Major Gene for Human Longevity--A Mini-Review," *Gerontology* 61, no. 6 (2015): 515-25.

12. C. Crofts et al., "Hyperinsulinemia: A Unifying Theory of Chronic Disease?" *Diabesity* 1, no. 4 (2015): 34–43.

13. W. Q. Qui et al., "Insulin-Degrading Enzyme Regulates Extracellular Levels of Amyloid Beta-Protein by Degradation," *Journal of Biological Chemistry* 273, no. 49 (1998): 32730–38.

14. Y. M. Li and D. W. Dickson, "Enhanced Binding of Advanced Glycation Endproducts (AGE) by the ApoE4 Isoform Links the Mechanism of Plaque Deposition in Alzheimer's Disease," *Neuroscience Letters* 226, no. 3 (1997): 155–58.

15. A. Willette et al., "Insulin Resistance Predicts Brain Amyloid Deposition in Late Middle-Aged Adults," *Alzheimer's & Dementia* 11, no. 5 (2015): 504–10.

16. L. P. van der Heide et al., "Insulin Modulates Hippocampal Activity-Dependent Synaptic Plasticity in a N-Methyl-D-Aspartate Receptor and Phosphatidyl-Inositol-3-Kinase-Dependent Manner," *Journal of Neurochemistry* 94, no. 4 (2005): 1158–66.

17. H. Bruehl et al., "Cognitive Impairment in Nondiabetic Middle-Aged and Older Adults Is Associated with Insulin Resistance," *Journal of Clinical and Experimental Neuropsychology* 32, no. 5 (2010): 487–93.

18. K. Anstey et al., "Association of Cognitive Function with Glucose Tolerance and Trajectories of Glucose Tolerance over 12 Years in the AusDiab Study," *Alzheimer's Research & Therapy* 7, no. 1 (2015): 48; S. E. Young, A. G. Mainous 3rd, and M. Carnemolla, "Hyperinsulinemia and Cognitive Decline in a Middle-Aged Cohort," *Diabetes Care* 29, no. 12 (2006): 2688–93.

19. B. Kim and E. L. Feldman, "Insulin Resistance as a Key Link for the Increased Risk of Cognitive Impairment in the Metabolic Syndrome," *Exploratory Molecular Medicine* 47 (2015): e149.

20. D. Kapogiannis et al., "Dysfunctionally Phosphorylated Type 1 Insulin Receptor Substrate in Neural-Derived Blood Exosomes of Preclinical Alzheimer's Disease," *FASEB Journal* 29, no. 2 (2015): 589–96.

21. G. Collier and K. O'Dea, "The Effect of Coingestion of Fat on the Glucose, Insulin, and Gastric Inhibitory Polypeptide Responses to Carbohydrate and Protein," *American Journal of Clinical Nutrition* 37, no. 6 (1983): 941–44.

22. S. NORMAND ET AL., "Influence of Dietary Fat on Postprandial Glucose Metabolism (Exogenous and Endogenous) Using Intrinsically C-Enriched Durum Wheat," *British Journal of Nutrition* 86, no. 1 (2001): 3–11.

23. M. SORENSEN ET AL., "Long-Term Exposure to Road Traffic Noise and Incident Diabetes: A Cohort Study," *Environmental Health Perspectives* 121, no. 2 (2013): 217–22.

24. R. H. FREIRE ET AL., "Wheat Gluten Intake Increases Weight Gain and Adiposity Associated with Reduced Thermogenesis and Energy Expenditure in an Animal Model of Obesity," *International Journal of Obesity* 40, no. 3 (2016): 479–87; Fabíola Lacerda Pires Soares et al., "Gluten-Free Diet Reduces Adiposity, Inflammation and Insulin Resistance Associated with the Induction of PPAR-Alpha and PPAR-Gamma Expression," *Journal of Nutritional Biochemistry* 24, no. 6 (2013): 1105–11.

25. T. L. ANH NGUYEN ET AL., "How Informative Is the Mouse for Human Gut Microbiota Research?" *Disease Models & Mechanisms* 8, no. 1 (2015): 1–16.

26. M. S. TRYON ET AL., "Excessive Sugar Consumption May Be a Difficult Habit to Break: A View from the Brain and Body," *Journal of Clinical Endocrinology & Metabolism* 100, no. 6 (2015): 2239–47.

27. M. DE OLIVEIRA OTTO ET AL., "Everything in Moderation–Dietary Diversity and Quality, Central Obesity and Risk of Diabetes," *PLOS ONE* 10, no. 10 (2015).

28. S. A. KELLY ET AL., "Whole Grain Cereals for the Primary or Secondary Prevention of Cardiovascular Disease," *The Cochrane Library* (2017).

SUPERALIMENT DU CERVEAU N° 4 : LE CHOCOLAT NOIR

1. ADAM BRICKMAN ET AL., "Enhancing Dentate Gyrus Function with Dietary Flavanols Improves Cognition in Older Adults," *Nature Neuroscience* 17, no. 12 (2014): 1798–803.

2. G. CRICHTON, M. Elias, and A. Alkerwi, "Chocolate Intake Is Associated with Better Cognitive Function: The Maine-Syracuse Longitudinal Study," *Appetite* 100 (2016): 126–32.

CHAPITRE 5

1. M. L. ALOSCO ET AL., "The Adverse Effects of Reduced Cerebral Perfusion on Cognition and Brain Structure in Older Adults with Cardiovascular Disease," *Brain Behavior* 3, no. 6 (2013): 626–36.

2. P. W. SIRI-TARINO ET AL., "Meta-Analysis of Prospective Cohort Studies Evaluating the Association of Saturated Fat with Cardiovascular Disease," *American Journal of Clinical Nutrition* 91, no. 3 (2010): 535–46.

3. I. D. FRANTZ JR. ET AL., "Test of Effect of Lipid Lowering by Diet on Cardiovascular Risk. The Minnesota Coronary Survey," *Arteriosclerosis* 9, no. 1 (1989): 129–35.

4. C. RAMSDEN ET AL., "Re-evaluation of the Traditional Diet-Heart Hypothesis: Analysis of Recovered Data from Minnesota Coronary Experiment (1968–73)," *BMJ* 353 (2016); Anahad O'Connor, "A Decades-Old Study, Rediscovered, Challenges Advice on Saturated Fat," *New*

York Times, April 13, 2016, https://well.blogs.nytimes.com/2016/04/13/a-decades-old-study-rediscovered-challenges-advice-on-saturated-fat/

5. M. Orth and S. Bellosta, "Cholesterol: Its Regulation and Role in Central Nervous System Disorders," *Cholesterol* (2012).

6. P. K. Elias et al., "Serum Cholesterol and Cognitive Performance in the Framingham Heart Study," *Psychosomatic Medicine* 67, no. 1 (2005): 24–30.

7. R. West et al., "Better Memory Functioning Associated with Higher Total and Low Density Lipoprotein Cholesterol Levels in Very Elderly Subjects without the Apolipoprotein e4 Allele," *American Journal of Geriatric Psychiatry* 16, no. 9 (2008): 781–85.

8. B. G. Schreurs, "The Effects of Cholesterol on Learning and Memory," *Neuroscience & Biobehavioral Reviews* 34, no. 8 (2010): 1366–79; M. M. Mielke et al., "High Total Cholesterol Levels in Late Life Associated with a Reduced Risk of Dementia," *Neurology* 64, no. 10 (2005): 1689–95.

9. Credit Suisse, "Credit Suisse Publishers Report on Evolving Consumer Perceptions about Fat," PR Newswire, September 17, 2015, http://www.prnewswire.com/news-releases/credit-suisse-publishes-report-on-evolving-consumer-perceptions-about-fat-300144839.html

10. M.-L. Silaste et al., "Changes in Dietary Fat Intake Alter Plasma Levels of Oxidized Low-Density Lipoprotein and Lipoprotein(a)," *Arteriosclerosis, Thrombosis, and Vascular Biology* 24, no. 3 (2004): 495–503.

11. P. W. Siri-Tarino et al., "Saturated Fatty Acids and Risk of Coronary Heart Disease: Modulation by Replacement Nutrients," *Current Atherosclerosis Reports* 12, no. 6 (2010): 384–90.

12. V. A. Mustad et al., "Reducing Saturated Fat Intake Is Associated with Increased Levels of LDL Receptors on Mononuclear Cells in Healthy Men and Women," *Journal of Lipid Research* 38, no. 3 (March 1997): 459–68.

13. L. Li et al., "Oxidative LDL Modification Is Increased in Vascular Dementia and Is Inversely Associated with Cognitive Performance," *Free Radical Research* 44, no. 3 (2010): 241–48.

14. S. G. Hasselbalch et al., "Changes in Cerebral Blood Flow and Carbohydrate Metabolism during Acute Hyperketonemia," *American Journal of Physiology–Endocrinology and Metabolism* 270, no. 5 (1996): E746–51.

15. E. L. Wightman et al., "Dietary Nitrate Modulates Cerebral Blood Flow Parameters and Cognitive Performance in Humans: A Double-Blind, Placebo-Controlled, Crossover Investigation," *Physiological Behavior* 149 (2015): 149–58.

16. R. Memon et al., "Infection and Inflammation Induce LDL Oxidation In Vivo," *Arteriosclerosis, Thrombosis, and Vascular Biology* 20 (2000): 1536–42.

17. A. C. Vreugdenhil et al., "LPS-Binding Protein Circulates in Association with ApoB-Containing Lipoproteins and Enhances Endotoxin-LDL/VLDL Interaction," *Journal of Clinical Investigation* 107, no. 2 (2001): 225–34.

18. B. M. Charalambous et al., "Role of Bacterial Endotoxin in Chronic Heart Failure: The Gut of the Matter," *Shock* 28, no. 1 (2007): 15–23.

19. S. BISCHOFF ET AL., "Intestinal Permeability–A New Target for Disease Prevention and Therapy," *BMC Gastroenterology* 14 (2014): 189.

20. C. U. CHOI ET AL., "Statins Do Not Decrease Small, Dense Low-Density Lipoprotein," *Texas Heart Institute Journal* 37, no. 4 (2010): 421–28.

21. M. WENNER MOYER, "It's Not Dementia, It's Your Heart Medication: Cholesterol Drugs and Memory," *Scientific American*, September 1, 2010, https://www.scientificamerican.com/article/its-not-dementia-its-your-heart-medication/

22. "COENZYME Q10," Linus Pauling Institute–Macronutrient Information Center, Oregon State University, http://lpi.oregonstate.edu/mic/dietary-factors/coenzyme-Q10

23. I. MANSI ET AL., "Statins and New-Onset Diabetes Mellitus and Diabetic Complications: A Retrospective Cohort Study of US Healthy Adults," *Journal of General Internal Medicine* 30, no. 11 (2015): 1599–610.

24. S. MACAULEY ET AL., "Hyperglycemia Modulates Extracellular Amyloid-B Concentrations and Neuronal Activity In Vivo," *Journal of Clinical Investigation* 125, no. 6 (2015): 2463–67.

SUPERALIMENT DU CERVEAU N° 5 : LES ŒUFS

1. C. N. BLESSO ET AL., "Whole Egg Consumption Improves Lipoprotein Profiles and Insulin Sensitivity to a Greater Extent than Yolk-Free Egg Substitute in Individuals with Metabolic Syndrome," *Metabolism* 62, no. 3 (2013): 400–10.

2. G. HANDELMAN ET AL., "Lutein and Zeaxanthin Concentrations in Plasma after Dietary Supplementation with Egg Yolk," *American Journal of Clinical Nutrition* 70, no. 2 (1999): 247–51.

CHAPITRE 6

L. KOVÁ , "The biology of happiness. Chasing pleasure and human destiny," *EMBO reports* 13, no. 4 (2012): 297-302.

2. NCD RISK FACTOR COLLABORATION (NCD-RISC), "Trends in adult body-mass index in 200 countries from 1975 to 2014: a pooled analysis of 1698 population-based measurement studies with 19·2 million participants,". *Lancet* 387, no. 100026 (2016):1377-1396.

3. INSTITUTE FOR BASIC SCIENCE, "Team Suppresses Oxidative Stress, Neuronal Death Associated with Alzheimer's Disease," ScienceDaily, February 25, 2016, https://www.sciencedaily.com/releases/2016/02/160225085645.htm

4. J. EZAKI ET AL., "Liver Autophagy Contributes to the Maintenance of Blood Glucose and Amino Acid Levels," *Autophagy* 7, no. 7 (2011): 727–36.

5. H. WHITE AND B. VENKATESH, "Clinical Review: Ketones and Brain Injury," *Critical Care* 15, no. 2 (2011): 219.

6. R. L. VEECH ET AL., "Ketone Bodies, Potential Therapeutic Uses," *IUBMB Life* 51, no. 4 (2001): 241–47.

7. S. G. JARRETT ET AL., "The Ketogenic Diet Increases Mitochondrial Glutathione Levels," *Journal of Neurochemistry* 106, no. 3 (2008): 1044–51.

8. S. SLEIMAN ET AL., "Exercise Promotes the Expression of Brain Derived Neurotrophic Factor (BDNF) through the Action of the Ketone Body β-Hydroxybutyrate," *Cell Biology* (2016).

9. S. G. HASSELBALCH ET AL., "Changes in cerebral blood flow and carbohydrate metabolism during acute hyperketonemia," *Am J Physiol.* 270, no. 5 Pt 1 (1996):E746-51.

10. J.-J. HUBLIN AND M. P. RICHARDS, eds., *The Evolution of Hominin Diets: Integrating Approaches to the Study of Palaeolithic Subsistence* (Springer Science Business Media, 2009).

11. S. T. HENDERSON, "Ketone Bodies as a Therapeutic for Alzheimer's Disease," *Neurotherapeutics* 5, no. 3 (2008): 470–80.

12. S. BRANDHORST ET AL., "A Periodic Diet that Mimics Fasting Promotes Multi-System Regeneration, Enhanced Cognitive Performance, and Healthspan," *Cell Metabolism* 22, no. 1 (2016): 86–99.

13. C. RAE ET AL., "Oral Creatine Monohydrate Supplementation Improves Brain Performance: A Double-Blind, Placebo-Controlled, Cross-over Trial," *Proceedings of the Royal Society of London B: Biological Sciences* 270, no. 1529 (2003): 2147–50.

14. J. DELANGHE ET AL., "Normal Reference Values for Creatine, Creatinine, and Carnitine Are Lower in Vegetarians," *Clinical Chemistry* 35, no. 8 (1989): 1802–3.

15. R. DEMINICE ET AL., "Creatine Supplementation Reduces Increased Homocysteine Concentration Induced by Acute Exercise in Rats," *European Journal of Applied Physiology* 111, no. 11 (2011): 2663–70.

16. D. BENTON AND R. DONOHOE, "The Influence of Creatine Supplementation on the Cognitive Functioning of Vegetarians and Omnivores," *British Journal of Nutrition* 105, no. 7 (2011): 1100–1105.

17. R. N. SMITH, A. S. Agharkar, and E. B. Gonzales, "A Review of Creatine Supplementation in Age-Related Diseases: More than a Supplement for Athletes," *F1000Research* 3 (2014).

18. T. MCMORRIS ET AL., "Creatine Supplementation and Cognitive Performance in Elderly Individuals," *Aging, Neuropsychology, and Cognition* 14, no. 5 (2007): 517–28.

19. M. P. LAAKSO ET AL., "Decreased Brain Creatine Levels in Elderly Apolipoprotein E ε4 Carriers," *Journal of Neural Transmission* 110, no. 3 (2003): 267–75.

20. A. L. ROGOVIK AND R. D. GOLDMAN, "Ketogenic Diet for Treatment of Epilepsy," *Canadian Family Physician* 56, no. 6 (2010): 540–42.

21. Z. ZHAO ET AL., "A Ketogenic Diet as a Potential Novel Therapeutic Intervention in Amyotrophic Lateral Sclerosis," *BMC Neuroscience* 7, no. 29 (2006).

22. R. KRIKORIAN ET AL., "Dietary Ketosis Enhances Memory in Mild Cognitive Impairment," *Neurobiology of Aging* 425, no. 2 (2012): 425e19–27; Matthew Taylor et al., "Feasibility and efficacy data from a ketogenic diet intervention in Alzheimer's disease," *Alzheimer's & Dementia: Translational Research and Clinical Interventions* (2017).

23. S. DJIOGUE ET AL., "Insulin Resistance and Cancer: The Role of Insulin and IGFs," *Endocrine-Related Cancer* 20, no. 1 (2013): R1–17.

24. M. P. HARBER ET AL., "Alterations in carbohydrate metabolism in response to short-term dietary carbohydrate restriction," *Am J Physiol Endocrinol Metab.* 298, no. 2 (2005): E306-12.

25. H. PENTIKÄINEN ET AL., "Muscle Strength and Cognition in Ageing Men and Women: The DR's EXTRA Study," *European Geriatric Medicine* 8 (2017).

26. S. T. HENDERSON, "Ketone Bodies as a Therapeutic for Alzheimer's disease," *Neurotherapeutics* 5, no. 3 (2008): 470-80.

27. E. M. REIMAN ET AL., "Functional Brain Abnormalities in Young Adults at Genetic Risk for Late-Onset Alzheimer's Dementia," *Proceedings of the National Academy of Sciences USA* 101, no. 1 (2004): 284–89.

28. S. T. HENDERSON, "High Carbohydrate Diets and Alzheimer's Disease," *Medical Hypotheses* 62, no. 5 (2004): 689–700.

29. H. C. HENDRIE ET AL., "APOE ε4 and the Risk for Alzheimer Disease and Cognitive Decline in African Americans and Yoruba," *International Psychogeriatrics* 26, no. 6 (2014): 977–985.

30. S. T. HENDERSON, "High carbohydrate diets and Alzheimer's disease," *Med Hypotheses* 62, no. 5 (2004):689-700.

31. K. TALBOT ET AL., "Demonstrated Brain Insulin Resistance in Alzheimer's Disease Patients Is Associated with IGF-1 Resistance, IRS-1 Dysregulation, and Cognitive Decline," *Journal of Clinical Investigation* 122, no. 4 (2012).

32. D. E. BREDESEN, "Reversal of Cognitive Decline: A Novel Therapeutic Program," *Aging* 6, no. 9 (2014): 707.

33. S. C. CUNNANE ET AL., "Can Ketones Help Rescue Brain Fuel Supply in Later Life? Implications for Cognitive Health during Aging and the Treatment of Alzheimer's Disease," *Frontiers in Molecular Neuroscience* 9 (2016): 53.

34. M. GASIOR, M. A. Rogawski, and A. L. Hartman, "Neuroprotective and Disease-Modifying Effects of the Ketogenic Diet," *Behavioral Pharmacology* 17, nos. 5–6 (2006): 431–39.

35. S. L. KESL ET AL., "Effects of Exogenous Ketone Supplementation on Blood Ketone, Glucose, Triglyceride, and Lipoprotein Levels in Sprague-Dawley Rats," *Nutrition & Metabolism London* 13 (2016): 9.

36. W. ZHAO ET AL., "Caprylic Triglyceride as a Novel Therapeutic Approach to Effectively Improve the Performance and Attenuate the Symptoms Due to the Motor Neuron Loss in ALS Disease," *PLOS ONE* 7, no. 11 (2012): e49191.

37. D. MUNGAS ET AL., "Dietary Preference for Sweet Foods in Patients with Dementia,"*Journal of the American Geriatric Society* 38, no. 9 (1990): 999–1007.

38. M. A. REGER ET AL., "Effects of Beta-Hydroxybutyrate on Cognition in Memory- Impaired Adults," *Neurobiology of Aging* 25, no. 3 (2004): 311–14.

SUPERALIMENT DU CERVEAU N° 6 : LE BŒUF NOURRI À L'HERBE

1. J. R. HUNT, "Bioavailability of Iron, Zinc, and Other Trace Minerals from Vegetarian Diets," *American Journal of Clinical Nutrition* 78, no. 3 (2003): 633S–39S.

2. F. N. Jacka et al., "Red Meat Consumption and Mood and Anxiety Disorders," *Psychotherapy and Psychosomatics* 81, no. 3 (2012): 196–98.

3. C. G. Neumann et al., "Meat Supplementation Improves Growth, Cognitive, and Behavioral Outcomes in Kenyan Children," *Journal of Nutrition* 137, no. 4 (2007): 1119–23.

4. S. P. McPherron et al., "Evidence for Stone-Tool-Assisted Consumption of Animal Tissues before 3.39 Million Years Ago at Dikika, Ethiopia," *Nature* 466, no. 7308 (2010): 857–60.

5. M. Gibis, "Effect of Oil Marinades with Garlic, Onion, and Lemon Juice on the Formation of Heterocyclic Aromatic Amines in Fried Beef Patties," *Journal of Agricultural Food Chemistry* 55, no. 25 (2007): 10240–47.

6. W. Yamadera et al., "Glycine Ingestion Improves Subjective Sleep Quality in Human Volunteers, Correlating with Polysomnographic Changes," *Sleep and Biological Rhythms* 5, no. 2 (2007): 126–31; Makoto Bannai et al., "Oral Administration of Glycine Increases Extracellular Serotonin but Not Dopamine in the Prefrontal Cortex of Rats," *Psychiatry and Clinical Neurosciences* 65, no. 2 (2011): 142–49.

CHAPITRE 7

1. C. Urbaniak et al., "Microbiota of Human Breast Tissue," *Applied and Environmental Microbiology* 80, no. 10 (2014): 3007–14.

2. American Society for Microbiology, "Cities Have Individual Microbial Signatures,"ScienceDaily, April 19, 2016, https://www.sciencedaily.com/releases/2016/04/160419144724.htm

3. R. Sender, S. Fuchs, and R. Milo, "Revised Estimates for the Number of Human and Bacteria Cells in the Body," *PLOS Biology* 14, no. 8 (2016): e1002533.

4. M. Bowden, "The Measured Man," *Atlantic*, February 19, 2014, https://www.theatlantic.com/magazine/archive/2012/07/the-measured-man/309018/.

5. R. A. Koeth et al., "Intestinal Microbiota Metabolism of L-Carnitine, a Nutrient in Red Meat, Promotes Atherosclerosis," *Nature Medicine* 19, no. 5 (2013): 576–85.

6. J. Leach, "From Meat to Microbes to Main Street: Is It Time to Trade In Your George Foreman Grill?" Human Food Project, April 18, 2013, http://www.humanfoodproject.com/from-meat-to-microbes-to-main-street-is-it-time-to-trade-in-your-george-foreman-grill/

7. F. De Filippis et al., "High-Level Adherence to a Mediterranean Diet Beneficially Impacts the Gut Microbiota and Associated Metabolome," *Gut* 65, no. 11 (2015).

8. R. Berni Canani, M. Di Costanzo, and L. Leone, "The Epigenetic Effects of Butyrate: Potential Therapeutic Implications for Clinical Practice," *Clinical Epigenetics* 4, no. 1 (2012): 4.

9. K. Meijer, P. de Vos, and M. G. Priebe, "Butyrate and Other Short-Chain Fatty Acids as Modulators of Immunity: What Relevance for Health?" *Current Opinion in Clinical Nutrition & Metabolic Care* 13, no. 6 (2010): 715–21.

10. A. L. Marsland et al., "Interleukin-6 Covaries Inversely with Cognitive Performance among Middle-Aged Community Volunteers," *Psychosomatic Medicine* 68, no. 6 (2006): 895–903.

11. Y. ARAI ET AL., "Inflammation, but Not Telomere Length, Predicts Successful Ageing at Extreme Old Age: A Longitudinal Study of Semi-supercentenarians," *EBio-Medicine* 2, no. 10 (2015): 1549–58.

12. C. J. L. MURRAY ET AL., "Global, Regional, and National Disability-Adjusted Life Years (DALYs) for 306 Diseases and Injuries and Healthy Life Expectancy (HALE) for 188 Countries, 1990–2013: Quantifying the Epidemiological Transition,"*Lancet* 386, no. 10009 (2015): 2145–91.

13. B. GOPINATH ET AL., "Association between Carbohydrate Nutrition and Successful Aging over 10 Years," *Journals of Gerontology* 71, no. 10 (2016): 1335–40.

14. H. OKADA ET AL., "The 'Hygiene Hypothesis' for Autoimmune and Allergic Diseases: An Update," *Clinical & Experimental Immunology* 160, no. 1 (2010): 1–9.

15. S. Y. KIM ET AL., "Differential Expression of Multiple Transglutaminases in Human Brain. Increased Expression and Cross-Linking by Transglutaminases 1 and 2 in Alzheimer's Disease," *Journal of Biological Chemistry* 274, no. 43 (1999): 30715–21; G. Andringa et al., "Tissue Transglutaminase Catalyzes the Formation of Alpha-Synuclein Crosslinks in Parkinson's Disease," *FASEB Journal* 18, no. 7 (2004): 932–34; A. Gadoth et al., "Transglutaminase 6 Antibodies in the Serum of Patients with Amyotrophic Lateral Sclerosis," *JAMA Neurology* 72, no. 6 (2015): 676–81.

16. C. L. CH'NG ET AL., "Prospective Screening for Coeliac Disease in Patients with Graves' Hyperthyroidism Using Anti-gliadin and Tissue Transglutaminase Antibodies," *Clinical Endocrinology Oxford* 62, no. 3 (2005): 303–6.

17. C. WOTTON AND M. GOLDACRE, "Associations between Specific Autoimmune Diseases and Subsequent Dementia: Retrospective Record-Linkage Cohort Study, UK," *Journal of Epidemiology & Community Health* 71, no. 6 (2017).

18. C. L. CH'NG, M. K. Jones, and J. G. Kingham, "Celiac Disease and Autoimmune Thyroid Disease," *Clinical Medicine Research* 5, no. 3 (2007): 184–92.

19. J. BOLLRATH AND F. POWRIE, "Feed Your Tregs More Fiber," *Science* 341, no. 6145 (2013): 463–64.

20. P. BRESSAN AND P. KRAMER, "Bread and Other Edible Agents of Mental Disease,"*Frontiers in Human Neuroscience* 10 (2016).

21. A. FASANO, "Zonulin, Regulation of Tight Junctions, and Autoimmune Diseases,"*Annals of the New York Academy of Sciences* 1258, no. 1 (2012): 25–33.

22. R. DANTZER ET AL., "From Inflammation to Sickness and Depression: When the Immune System Subjugates the Brain," *Nature Reviews Neuroscience* 9, no. 1 (2008): 46–56.

23. A. H. MILLER, V. Maletic, and C. L. Raison, "Inflammation and Its Discontents: The Role of Cytokines in the Pathophysiology of Major Depression," *Biological Psychiatry* 65, no. 9 (2009): 732–41.

24. "DEPRESSION," World Health Organization, February 2017, http://www.who.int/mediacentre/factsheets/fs369/en/

25. A. FASANO, "Zonulin and Its Regulation of Intestinal Barrier Function: The Biological Door to Inflammation, Autoimmunity, and Cancer," *Physiological Reviews* 91, no. 1 (2011): 151–75;

E. Lionetti et al., "Gluten Psychosis: Confirmation of a New Clinical Entity," *Nutrients* 7, no. 7 (2015): 5532–39.

26. M. Uhde et al., "Intestinal Cell Damage and Systemic Immune Activation in Individuals Reporting Sensitivity to Wheat in the Absence of Coeliac Disease," *Gut* 65, no. 12 (2016).

27. B. Corthésy, H. Rex Gaskins, and A. Mercenier, "Cross-talk between Probiotic Bacteria and the Host Immune System," *Journal of Nutrition* 137, no. 3 (2007): 781S–90S.

28. S. Bala et al., "Acute Binge Drinking Increases Serum Endotoxin and Bacterial DNA Levels in Healthy Individuals," *PLOS ONE* 9, no. 5 (2014): e96864.

29. V. Purohit et al., "Alcohol, Intestinal Bacterial Growth, Intestinal Permeability to Endotoxin, and Medical Consequences: A Summary of a Symposium," *Alcohol* 42, no. 5 (2008): 349–61.

30. M. Lamprecht and A. Frauwallner, "Exercise, Intestinal Barrier Dysfunction and Probiotic Supplementation," *Acute Topics in Sport Nutrition* 59 (2012): 47–56.

31. A. E. Murphy, K. T. Velazquez, and K. M. Herbert, "Influence of High-Fat Diet on Gut Microbiota: A Driving Force for Chronic Disease Risk," *Current Opinion in Clinical Nutrition and Metabolic Care* 18, no. 5 (2015): 515.

32. J. R. Rapin and N. Wiernsperger, "Possible Links between Intestinal Permeability and Food Processing: A Potential Therapeutic Niche for Glutamine," *Clinics Sao Paulo* 65, no. 6 (2010): 635–43.

33. E. Gaudier et al., "Butyrate Specifically Modulates MUC Gene Expression in Intestinal Epithelial Goblet Cells Deprived of Glucose," *American Journal of Physiology–Gastrointestinal and Liver Physiology* 287, no. 6 (2004): G1168–74.

34. T. L. Anh Nguyen et al., "How Informative Is the Mouse for Human Gut Microbiota Research?" *Disease Models & Mechanisms* 8, no. 1 (2015): 1–16.

35. B. Chassaing et al., "Dietary Emulsifiers Impact the Mouse Gut Microbiota Promoting Colitis and Metabolic Syndrome," *Nature* 519, no. 7541 (2015): 92–96.

36. I. Sample, "Probiotic Bacteria May Aid Against Anxiety and Memory Problems," *Guardian*, October 18, 2015, https://www.theguardian.com/science/2015/oct/18/probiotic-bacteria-bifidobacterium-longum-1714-anxiety-memory-study

37. M. Ellekilde et al., "Transfer of Gut Microbiota from Lean and Obese Mice to Antibiotic-Treated Mice," *Scientific Reports* 4 (2014): 5922; Peter J. Turnbaugh et al., "An Obesity-Associated Gut Microbiome with Increased Capacity for Energy Harvest," *Nature* 444, no. 7122 (2006): 1027–131.

38. K. Tillisch et al., "Brain Structure and Response to Emotional Stimuli as Related to Gut Microbial Profiles in Healthy Women," *Psychosomatic Medicine* 79, no. 8 (2017).

39. G. De Palma et al., "Transplantation of Fecal Microbiota from Patients with Irritable Bowel Syndrome Alters Gut Function and Behavior in Recipient Mice," *Science Translational Medicine* 9, no. 379 (2017): eaaf6397.

40. Leach, "From Meat to Microbes to Main Street"; Gary D. Wu et al., "Linking Long-Term Dietary Patterns with Gut Microbial Enterotypes," *Science* 334, no. 6052 (2011): 105–8.

41. B. GOLDMAN, "Low-Fiber Diet May Cause Irreversible Depletion of Gut Bacteria over Generations," Stanford Medicine News Center, January 13, 2016, http://med.stanford.edu/news/all-news/2016/01/low-fiber-diet-may-cause-irreversible-depletion-of-gut-bacteria.html

42. T. K. SCHAFFER ET AL., "Evaluation of Antioxidant Activity of Grapevine Leaves Extracts (*Vitis labrusca*) in Liver of Wistar Rats," *Anais da Academia Brasileria de Ciencias* 88, no. 1 (2016): 187–96; T. Taira et al., "Dietary Polyphenols Increase Fecal Mucin and Immunoglobulin A and Ameliorate the Disturbance in Gut Microbiota Caused by a High Fat Diet," *Journal of Clinical Biochemical Nutrition* 57, no. 3 (2015): 212–16.

43. P. TAMMA AND S. COSGROVE, "Addressing the Appropriateness of Outpatient Antibiotic Prescribing in the United States," *Journal of the American Medical Association* 315, no. 17 (2016): 1839–41.

44. R. DUNN ET AL., "Home Life: Factors Structuring the Bacterial Diversity Found within and between Homes," *PLOS ONE* 8, no. 5 (2013): e64133; Uppsala Universitet, "Early Contact with Dogs Linked to Lower Risk of Asthma," ScienceDaily, November 2, 2015, https://www.sciencedaily.com/releases/2015/11/151102143636.htm

45. M. SAMSAM, R. Ahangari, and S. A. Naser, "Pathophysiology of Autism Spectrum Disorders: Revisiting Gastrointestinal Involvement and Immune Imbalance," *World Journal of Gastroenterology* 20, no. 29 (2014): 9942–51.

46. E. SVENSSON ET AL., "Vagotomy and Subsequent Risk of Parkinson's Disease," *Annals of Neurology* 78, no. 4 (2015): 522–29.

47. F. DEWHIRST ET AL., "The Human Oral Microbiome," *Journal of Bacteriology* 192, no. 19 (2010): 5002–17.

48. M. IDE ET AL., "Periodontitis and Cognitive Decline in Alzheimer's Disease," *PLOS ONE* 11, no. 3 (2016): e0151081.

CHAPITRE 8

1. U. RUDOLPH, "GABAergic System," *Encyclopedia of Molecular Pharmacology*, 515–19.

2. W. MCENTEE AND THOMAS CROOK, "Glutamate: Its Role in Learning, Memory, and the Aging Brain," *Psychopharmacology* 111, no. 4 (1993): 391–401.

3. "DISEASE MECHANISMS," ALS Association, accessed November 7, 2017, http://www.alsa.org/research/focus-areas/disease-mechanisms

4. J. A. BRAVO ET AL., "Ingestion of *Lactobacillus* Strain Regulates Emotional Behavior and Central GABA Receptor Expression in a Mouse via the Vagus Nerve," *Proceedings of the National Academy of Sciences* 108, no. 38 (2011): 16050–55.

5. EXPERTANSWER, "*Lactobacillus reuteri* Good for Health, Swedish Study Finds," Science Daily, November 4, 2010, https://www.sciencedaily.com/releases/2010/11/101102131302.htm

6. R. MADDOCK ET AL., "Acute Modulation of Cortical Glutamate and GABA Content by Physical Activity," *Journal of Neuroscience* 36, no. 8 (2016): 2449–57.

7. E. HERBST AND G. HOLLOWAY, "Exercise Increases Mitochondrial Glutamate Oxidation in the

Mouse Cerebral Cortex," *Applied Physiology, Nutrition, and Metabolism* 41, no. 7 (2016): 799–801.

8. Boston University, "Yoga May Elevate Brain GABA Levels, Suggesting Possible Treatment for Depression," ScienceDaily, May 22, 2007, https://www.sciencedaily.com/releases/2007/05/070521145516.htm

9. T. M. Makinen et al., "Autonomic Nervous Function during Whole-Body Cold Exposure before and after Cold Acclimation," *Aviation, Space, and Environmental Medicine* 79, no. 9 (2008): 875–82.

10. K. Rycerz and J. E. Jaworska-Adamu, "Effects of Aspartame Metabolites on Astrocytes and Neurons," *Folia Neuropathological* 51, no. 1 (2013): 10–17.

11. X. Cai et al., "Long-Term Anticholinergic Use and the Aging Brain," *Alzheimer's & Dementia* 9, no. 4 (2013): 377–85.

12. S. Gray et al., "Cumulative Use of Strong Anticholinergics and Incident Dementia: A Prospective Cohort Study," *JAMA Internal Medicine* 175, no. 3 (2015): 401–7.

13. R. Wurtman, "Effects of Nutrients on Neurotransmitter Release," in *Food Components to Enhance Performance: An Evaluation of Potential Performance-Enhancing Food Components for Operational Rations*, ed. Bernadette M. Marriott (Washington, DC: National Academies Press, 1994).

14. Institute of Medicine, "Choline," in *Dietary Reference Intakes for Thiamin, Riboflavin, Niacin, Vitamin B6 , Folate, Vitamin B12 , Pantothenic Acid, Biotin, and Choline* (Washington, DC: National Academies Press, 1998).

15. H. Jensen et al., "Choline in the Diets of the US Population: NHANES, 2003–2004," *FASEB Journal* 21 (2007): LB46.

16. R. Griffiths et al., "Psilocybin Produces Substantial and Sustained Decreases in Depression and Anxiety in Patients with Life-Threatening Cancer," *Journal of Psychopharmacology* 30, no. 12 (2016).

17. S. N. Young, "Acute Tryptophan Depletion in Humans: A Review of Theoretical, Practical, and Ethical Aspects," *Journal of Psychiatry & Neuroscience* 38, no. 5 (2013): 294–305.

18. S. N. Young and M. Leyton, "The Role of Serotonin in Human Mood and Social Interaction. Insight from Altered Tryptophan Levels," *Pharmacology Biochemistry and Behavior* 71, no. 4 (2002): 857–65.

19. S. N. Young et al., "Bright Light Exposure during Acute Tryptophan Depletion Prevents a Lowering of Mood in Mildly Seasonal Women," *European Neuropsychopharmacology* 18, no. 1 (2008): 14–23.

20. R. P. Patrick and B. N. Ames, "Vitamin D and the Omega-3 Fatty Acids Control Serotonin Synthesis and Action, Part 2: Relevance for ADHD, Bipolar Disorder, Schizophrenia, and Impulsive Behavior," *FASEB Journal* 29, no. 6 (2015): 2207–22.

21. R. Caryn Rabin, "A Glut of Antidepressants," *New York Times*, August 12, 2013, https://well.blogs.nytimes.com/2013/08/12/a-glut-of-antidepressants/?mcubz=0

22. JA. FOURNIER ET AL., "Antidepressant Drug Effects and Depression Severity: A Patient-Level Meta-analysis," *Journal of the American Medical Association* 303, no. 1 (2010): 47–53.

23. IBID.; A. L. LOPRESTI AND P. D. DRUMMOND, "Efficacy of Curcumin, and a Saffron/Curcumin Combination for the Treatment of Major Depression: A Randomised, Double- Blind, Placebo-Controlled Study," *Journal of Affective Disorders* 201 (2017): 188–96.

24. F. CHAOULOFF ET AL., "Motor Activity Increases Tryptophan, 5-Hydroxyindoleacetic Acid, and Homovanillic Acid in Ventricular Cerebrospinal Fluid of the Conscious Rat," *Journal of Neurochemistry* 46, no. 4 (1986): 1313–16.

25. S. THOBOIS ET AL., "Role of Dopaminergic Treatment in Dopamine Receptor Down-Regulation in Advanced Parkinson Disease: A Positron Emission Tomographic Study," *JAMA Neurology* 61, no. 11 (2004): 1705–9.

26. R. A. FRIEDMAN, "A Natural Fix for A.D.H.D.," *New York Times*, October 31, 2014, https://www.nytimes.com/2014/11/02/opinion/sunday/a-natural-fix-for-adhd.html?mcubz=0

27. M. MCFARLAND, "Crazy Good: How Mental Illnesses Help Entrepreneurs Thrive,"*Washington Post*, April 29, 2015, https://www.washingtonpost.com/news/innovations/wp/2015/04/29/crazy-good-how-mental-illnesses-help-entrepreneurs-thrive/?utm_term=.37b4bc5bc699

28. P. RADA, N. M. Avena, and B. G. Hoebel, "Daily Bingeing on Sugar Repeatedly Releases Dopamine in the Accumbens Shell," *Neuroscience* 134, no. 3 (2005): 737–44.

29. F. LIU ET AL., "It Takes Biking to Learn: Physical Activity Improves Learning a Second Language," *PLOS ONE* 12, no. 5 (2017): e0177624.

30. B. J. CARDINAL ET AL., "If Exercise Is Medicine, Where Is Exercise in Medicine? Review of U.S. Medical Education Curricula for Physical Activity-Related Content," *Journal of Physical Activity and Health* 12, no. 9 (2015): 1336–45.

31. K. KUKKONEN-HARJULA ET AL., "Haemodynamic and Hormonal Responses to Heat Exposure in a Finnish Sauna Bath," *European Journal of Applied Physiology and Occupational Physiology* 58, no. 5 (1989): 543–50.

32. T. LAATIKAINEN ET AL., "Response of Plasma Endorphins, Prolactin and Catecholamines in Women to Intense Heat in a Sauna," *European Journal of Applied Physiology and Occupational Physiology* 57, no. 1 (1988): 98–102.

33. P. SRAMEK ET AL., "Human Physiological Responses to Immersion into Water of Different Temperatures," *European Journal of Applied Physiology* 81, no. 5 (2000): 436–42.

34. MCGILL UNIVERSITY, "Vulnerability to Depression Linked to Noradrenaline," EurekAlert!, February 15, 2016, https://www.eurekalert.org/pub_releases/2016-02/mu-vtd021216.php

35. M. T. HENEKA ET AL., "Locus Ceruleus Controls Alzheimer's Disease Pathology by Modulating Microglial Functions through Norepinephrine," *Proceedings of the National Academy of Sciences USA* 107, no. 13 (2010): 6058–63.

36. IBID.

37. UNIVERSITY OF SOUTHERN CALIFORNIA, "Researchers Highlight Brain Region as 'Ground Zero' of Alzheimer's Disease: Essential for Maintaining Cognitive Function as a Person Ages, the Tiny Locus Coeruleus Region of the Brain Is Vulnerable to Toxins and Infection," ScienceDaily, February 16, 2016, https://www.sciencedaily.com/releases/2016/02/160216142835.htm

38. A. SAMARA, "Single Neurons Needed for Brain Asymmetry Studies," *Frontiers in Genetics* 16, no. 4 (2014): 311.

39. M. S. PARIHAR AND G. J. BREWER, "Amyloid-β as a Modulator of Synaptic Plasticity," *Journal of Alzheimer's Disease* 22, no. 3 (2010): 741–63.

40. G. SHANKAR AND D. WALSH, "Alzheimer's Disease: Synaptic Dysfunction and Aβ," *Molecular Neurodegeneration* 4, no. 48 (2009).

41. G. PEZZOLI AND E. CEREDA, "Exposure to Pesticides or Solvents and Risk of Parkinson Disease," *Neurology* 80, no. 22 (2013): 2035–41.

42. T. P. BROWN ET AL., "Pesticides and Parkinson's Disease–Is There a Link?" *Environmental Health Perspectives* 114, no. 2 (2006): 156–64.

43. G. KAUWE ET AL., "Acute Fasting Regulates Retrograde Synaptic Enhancement through a 4E-BP-Dependent Mechanism," *Neuron* 92, no. 6 (2016): 1204–12.

44. J. LEHRER, "The Neuroscience of Inception," *Wired*, July 26, 2010, https://www.wired.com/2010/07/the-neuroscience-of-inception/

45. S. JAMES ET AL., "Hominid Use of Fire in the Lower and Middle Pleistocene: A Review of the Evidence," *Current Anthropology* 30, no. 1 (1989).

SUPERALIMENT N° 8 : LE BROCCOLI

1. S. K. GHAWI, L. Methven, and K. Niranjan, "The Potential to Intensity Sulforaphane

FORMATION IN COOKED BROCCOLI (*BRASSICA OLERACEA VAR. ITALICA*) USING MUSTARD SEEDS (*SINAPIS ALBA*)," *Food Chemistry* 138, nos. 2–3 (2013): 1734–41.

CHAPITRE 9

1. J. ZHANG ET AL., "Extended Wakefulness: Compromised Metabolics in and Degeneration of Locus Ceruleus Neurons," *Journal of Neuroscience* 34, no. 12 (2014): 4418–31.

2. C. BENEDICT ET AL., "Acute Sleep Deprivation Increases Serum Levels of Neuron-Specific Enolase (NSE) and S100 Calcium Binding Protein B (S-100B) in Healthy Young Men,"*Sleep* 37, no. 1 (2014): 195–98.

3. NATIONAL SLEEP FOUNDATION, "Bedroom Poll," accessed November 7, 2017, https://sleepfoundation.org/sites/default/files/bedroompoll/NSF_Bedroom_Poll_Report.pdf

4. AMERICAN PSYCHOLOGICAL ASSOCIATION, "Stress in America: Our Health at Risk," January 11, 2012, http://www.apa.org/news/press/releases/stress/2011/final-2011.pdf

5. A. P. SPIRA ET AL., "Self-Reported Sleep and β-amyloid Deposition in Community-Dwelling Older Adults," *JAMA Neurology* 70, no. 12 (2013): 1537–43.

6. H. Ren et al., "Omega-3 Polyunsaturated Fatty Acids Promote Amyloid-β Clearance from the Brain through Mediating the Function of the Glymphatic System," *FASEB Journal* 31, no. 1 (2016).

7. A. Afaghi, H. O'Connor, and C. M. Chow, "Acute Effects of the Very Low Carbohydrate Diet on Sleep Indices," *Nutritional Neuroscience* 11, no. 4 (2008): 146–54.

8. M.-P. St-Onge et al., "Fiber and Saturated Fat Are Associated with Sleep Arousals and Slow Wave Sleep," *Journal of Clinical Sleep Medicine* 12, no. 1 (2016): 19–24.

9. S.-G. Kang et al., "Decrease in fMRI Brain Activation during Working Memory Performed after Sleeping under 10 Lux Light," *Scientific Reports* 6 (2016): 36731.

10. C. Aparecida Crispim et al., "Relationship between Food Intake and Sleep Pattern in Healthy Individuals," *Journal of Clinical Sleep Medicine* 7, no. 6 (2011): 659.

11. E. Donga et al., "A Single Night of Partial Sleep Deprivation Induces Insulin Resistance in Multiple Metabolic Pathways in Healthy Subjects," *Journal of Endocrinology Metabolism* 95, no. 6 (2010): 2963–68.

12. University of Chicago Medical Center, "Weekend Catch-Up Sleep Can Reduce Diabetes Risk Associated with Sleep Loss," ScienceDaily, January 18, 2016, https://www.sciencedaily.com/releases/2016/01/160118184342.htm

13. S. M. Schmid et al., "A Single Night of Sleep Deprivation Increases Ghrelin Levels and Feelings of Hunger in Normal-Weight Healthy Men," *Journal of Sleep Research* 17, no. 3 (2008): 3313–14.

14. M. Dirlewanger et al., "Effects of Short-Term Carbohydrate or Fat Overfeeding on Energy Expenditure and Plasma Leptin Concentrations in Healthy Female Subjects," *International Journal of Obesity* 24, no. 11 (2000): 1413–18; M. Wabitsch et al., "Insulin and Cortisol Promote Leptin Production in Cultured Human Fat Cells," *Diabetes* 45, no. 10 (January 1996): 1435–38.

15. W. A. Banks et al., "Triglycerides Induce Leptin Resistance at the Blood-Brain Barrier," *Diabetes* 53, no. 5 (2004): 1253–60.

16. E. A. Lawson et al., "Leptin Levels Are Associated with Decreased Depressive Symptoms in Women across the Weight Spectrum, Independent of Body Fat," *Clinical Endocrinology–Oxford* 76, no. 4 (2012): 520–25.

17. L. D. Baker et al., "Effects of Growth Hormone–Releasing Hormone on Cognitive Function in Adults with Mild Cognitive Impairment and Healthy Older Adults: Results of a Controlled Trial," *Archives of Neurology* 69, no. 11 (2012): 1420–29.

18. H. Norrelund, "The Metabolic Role of Growth Hormone in Humans with Particular Reference to Fasting," *Growth Hormone & IGF Research* 15, no. 2 (2005): 95–122.

19. Intermountain Medical Center, "Routine Periodic Fasting Is Good for Your Health, and Your Heart, Study Suggests," ScienceDaily, May 20, 2011, https://www.sciencedaily.com/releases/2011/04/110403090259.htm

20. K. Kukkonen-Harjula et al., "Haemodynamic and hormonal responses to heat exposure in a Finnish sauna bath," *Eur J Appl Physiol Occup Physiol* 58, no. 5 (1989):543-50.

21. S. DEBETTE ET AL., "Visceral Fat Is Associated with Lower Brain Volume in Healthy Middle-Aged Adults," *Annals of Neurology* 68, no. 2 (2010): 136–44.

22. E. S. EPEL ET AL., "Stress and Body Shape: Stress-Induced Cortisol Secretion Is Consistently Greater among Women with Central Fat," *Psychosomatic Medicine* 62, no. 5 (2000): 623–32.

23. W. TURAKITWANAKAN, C. Mekseepralard, and P. Busarakumtragul, "Effects of Mindfulness Meditation on Serum Cortisol of Medical Students," *Journal of the Medical Association of Thailand* 96, supplement 1 (2013): S90–95.

24. R. BERTO, "The Role of Nature in Coping with Psycho-Physiological Stress: A Literature Review on Restorativeness," *Behavioral Sciences* 4, no. 4 (2014): 394–409.

25. T. WATANABE ET AL., "Green Odor and Depressive-like State in Rats: Toward an Evidence-Based Alternative Medicine?" *Behavioural Brain Research* 224, no. 2 (2011): 290–96.

26. C. D. CONRAD, "Chronic Stress-Induced Hippocampal Vulnerability: The Glucocorticoid Vulnerability Hypothesis," *Reviews in the Neurosciences* 19, no. 6 (2008): 395–411.

27. J. J. KULSTAD ET AL., "Effects of Chronic Glucocorticoid Administration on Insulin-Degrading Enzyme and Amyloid-Beta Peptide in the Aged Macaque," *Journal o Neuropathology & Experimental Neurology* 64, no. 2 (2005): 139–46.

SUPERALIMENT N° 9 : LE SAUMON SAUVAGE

1. S. C. STAUBO ET AL., "Mediterranean diet, micronutrients and macronutrients, and MRI measures of cortical thickness," *Alzheimers Dement* 13, no. 2. (2017):168-177.

CHAPITRE 10

1. ELSEVIER HEALTH SCIENCES, "Prolonged Daily Sitting Linked to 3.8 Percent of All-Cause Deaths," EurekAlert!, March 26, 2016, https://www.eurekalert.org/pub_releases/2016-03/ehs-pds032316.php

2. UNIVERSITY OF UTAH HEALTH SCIENCES, "Walking an Extra Two Minutes Each Hour May Offset Hazards of Sitting Too Long," ScienceDaily, April 30, 2015, https://www.sciencedaily.com/releases/2015/04/150430170715.htm

3. UNIVERSITY OF CAMBRIDGE, "An Hour of Moderate Exercise a Day Enough to Counter Health Risks from Prolonged Sitting," ScienceDaily, July 27, 2016, https://www.sciencedaily.com/releases/2016/07/160727194405.htm

4. K. ERICKSON ET AL., "Exercise Training Increases Size of Hippocampus and Improves Memory," *Proceedings of the National Academy of Sciences* 108, no. 7 (2010): 3017–22.

5. D. B. DUBAL ET AL., "Life Extension Factor Klotho Enhances Cognition," *Cell Reports* 7, no. 4 (2014): 1065–76.

6. K. G. AVIN ET AL., "Skeletal Muscle as a Regulator of the Longevity Protein, Klotho," *Frontiers in Physiology* 5 (2014).

7. J. C. SMITH ET AL., "Semantic Memory Functional MRI and Cognitive Function after Exercise Intervention in Mild Cognitive Impairment," *Journal of Alzheimer's Disease* 37, no. 1 (2013).

8. J. STEINER ET AL., "Exercise Training Increases Mitochondrial Biogenesis in the Brain," *Journal of Applied Physiology* 111, no. 4 (2011): 1066–71.

9. "FIT LEGS EQUALS FIT BRAIN, Study Suggests," BBC.com, November 10, 2015, http://www.bbc.com/news/health-34764693

10. M.-C. GOMEZ-CABRERA ET AL., "Oral Administration of Vitamin C Decreases Muscle Mitochondrial Biogenesis and Hampers Training-Induced Adaptations in Endurance Performance," *The American Journal of Clinical Nutrition* 87, no. 1 (2008): 142–49.

11. "HOUSING," Statistics Finland, May 15, 2017, http://www.stat.fi/tup/suoluk/suoluk_asuminen_en.html

12. M. GOEKINT ET AL., "Influence of Citalopram and Environmental Temperature on Exercise-Induced Changes in BDNF," *Neuroscience Letters* 494, no. 2 (2011): 150–54.

13. M. MAYNARD ET AL., "Ambient Temperature Influences the Neural Benefits of Exercise,"*Behavioural Brain Research* 299 (2016): 27–31.

14. S. ZHORNITSKY ET AL., "Prolactin in Multiple Sclerosis," *Multiple Sclerosis Journal* 19, no. 1 (2012): 15–23.

15. T. LAATIKAINEN ET AL., "Response of plasma endorphins, prolactin and catecholamines in women to intense heat in a sauna," *Eur J Appl Physiol Occup Physiol* 57, no. 1 (1988): 98–102.

16. W. VAN MARKEN LICHTENBELT ET AL., "Healthy Excursions outside the Thermal Comfort Zone," *Building Research & Information* 45, no. 7 (2017): 1–9.

17. D. DE RIDDER ET AL., "Always Gamble on an Empty Stomach: Hunger Is Associated with Advantageous Decision Making," *PLOS ONE* 9, no. 10 (2014): E111081.

18. M. ALIREZAEI ET AL., "Short-Term Fasting Induces Profound Neuronal Autophagy," *Autophagy* 6, no. 6 (2010): 702–10.

19. M. HATORI ET AL., "Time-Restricted Feeding without Reducing Caloric Intake Prevents Metabolic Diseases in Mice Fed a High-Fat Diet," *Cell Metabolism* 15, no. 6 (2012): 848–60.

20. F. B. AKSUNGAR, A. E. Topkaya, and M. Akyildiz, "Interleukin-6, C-Reactive Protein and Biochemical Parameters during Prolonged Intermittent Fasting," *Annals of Nutrition and Metabolism* 51, no. 1 (2007): 88–95; J. B. Johnson et al., "Alternate Day Calorie Restriction Improves Clinical Findings and Reduces Markers of Oxidative Stress and Inflammation in Overweight Adults with Moderate Asthma," *Free Radical Biology & Medicine* 42, no. 5 (2007): 665–74.

21. G. KAUWE ET AL., "Acute Fasting Regulates Retrograde Synaptic Enhancement through a 4E-BP-Dependent Mechanism, " *Neuron* 21, no. 6 (2016):1204-1212.

22. G. WISBY, "Krista Varady Weighs In on How to Drop Pounds," UIC Today, February 5, 2013, https://news.uic.edu/krista-varady-weighs-in-on-how-to-drop-pounds-fast

23. J. MOSKAUG ET AL., "Polyphenols and Glutathione Synthesis Regulation," *American Journal of Clinical Nutrition* 81, no. 1 (2005): 2775–835.

24. P. G. Paterson et al., "Sulfur Amino Acid Deficiency Depresses Brain Glutathione Concentration,"*Nutritional Neuroscience* 4, no. 3 (2001): 213–22.

25. C. M. Tanner et al., "Rotenone, Paraquat, and Parkinson's Disease," *Environmental Health Perspectives* 119, no. 6 (2011): 866–72.

26. C.-I. Bunea et al., "Carotenoids, Total Polyphenols and Antioxidant Activity of Grapes (*Vitis vinifera*) Cultivated in Organic and Conventional Systems," *Chemistry Central Journal* 6, no. 1 (2012): 66.

27. Vanderbilt University Medical Center, "Eating Cruciferous Vegetables May Improve Breast Cancer Survival," ScienceDaily, April 3, 2012, https://www.sciencedaily.com/releases/2012/04/120403153531.htm

28. B. E. Townsend and R. W. Johnson, "Sulforaphane Reduces Lipopolysaccharide-Induced Proinflammatory Markers in Hippocampus and Liver but Does Not Improve Sickness Behavior," *Nutritional Neuroscience* 20, no. 3 (2017): 195–202.

29. K. Singh et al., "Sulforaphane Treatment of Autism Spectrum Disorder (ASD)," *Proceedings of the National Academy of Science USA* 111, no. 43 (2014): 15550–55.

SUPERALIMENT N° 10 : LES AMANDES

1. Z. Liu et al., "Prebiotic Effects of Almonds and Almond Skins on Intestinal Microbiota in Healthy Adult Humans," *Anaerobe* 26 (2014): 1–6.

2. A. Wu, Z. Ying, and F. Gomez-Pinilla, "The Interplay between Oxidative Stress and Brain-Derived Neurotrophic Factor Modulates the Outcome of a Saturated Fat Diet on Synaptic Plasticity and Cognition," *European Journal of Neuroscience* 19, no. 7 (2004): 1699–707.

3. A. J. Perkins et al., "Association of Antioxidants with Memory in a Multiethnic Elderly Sample Using the Third National Health and Nutrition Examination Survey," *American Journal of Epidemiology* 150, no. 1 (1999): 37–44.

4. R. Yaacoub et al., "Formation of Lipid Oxidation and Isomerization Products during Processing of Nuts and Sesame Seeds," *Journal of Agricultural and Food Chemistry* 56, no. 16 (2008): 7082–90.

5. A. V. Witte et al., "Effects of Resveratrol on Memory Performance, Hippocampal Functional Connectivity, and Glucose Metabolism in Healthy Older Adults," *Journal of Neuroscience* 34, no. 23 (2014): 7862–70.

CHAPITRE 11

1. T. Huang et al., "Genetic Susceptibility to Obesity, Weight-Loss Diets, and Improvement of Insulin Resistance and Beta-Cell Function: The POUNDS Lost Trial," American Diabetes Association–76th Scientific Sessions (2016).

2. K. Fischer et al., "Cognitive Performance and Its Relationship with Postprandial Metabolic Changes after Ingestion of Different Macronutrients in the Morning," *British Journal of Nutrition* 85, no. 3 (2001): 393–405.

3. E. Fiedorowicz et al., "The Influence of μ-Opioid Receptor Agonist and Antagonist Peptides on Peripheral Blood Mononuclear Cells (PBMCs)," *Peptides* 32, no. 4 (2011): 707–12.

4. A. Topiwala et al., "Moderate Alcohol Consumption as Risk Factor for Adverse Brain Outcomes and Cognitive Decline: Longitudinal Cohort Study," *BMJ* 357 (2017): j2353.

5. P. N. Prinz et al., "Effect of Alcohol on Sleep and Nighttime Plasma Growth Hormone and Cortisol Concentrations," *Journal of Clinical and Endocrinology and Metabolism* 51, no. 4 (1980): 759–64.

6. S. D. Pointer et al., "Dietary Carbohydrate Intake, Insulin Resistance and Gastrooesophageal Reflux Disease: A Pilot Study in European- and African-American Obese Women," *Alimentary Pharmacology & Therapeutics* 44, no. 9 (2016): 976–88.

7. M. P. St-Onge et al., "Fiber and Saturated Fat Are Associated with Sleep Arousals and Slow Wave Sleep," *J Clin Sleep Med* 12, no. 1 (2016): 19-24.

CHAPITRE 12 : RECETTES ET COMPLÉMENTS ALIMENTAIRES

1. W. Shankle et al., "CerefolinNAC Therapy of Hyperhomocysteinemia Delays Cortical and White Matter Atrophy in Alzheimer's Disease and Cerebrovascular Disease,"*Journal of Alzheimer's Disease* 54, no. 3 (2016): 1073–84.

2. Ibid.

Également chez Thierry Souccar Éditions

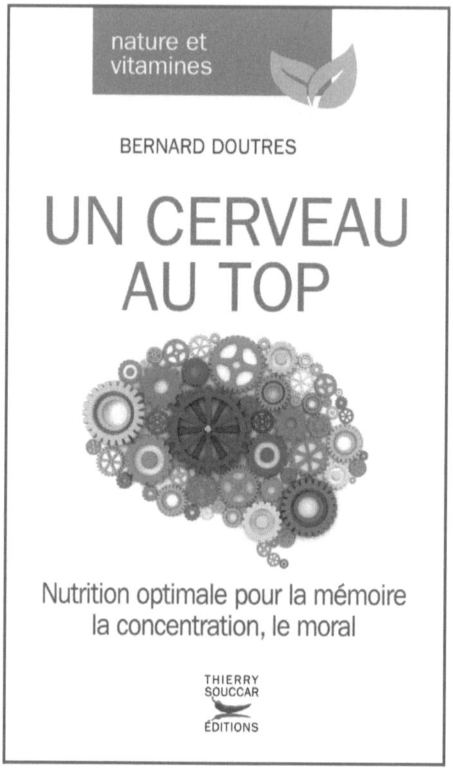

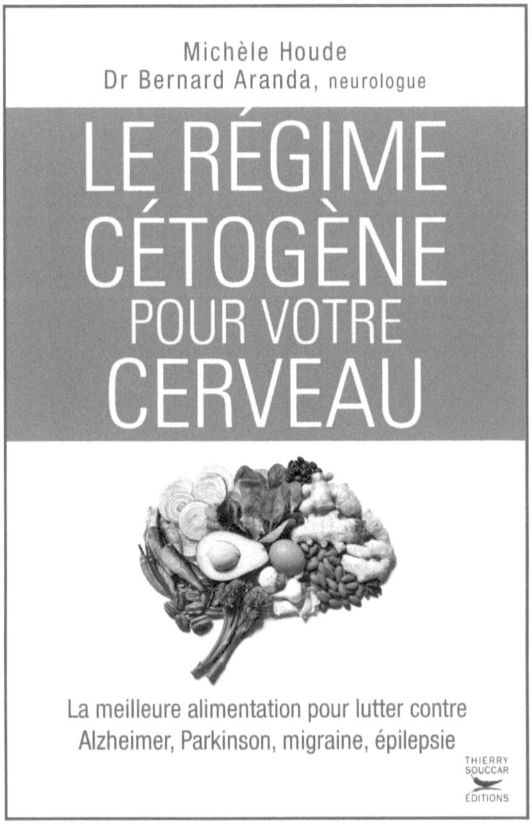
Michèle Houde
Dr Bernard Aranda, neurologue
LE RÉGIME CÉTOGÈNE POUR VOTRE CERVEAU
La meilleure alimentation pour lutter contre Alzheimer, Parkinson, migraine, épilepsie
THIERRY SOUCCAR ÉDITIONS